a Hiller

Mit allen guten Wünschen
und freundlicher Empfehlung
vom Verfasser gewidmet

Holungen, 16.11.2009

Hilmar Burggrabe

Trinkwasser &
Säure-Basen-Balance

naturaviva

IMPRESSUM

© NaturaViva Verlags GmbH, 71256 Weil der Stadt, 2009.
4 3 2 1 | 2012 2011 2010 2009

Bildnachweis: Titelbild: Getty Images // Inhalt: GettyImages (Fotos auf den Seiten 6, 8, 11, 20, 29, 47, 85, 109, 128, 138, 152); iStockphoto (Fotos auf den Seiten 13 [Jan Rysavy], 14 [Sieto Verver], 16 [links Gertjan Hooijer/Mitte Achim Prill/rechts Andreas Kermann], 18 [fotoVoyager], 21 [Natalia Lukiyanova], 22 [Simfo], 24 [links Mads Abildgaard/rechts Valentin Casarsa], 26 [dries lauwers], 27 [links Silke Dietze/Mitte und rechts Sebastian Kaulitzki], 29 [Maksym Gorpenyuk], 30 [Carme Balcells], 32 [links Alex Fox/Mitte thumb/rechts russ witherington], 37 [links Nikolay Suslov/rechts Vasko Miokovic], 38 [Marcelo Wain], 41 [pamspix], 43 [Jonathan Maddock], 44 [links Sebastian Kaulitzki/rechts Andrea Gingerich], 45 [Paul Roux], 48 [Nikada], 50 [siun], 51 [Peter Mukherjee], 53 [inks audaxl/Mitte Andrew Chambers/rechts Martina Berg], 56 [links Ewa Brozek/rechts Beata Becla], 59 [Pgiam], 60 [Terry J Alcorn], 90 [Geoffrey Holman], 95 [Sebastian Kaulitzki], 100 [mammamaart], 102 [Agnieszka Steinhagen], 105 [links Mark Rose/Mitte Waltraud Ingerl/rechts james boulette], 115 [Klaudia Steiner], 116 [Carole Gomez], 121 [links JackJelly/Mitte Gregor Lajh/rechts Chen Chih-Wen], 122 [links Liv Friis-Larsen/Mitte Christine Glade/rechts Marcelo Wain], 123 [links Creativeye99/Mitte Eric Naud/rechts Valerie Matthews], 125 [Christina Richards], 127 [Tony Sanchez-Espinosa], 130 [Lydia Goolia], 132 [kkgas], 134 [Heike Kampe], 135 [Mary Hope], 137 [links Krzysztof Slusarczyk/rechts MariaBrzostowska], 140 [Mark Goddard], 141 [Kativ], 142 [Savany], 143 [Brittney McChristy], 145 [Bruce Block], 147 [kkgas], 148, 151 [beide dirkr], 155 [Kelly Cline], 156 [ooyoo]; BRITA GmbH, Taunusstein (Seite 65); Alvito GmbH, Nürnberg (Seite 66, links und rechts); Öko-Wassertechnik Waltraud Puls, Bad Bevensen (Seite 67); H2innovate GmbH, Taunusstein/www.myaqua.de (Seiten 69, 77 unten); Prof. Dr. Bernd-Helmut Kröplin, Institut für Statik und Dynamik der Luft- und Raumfahrtkonstruktionen (ISD), Universität Stuttgart (Seite 77 oben); Imton GmbH, Altdorf/www.imton.de (Seite 80); Grüne Erde/www.grueneerde.com (Seite 82); Privatarchive der Autoren (Seite 158).

Hinweise: Die gesundheitlichen Hinweise in diesem Buch wurden sorgfältig recherchiert und nach bestem Wissen und Gewissen wiedergegeben. Die Informationen ersetzen aber in keinem Fall den Rat und die Hilfe eines erfahrenen Arztes oder Heilpraktikers. Der Verlag und die Autoren übernehmen keine Haftung für Schäden, die sich durch unsachgemäße Anwendung der dargestellten Methoden ergeben, und übernehmen auch keinerlei Verantwortung für medizinische Forderungen.
Die Autoren erklären hiermit, dass zum Zeitpunkt des Erscheinens dieser Ausgabe, keine illegalen Inhalte auf den genannten Internet-Seiten und weiterführenden Internet-Adressen erkennbar waren. Auf die aktuelle und zukünftige Gestaltung, die Inhalte oder die Urheberschaft dieser Seiten haben die Autoren keinerlei Einfluss. Daher distanzieren sie sich ausdrücklich von allen Inhalten der genannten Internet-Adressen, die nach der Linksetzung verändert wurden. Für illegale, fehlerhafte oder unvollständige Inhalte und insbesondere für Schäden, die aus der Nutzung oder Nichtnutzung solcherart dargebotener Informationen entstehen, haften ausschließlich die Anbieter dieser Seiten, auf welche verwiesen wurde, nicht jedoch die Autoren und der Verlag dieses Buches, die über Nennung der Internet-Adressen auf die jeweilige Veröffentlichung lediglich verweisen. Die im Buch genannten Geräte sollen lediglich als Beispiele dienen, können jedoch selbstverständlich durch arbeitsgleiche Artikel ersetzt werden. Bei deren Nennung wurde aus Platzgründen auf den Hinweis ® verzichtet. Alle in diesem Buch genannten Produkte können nach deutschem und internationalem Recht besonders geschützt sein. Die Nennung dieser Bezeichnungen ohne den Hinweis auf ein eingetragenes und/oder geschütztes Waren-/Markenzeichen o. ä. (z.B. ®) ist daher nicht als Verletzung der Schutzrechte dieser Bezeichnungen und nicht als Schädigung der Firmen, die diese Rechte besitzen, zu verstehen.

Gestaltung, Grafiken und Satz: Julia Graff, Produktion & Design, Stuttgart
Gesetzt aus der Gill Sans und der Relato Sans
Druck: Offizin Andersen Nexö GmbH, Leipzig-Zwenkau
Printed 2009 in EU
Druck auf chlorfrei gebleichtem Papier

ISBN 978-3-935407-05-2

Dr. Hilmar Burggrabe · Dr. Markus Strauß

Trinkwasser &
Säure-Basen-Balance
LEBEN IM GLEICHGEWICHT

DIE GRUNDLAGEN JEDER GESUNDHEITSVORSORGE

naturaviva

Inhaltsverzeichnis

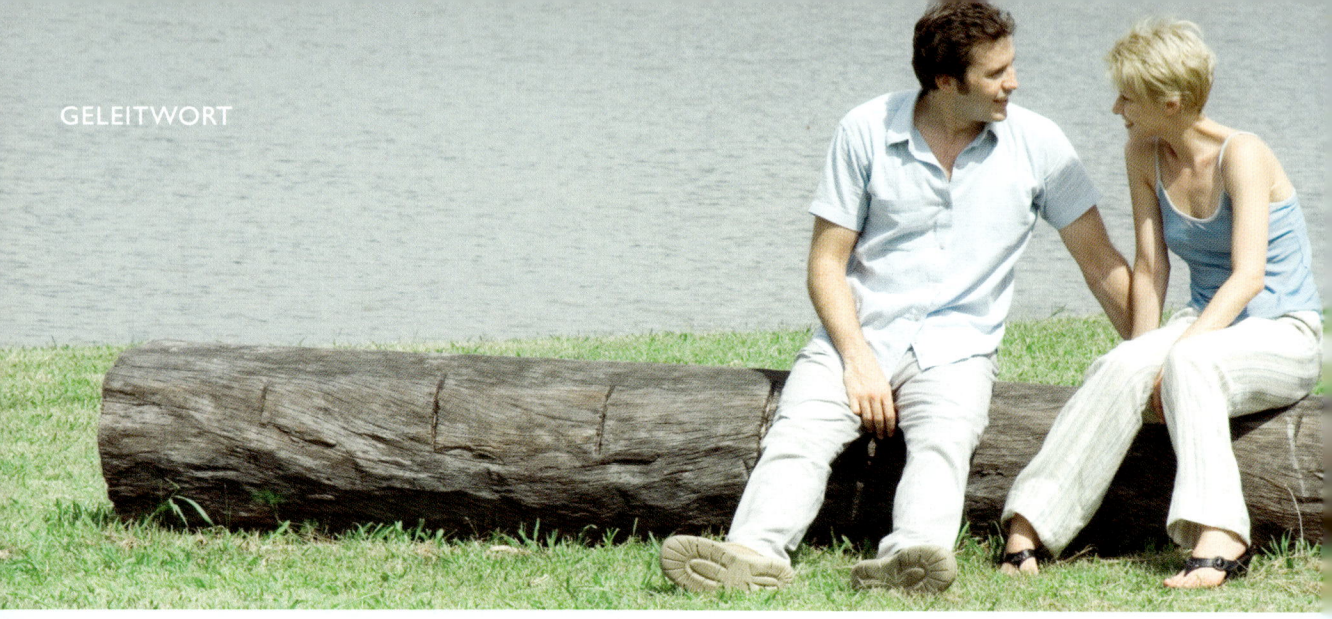

Geleitwort

In der Ernährungswissenschaft wurde das Thema Wasser, im Vergleich zu seiner Bedeutung bei der Versorgung des Körpers mit lebenswichtigen Stoffen, lange Zeit stiefmütterlich behandelt. Das hat sich erfreulicherweise erheblich verändert, denn in den letzten Jahren wurde Wasser von allen Seiten als wohl wichtigster Bestandteil der Ernährung des Menschen anerkannt. Die Bedeutung des Wassers für eine optimale Funktion unseres Körpers ist inzwischen auch erfolgreich ins Bewusstsein der Bevölkerung eingedrungen, wie die überall sichtbaren Wasserflaschen belegen. Obwohl mehr Wässer konsumiert werden, bedeutet dieses nicht gleichzeitig, dass auch das richtige Wasser getrunken wird, und darum geht es in diesem Buch.

Die neue Popularität des Wassers hat dazu geführt, dass sich inzwischen eine Vielzahl von Büchern zu diesem Thema auf dem Markt befindet. Ein weiteres Buch zum gleichen Gegenstand wäre überflüssig, wenn – ja, wenn es nicht anders konzipiert wäre. Genau dieses ist im vorliegenden Buch der Fall, denn durch die gleichzeitige Darstellung des Wasserhaushalts der Natur und des Körpers zusammen mit der Säure-Basen-Balance ergeben sich weitergehende Erkenntnisse. Diese Gesamt-schau, kombiniert mit praktischen Empfehlungen, führt zu neuen und aufschlussreichen Informationen.

Das Buch beginnt mit einer erstaunlich facettenreichen und klaren Übersicht zum Thema Wasser, wie das Vorkommen und die Aufgaben des Wassers im Stoffwechsel. Schwerpunkt der Darstellung ist aber die Qualität des Trinkwassers aus Wasserleitungen und von Mineralwässern sowie die Möglichkeiten einer Verbesserung der Wasserqualität. Die wichtigsten Daten aus der Fachliteratur werden vorgestellt und einer differenzierten Bewertung unterzogen, genau wie die zahlreichen behördlichen und staatlichen Verordnungen, Gutachten und Vorschriften. Der wiederholte neutrale Blick hinter die Kulissen der Wasserwirtschaft sowie eine kritische Auseinandersetzung mit den

Werbeaussagen der Wasseranbieter erschließen für den Verbraucher unbekannte aber wissenswerte Sachverhalte. Systematisch und übersichtlich werden die verschiedenen, teilweise auch umstrittenen Maßnahmen zur Wasseraufbereitung erläutert.

Den Wasserkapiteln folgt eine Darstellung der eher weniger thematisierten Aspekte des Säure-Basen-Haushalts, die in der Wissenschaft noch immer ein Schattendasein führen. In der Ernährungsmedizin fehlt es weiterhin an einer allgemeinen Anerkennung dieses Bereiches unseres Stoffwechsels, als einem entscheidenden Einflussfaktor in der Prävention und Therapie von vielerlei Krankheiten. Hier ist weiterhin Aufklärungs- und Überzeugungsarbeit zu leisten, wie es in diesem Buch beispielhaft erfolgt.

Abschließend wird auf Grund der dargelegten Zusammenhänge und Erfahrungen einem Anliegen der Autoren dieses Buches Rechnung getragen, basische Kost in den Mittelpunkt der täglichen Ernährung zu stellen. Die von Hermine Gronau kreierten Rezepte zeigen, dass wissenschaftlich begründete Empfehlungen zu einer gesunderhaltenden Ernährung, relativ einfach in leckere Speisen umzusetzen sind.

Die Autoren verbinden die von der Wissenschaft als uneingeschränkt wichtig anerkannte Rolle des Wassers mit einem eher vernachlässigten Aspekt in der Ernährung, der Säure-Basen-Balance, und erklären die daraus abgeleiteten Erkenntnisse allgemeinverständlich.

Nach meinen Erfahrungen in der Ernährungsbildung sind es oft die nicht so Gesunden und Älteren in der Gesellschaft, die ein Interesse an Gesundheitsfragen haben und sich die Zeit nehmen, sinnvolle neue Anregungen aufzugreifen, umzusetzen und ihre Erkenntnisse den zeitlich stärker eingebundenen, gesunden Jüngeren weiter zu geben. Mit der frischen, lebendigen, wirklich gelungenen Gestaltung des Buches sprechen die Autoren aber auch diese jüngeren Menschen direkt an, das Potenzial einer präventiven Lebensweise zu nutzen.

Dem Buch ist eine weite Verbreitung zu wünschen, damit neben einem pfleglichen Umgang mit der Ressource Wasser, auch die protektiven und therapeutischen Wirkungen dieses einmaligen Stoffes zusammen mit einer optimalen Säure-Basen-Balance zum Tragen kommen. Bei diesem Buch handelt es sich um einen Lesestoff mit Mehrwert, denn es enthält nicht nur Informationen, sondern motiviert auf eine unterhaltsame Weise zum Handeln, denn alle Diskussionen ohne Aktionen bleiben Illusionen.

Alle Menschen, die klares Wasser eingeschenkt bekommen wollen und dabei ihren Säure-Basen-Haushalt in eine optimale Balance bringen möchten, werden von der Lektüre der verschiedenen Kapitel nachhaltig profitieren.

Viel Freude und Erfolg bei der Umsetzung der leicht verständlichen Empfehlungen für eine gesunderhaltende Lebensweise wünscht Ihnen

Prof. Dr. Claus Leitzmann, Universität Gießen

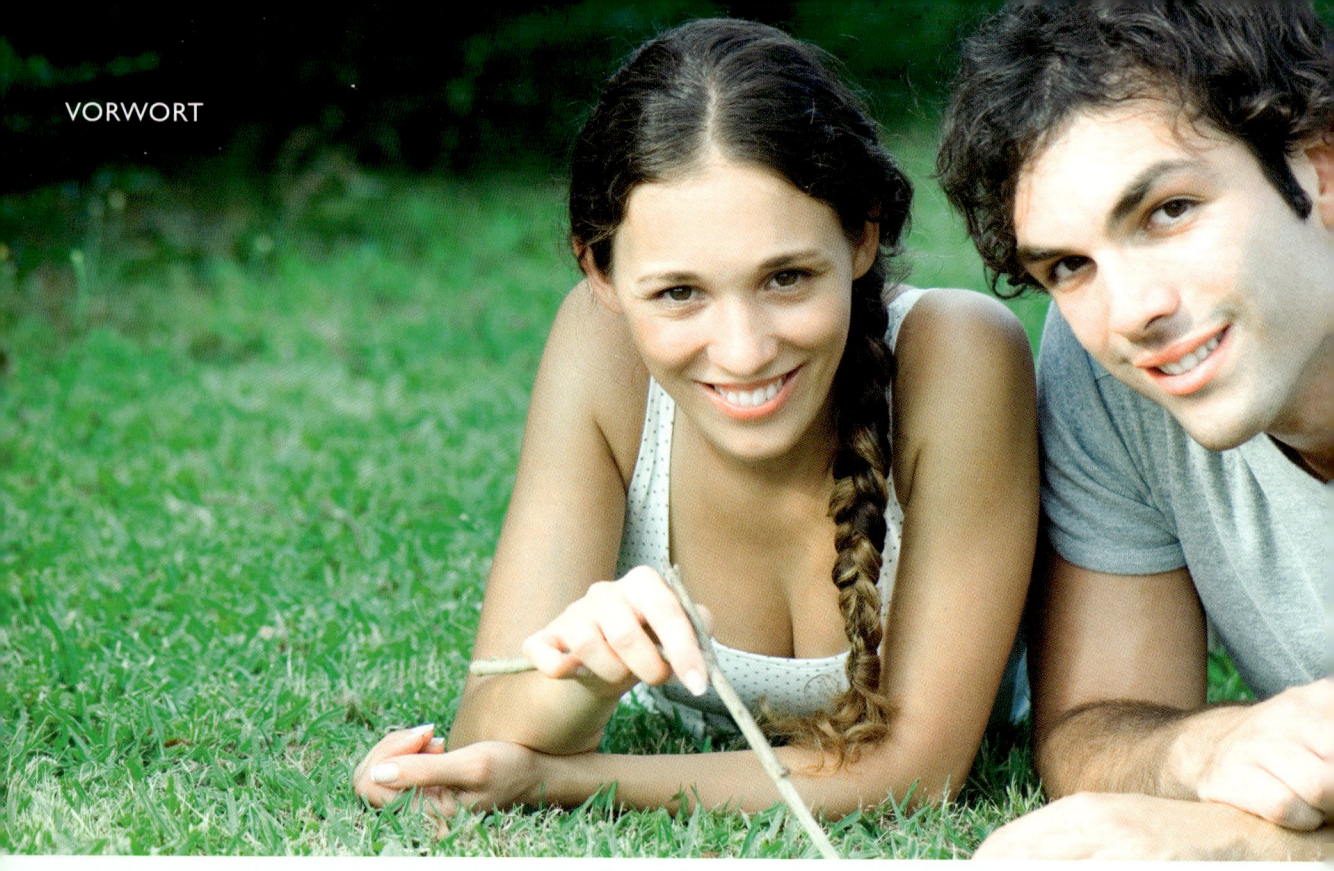

Vorwort

*»Letztlich zeigt sich, dass eine gesunde Lebensgestaltung die eigenverantwort-
liche Aufgabe jedes Einzelnen ist. Jeder hat aber auch Anspruch auf Aufklärung
seiner eigenen Möglichkeiten.«*

Prof. Dr. Hartmut Heine

Die Anregung zu diesem Buch erhielten wir von zahllosen Teilnehmern unserer Vorträge und Seminare, in denen die Themen »Wasser« und »Säure-Basen-Balance« zum Teil kombiniert sind. Wir
stellten bei diesen Kursen immer wieder fest, dass viele Menschen nach Störungen, Beschwerden
oder auch Krankheiten durchaus gewillt sind, in Eigenverantwortung selbst vorbeugend oder auch
symptomverbessernd aktiv zu werden. Es fehlen ihnen dazu aber oftmals die Hintergründe und das
Wissen über die physiologischen Vorgänge im Körper, deren Verständnis erst die notwendige Moti-
vationsenergie zum eigenen Handeln freisetzt.

Ziel dieses Buches ist daher keine wissenschaftliche Abhandlung zu diesen Themen, sondern eine
für jeden gut verständliche und im Alltag umsetzbare praxisnahe Aufarbeitung auf der Grundlage
der heute vorhandenen wissenschaftlichen Erkenntnisse.

Wir beschränken uns daher ganz bewusst nicht nur auf das Thema »Säure-Basen-Haushalt«, sondern erweitern es durch das Thema »Wasser«. Seine Qualität sowohl im grob- als auch im feinstofflichen Bereich, der Umgang mit diesem Element, seine Aufgaben im Körper, die täglich zuzuführende Menge und viele weitere interessante Daten mehr haben sehr viel mit einem ausgeglichenen Säure-Basen-Haushalt zu tun und machen das Wasser zum Lebensmittel Nr. 1. Wer erfährt, was dieses Element alles kann, um Leben optimal zu erhalten, bekommt Ehrfurcht und wird sorg- und achtsamer mit diesem kostbaren Gut umgehen und es sinnvoll für sein Wohlergehen nutzen. Auch die Frage nach der Qualität des Wassers wird hierbei berücksichtigt.

Immer dann, wenn Sie sich intensiv mit einem Thema oder Problem befassen, begegnen Ihnen Menschen, die Wichtiges dazu beitragen können und neue, informative Aspekte ins Spiel bringen. So war es auch bei der Erstellung der Texte zu diesem Buch. Ein Teil war bereits von Hilmar Burggrabe erarbeitet, als der Geograf und Geologe Dr Markus Strauß – von der Konzeption des Projektes begeistert – sich anbot, die Texte zur Herkunft des Wassers und zu den Qualitäten von Leitungs-, Mineral- und Heilwasser beizusteuern (Kapitel 1, 3 und 4).

Allgemein gültige Rezepte, die für jedermann gelten, gibt es nicht. Jeder Mensch zeichnet sich durch individuelle Eigenschaften und Bedingungen aus, die bei seinem Vorgehen zu berücksichtigen sind. Auch darauf gehen wir in diesem Buch ein. Wir fordern zum Mitdenken auf, damit jeder das ihm dargebotene Wissen bewusst und in Eigenverantwortung dafür nutzen kann, das für ihn jeweils Richtige zu entscheiden.

Gesundheit und Wohlgefühl sind nicht das Ergebnis zeitlich begrenzter Kurmaßnahmen, sondern eine lebenslange Aufgabe, die aber durch die spürbaren positiven Konsequenzen belohnt wird und auch Spaß macht. Wenn wir wieder lernen, unsere Körpersignale frühzeitiger wahrzunehmen, sie richtig zu interpretieren und auf sie in helfender Weise zu reagieren, dann gehen wir einen wichtigen Schritt in Richtung einer genussvollen Lebensqualität.

Wir sind nicht nur körperlich, sondern ebenso seelisch und geistig eingebettet in Naturgesetze, die auch für uns Menschen gelten und deren Beachtung oder auch Nichtbeachtung Folgen für unser Befinden hat – ganz gleich, ob sie uns bewusst sind oder nicht. Berücksichtigen wir die Zusammenhänge, so gehen wir wesentlich achtsamer mit unserem Körper im ganzheitlichen Sinn um. Das Ergebnis ist ein angenehmes Wohlbefinden.

Natürlich soll das gesunde Genießen auch nicht zu kurz kommen. Im hinteren Teil des Buches finden Sie dazu eine Sammlung leckerer, basisch ausgerichteter Rezepte von Hermine Gronau.

Mögen Sie durch unsere Ausführungen einen Impuls erhalten, Ihre Lebensgewohnheiten dahingehend zu verändern, dass Sie mehr Selbstverantwortung und Achtsamkeit gegenüber Ihrer Person und Ihrem Körper entwickeln können! Viel Spaß beim Lesen und Erfolg bei der Umsetzung hin zu vitaler Gesundheit und genussvoller Lebensqualität wünschen Ihnen

Hilmar Burggrabe und Markus Strauß

Kapitel I
Natürliche Wasserqualitäten und -vorkommen sowie deren Nutzung

Einführung

Trinkwasser ist nicht nur zu einem geopolitischen, sondern inzwischen auch zu einem gesellschaft-
lichen Thema geworden. Wasser trinken ist »in«: In Großstädten eröffnen Wasserbars mit Wässern
aus aller Welt, Wasser wird in Getränkekarten neuerdings eine eigene Rubrik eingeräumt, die
Karaffe Wasser ist nun auch in Mitteleuropa fester Bestandteil gehobener Tischkultur und Wasser-
spender begegnen uns überall in Geschäften, Praxen und Büros.

Die Verbrauchsstatistiken spiegeln dies wider: Der Pro-Kopf-Verbrauch an Flaschenwasser stieg in
Deutschland von 14 Litern 1970 auf 138 Liter im Jahr 2007 an, in Österreich wuchs der Verbrauch
im selben Zeitraum von nur sechs auf heute 95 Liter – Tendenz weiter stark steigend. Auch in der
Schweiz hat das in Flaschen abgefüllte Wasser erst in der zweiten Hälfte des 20. Jahrhunderts
Bedeutung erlangt: Der Pro-Kopf-Verbrauch lag vor hundert Jahren noch unter zwei Litern, um die
Mitte des vergangenen Jahrhunderts unter zehn Litern. Heute hingegen trinkt der Schweizer im
Durchschnitt 121 Liter Flaschenwasser pro Jahr.

Die Auswahl an Wässern scheint dabei unerschöpflich: In Deutschland bieten 217 Brunnenbetriebe
eine Vielzahl an Mineral-, Quell-, Tafel- und Heilwässern an. In Österreich und der Schweiz wird
aus jeweils 20 Quellen Wasser abgefüllt. Hinzu kommen zahlreiche Wässer aus dem Ausland, insbesondere aus Frankreich, Italien, ja sogar aus Skandinavien, Portugal, Schottland und Neuseeland.
Doch damit nicht genug: All diese Wässer gibt es mit oder ohne Kohlensäure, besonders mineralarm,
mit einer bestimmten Menge und Zusammensetzung an Mineralien, mit oder ohne künstlich zuge-
setzten Mineralstoffen oder Aromen. Wo es doch scheinbar einfach nur um Wasser geht, das jedem
Verbraucher auch als Leitungswasser zur Verfügung steht, hat sich ein milliardenschwerer Markt
entwickelt. Allein der Umsatz der deutschen Mineralbrunnenbetriebe liegt seit 2003 über der Marke
von drei Milliarden Euro jährlich und hat sich damit seit 1990 verdoppelt. Weltweit tätige Lebens-
mittelkonzerne haben diesen profitablen Wachstumsmarkt erkannt und investieren kräftig in
den Aufkauf von Quell- und vor allem Markenrechten sowie in das Marketing ihrer international
bekannten Markenwässer.

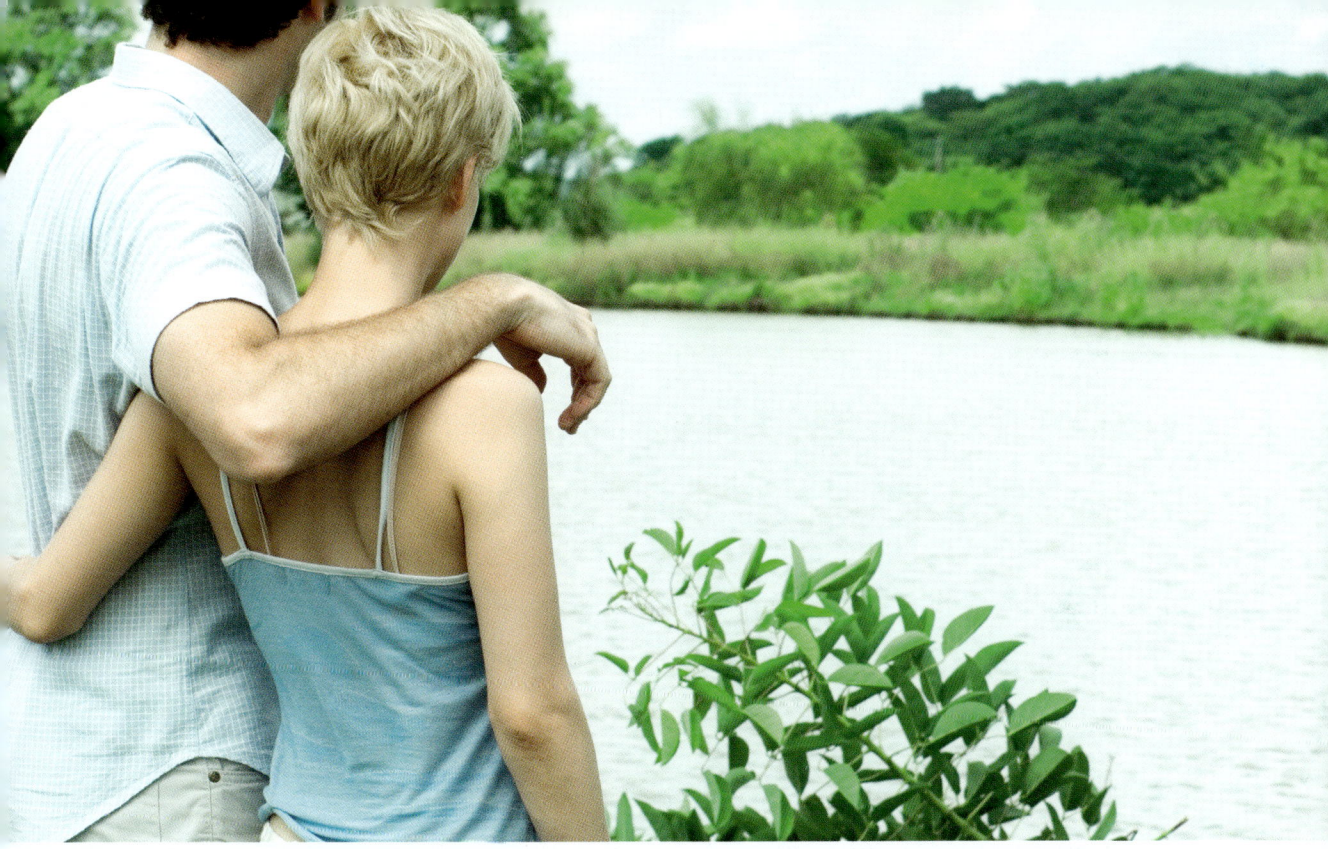

Zeigt der Anstieg des Flaschenwasserverbrauchs möglicherweise ein schleichendes Misstrauen gegenüber dem Leitungswasser? Unser Leitungswasser sei gut – ja, das am besten kontrollierte Lebensmittel überhaupt. Die örtlichen Wasserwerke arbeiten gemäß der Trinkwasserverordnung und werden entsprechend überwacht. Andere Stimmen berichten von Belastungen durch Arzneimittelrückstände, Hormone, Nitrate und weitere Stoffe aus der Landwirtschaft oder von Problemen mit alten Kupfer-, Blei- und Asbestbetonrohren.

Besorgte Eltern kaufen spezielles Babywasser, Sportlern werden Wässer mit mineralischen Zusätzen angepriesen, viele Tee- und Kaffeeliebhaber verwenden ausschließlich gefiltertes Wasser. Ärzte und Ernährungsberater raten zum Genuss von mindestens zwei Litern Wasser am Tag. Über die Qualität des Trinkwassers hört man von diesen Berufsgruppen jedoch noch wenig. Solchermaßen alleine gelassen, verwundert es nicht, dass unter gesundheitsinteressierten Menschen ganz unterschiedliche, sogar widersprüchliche Konsumgewohnheiten zu beobachten sind: Während die einen auf besonders mineralreiche Heilwässer schwören, bevorzugen die anderen extrem mineralarmes Berg- und Gletscherwasser, das meist aus Frankreich, Italien oder aus skandinavischen Ländern importiert wird. Wieder andere filtern oder destillieren ihr Wasser, energetisieren ihr Trinkwasser mit Halbedelsteinen, verwirbeln es oder stellen es auf besondere Energieplatten.

Das Thema »Trinkwasser« nimmt also im Bewusstsein der Verbraucher einen immer höheren Stellenwert ein. Wie wichtig es ist, seinen Körper mit ausreichend Trinkwasser zu versorgen, und auch die Formel »Zwei Liter am Tag« dürften inzwischen allgemein bekannt sein. Heute stellen sich vielmehr die Fragen:

»Welches Wasser soll ich trinken?«

und

»Wie kann ich mich langfristig möglichst günstig mit gesundem Trinkwasser versorgen?«.

Um diese Fragen umfassend und nachhaltig beantworten zu können, soll das Thema aus den unterschiedlichsten Blickwinkeln betrachtet werden:

1.	Welche Wässer stellt uns die Natur zur Verfügung?
2.	An welches Wasser hat sich unser Organismus im Verlauf unserer evolutionären Entwicklung angepasst?
3.	Welche Wässer nutzte der Mensch im Verlauf seiner Geschichte?
4.	Welche Qualität hat unser Leitungswasser?
5.	Welche Qualitäten haben unsere Mineralwässer?
6.	Was leisten die unterschiedlichen Wasseraufbereitungstechniken?
7.	Wie verhalte ich mich als Verbraucher?

Die Erde – der blaue Planet

Das Element Wasser begegnet uns als Wolke, Regen, Schnee und Eis, als Quelle, Fluss und See – es ist für uns Mitteleuropäer ein ganz selbstverständlicher Anblick und man könnte glauben, Wasser sei überall und unbegrenzt verfügbar. Aus dem Weltall gesehen bestätigt sich dieser Eindruck – die Erde erscheint als blauer Planet, sie ist ein »Wasserplanet«.

Dennoch: Süßwasser, das uns als Trinkwasser dienen kann, ist zum einen ein – relativ gesehen – seltenes Phänomen und zum anderen in Form von Wolken, Gletschereis oder Grundwasser für den Menschen schwer erreichbar.

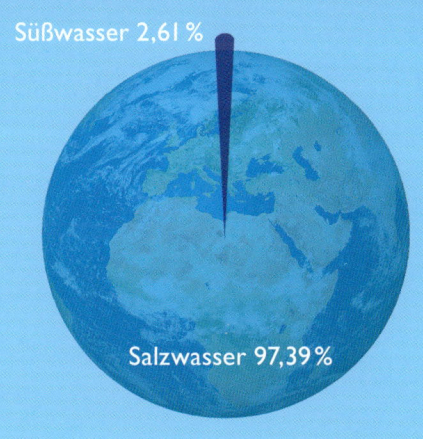

Süßwasser 2,61 %

Salzwasser 97,39 %

WASSERVORKOMMEN DER ERDE

Das gesamte Wasser der Erde befindet sich in einem ständigen Kreislauf: Der Motor dieses Kreislaufs ist die Sonne. Die Sonneneinstrahlung auf die Meeresoberflächen lässt Wasser verdunsten, die H_2O-Moleküle steigen mit der erwärmten Luft auf, kühlen sich dabei ab und kondensieren schließlich – es bildet sich eine Wolke. Dieser Vorgang kann auch als ein natürlicher Destillationsprozess verstanden werden: Aus dem mineralreichen Meereswasser, dem Salzwasser, entsteht so das Destillat Süßwasser, das als Wolken- oder Regenwasser nur noch minimale Spuren von Mineralien enthält. Der größte Teil des Wolkenwassers regnet über den Meeren wieder ab, ein kleinerer Teil jedoch wird mit dem Wind auf die Kontinente verfrachtet und trifft dort, besonders im Stau vor Gebirgen, auf die Landoberfläche. Letztendlich landet jedes Wassermolekül früher oder später über die Flüsse und Ströme wieder im Meer, um erneut an dem gigantischen Kreislauf teilzunehmen. Die Wege dorthin können über vielfältige Zwischenstationen führen, bei denen sich die Qualität des Wassers mehr oder weniger stark verändern kann:

*Die Erde ist zu **71 %** von Wasser bedeckt.*
*Davon entfallen auf **Salzwasser 97,39 %** und auf **Süßwasser 2,61 %**.*
Das Vorkommen von Süßwasser gliedert sich wiederum auf in:
Polareis, Gletscher, Schnee 68,7 %
(davon Antarktis: 61,7 %)
Bodeneis 0,8 %
Grundwasser 30,1 %
(davon bis 100 m Tiefe: 2,6 %)
Oberflächengewässer 0,3 %
(Seen, Flüsse, Sümpfe, Moore)
Atmosphäre 0,1 %

Elektrische Leitfähigkeit als Sammelindikator für die Wasserqualität

Reines Wasser kann keinen Strom leiten. Die Fähigkeit des Wassers, Strom zu leiten, hängt alleine von der Menge der in ihm gelösten Ionen, zum Beispiel Ionen von Metallen, Salzen und Mineralien, ab. Die Messung der elektrischen Leitfähigkeit eines Wassers ist folglich ein Indiz für seine Reinheit. Die elektrische Leitfähigkeit wird in Mikrosiemens (µS/cm) gemessen. 1 µS/cm entspricht in etwa 0,5 Milligramm/Liter gelöster Stoffe im Wasser. Die Werte der genannten Wasserarten im Überblick:

Regen, Schnee, Eis:	*unter 30 µS/cm*	*= weniger als 15 mg gelöste Stoffe/l*
Oberflächenwasser:	*20–200 µS/cm*	*= 10–100 mg gelöste Stoffe/l*
Grundwasser:	*(40)–5 000 µS/cm*	*= (20)–2 500 mg gelöste Stoffe/l*
Meerwasser:	*42 500 µS/cm*	*= 21 250 mg gelöste Stoffe/l*

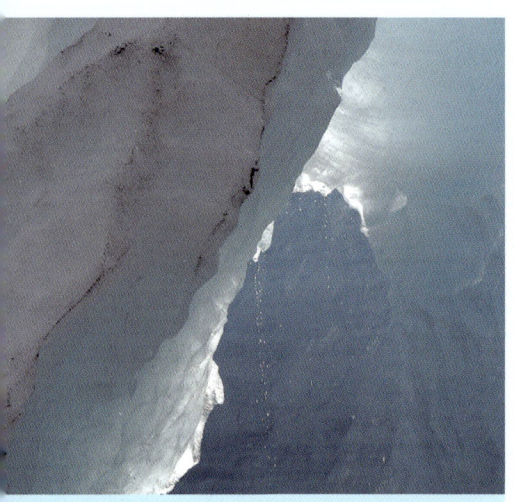

SCHNEE- UND GLETSCHER-SCHMELZWASSER

Süßwasser in Form von Schnee und Gletschereis ist eine Art Zwischendepot im ewigen Wasserkreislauf. Bei Schnee ist das in der Regel saisonal der Fall, Gletschereis kann hingegen viele hundert, in den Polarregionen auch Tausende Jahre alt sein. Während dieser Zeit sammeln sich Verunreinigungen auf der Schnee- oder Eisoberfläche an, die aber – sofern sie natürlicher Herkunft sind – für die Qualität des späteren Schmelzwassers keine Rolle spielen, da sich in Eis und Schnee keine Lösungsvorgänge abspielen können und die Kontaktzeit beim Abschmelzen sehr kurz ist. Schmelzwässer weisen daher eine sehr geringe Leitfähigkeit auf; sie sind also, wie das Regenwasser auch, reines Wasser.

»Gletschermilch« – eine Besonderheit

Die sogenannte Gletschermilch ist eine Besonderheit unter den Wässern: Die elektrische Leitfähigkeit des Gletscherwassers tendiert gegen Null, es ist also sehr rein. Gleichwohl erscheint dieses Wasser milchig-trüb. Der Gesteinsabrieb des Gletschers, der im Wasser als Schwebstoff mitgeführt wird, verursacht diese Trübung. Die Gesteinspartikel sind jedoch nicht auf ionischer Ebene im Wasser gelöst – daher die geringe Leitfähigkeit. Wird die Gletschermilch eines Bachs im Hochgebirge später durch viele Zuflüsse stark verdünnt, bleibt noch immer ein grünlicher oder bläulicher Schimmer – der »grüne Inn« und die »blaue Donau« verdanken diesem Phänomen ihren besonderen Reiz. Anders hingegen beim Rhein: Dieser mündet als milchig-trüber Alpenrhein in den Bodensee und verlässt diesen als klarer Hochrhein – die Schwebstoffe haben sich im See abgesetzt.

BODENWASSER

Das in die Böden sickernde Regenwasser verursacht im engen Zusammenwirken mit den Huminsäuren aus dem Humus vielfältige Lösungs-, Transport- und Ausfällungsreaktionen. Je nach den örtlichen Gegebenheiten (Beschaffenheit des Gesteinsuntergrundes, des Klimas, der Vegetation sowie der Bodenlebewesen) verlaufen diese in unterschiedlicher, aber jeweils charakteristischer Weise und führen so zur Bildung von bestimmten Böden. Die Eigenschaften des ursprünglich reinen Regenwassers ändern sich dabei stark: Das Bodenwasser ist saurer und hat anorganische Mineralien, Salze und Metalle sowie organische Verbindungen in Lösung genommen. Die Leitfähigkeit des Bodenwassers ist dadurch stark erhöht.

Eine Besonderheit stellen in diesem Zusammenhang die Moore dar. Dieser Lebensraum ist durch die nur teilweise Zersetzung von abgestorbenem Pflanzenmaterial unter Luftabschluss gekennzeichnet. Das führt zu einer starken Anreicherung mit Huminsäuren aus den Pflanzenresten, welche die charakteristische braune Färbung und den extrem niedrigen pH-Wert des Moorwassers verursachen.

GRUNDWASSER

Sickert Wasser durch den Boden hindurch in tiefere Sediment- oder Gesteinsschichten ein, spricht man von Grundwasser. Die Bildung von Grundwasser ist abhängig von den klimatischen Bedingungen, der Vegetationsbedeckung und der geologischen Struktur. Die Qualitätseigenschaften des Grundwassers werden in unberührten Naturlandschaften maßgeblich von der Geologie bestimmt, in vom Menschen geschaffenen Kulturlandschaften natürlich auch von der Nutzung der Erdoberfläche, zum Beispiel für landwirtschaftliche Zwecke.

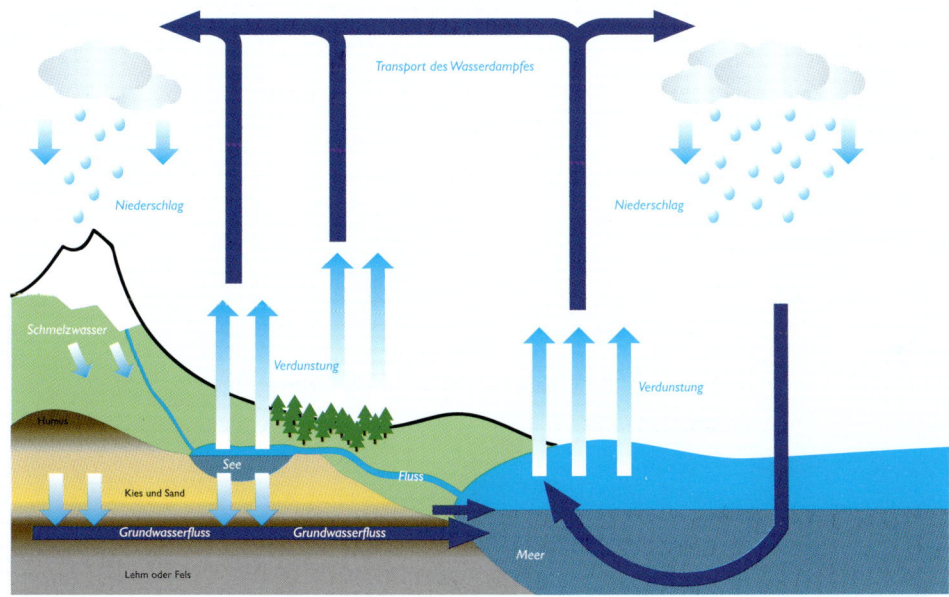

Transport des Wasserdampfes

Niederschlag

Niederschlag

Schmelzwasser

Verdunstung

Verdunstung

Humus

See

Fluss

Kies und Sand

Grundwasserfluss

Grundwasserfluss

Meer

Lehm oder Fels

DER KREISLAUF DES WASSERS

Grobporige Sedimente und Gesteine wie zum Beispiel Sande und Sandsteine können viel Wasser speichern und werden daher auch als Grundwasserbildner bezeichnet. Lehme, Tone oder sehr dichte Gesteine hingegen haben kaum die Möglichkeit, Wasser aufzunehmen, und bilden für das von oben einsickernde Wasser eine fast undurchdringliche Barriere; sie sind Grundwasserstauer. Gibt es in der geologischen Struktur einen mehrmaligen Wechsel von grobporigen und dichten Sediments- oder Gesteinsschichten, so können sich auch mehrere Grundwasserstockwerke ausbilden. Hierbei kann es auch zum Einschluss von sogenanntem fossilem Grundwasser aus früheren erdgeschichtlichen Abschnitten kommen. Der mehrmalige Wechsel von Eis- und Warmzeiten begünstigte zum Beispiel die Bildung solcher Grundwasserstockwerke in vielen Flußauen Mitteleuropas. Während der Eiszeiten wurden vorwiegend Kiese und Sande abgelagert, in den jeweils darauf folgenden Warmzeiten bildeten sich in den Flußauen Auelehme, die heute als Grundwasserstauer dienen.

Die Qualitätseigenschaften des Grundwassers stehen in direktem Zusammenhang mit denen des speichernden Sediments oder Gesteins, da Wasser als universelles Lösungsmittel anorganische Mineralien aus dem Speichergestein in Lösung nimmt und damit dessen mineralogische Zusammensetzung widerspiegelt. Das bekannteste Phänomen hierbei ist wohl der im Grundwasser gelöste Kalk. Außer in den Hochlagen einiger Mittelgebirge und den Zentralalpen – in diesen Gebieten herrschen kalkfreie, kristalline Tiefengesteine vor – löst das Grundwasser reichlich Kalziumkarbonat aus den verschiedensten kalkreichen Sedimenten und Sedimentgesteinen. Die Folge: Die Leitfähigkeit dieser Grundwässer ist stark erhöht. Während die schädlichen und unangenehmen Auswirkungen in Rohrleitungen, Heizungsanlagen und Haushaltsgeräten allgemein gefürchtet sind, blieb die Dauerbelastung der menschlichen Ausscheidungsorgane durch den ständigen Konsum von anorganischen Mineralsalzen lange Zeit nahezu unbeachtet. Inzwischen wird dieses Problem seitens Medizinern und Ernährungswissenschaftlern aber stärker thematisiert.

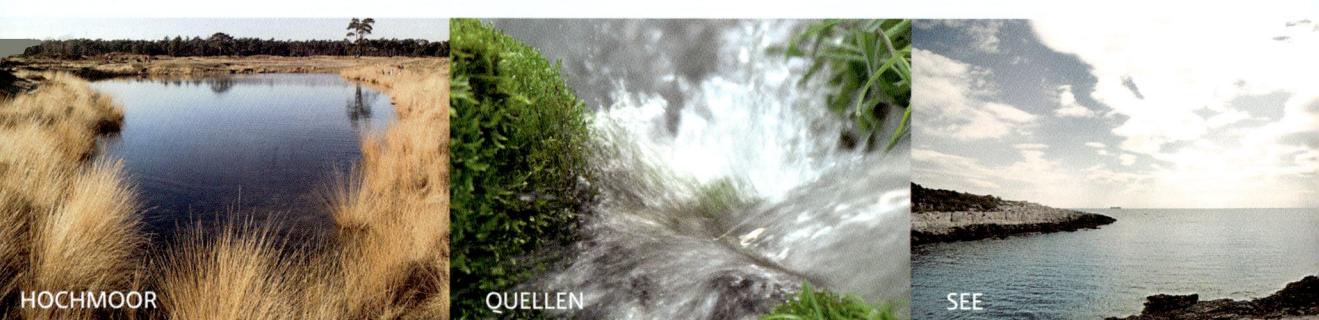

HOCHMOOR

QUELLEN

SEE

QUELLEN

Quellen sind Stellen, an denen Grundwasser wieder an die Erdoberfläche austritt. Die Qualität des Quellwassers entspricht folglich der des Grundwassers und ist in einer unberührten Naturlandschaft hauptsächlich von der geologischen Situation abhängig.

OBERFLÄCHENGEWÄSSER

Bäche, Flüsse und Seen stehen einerseits mit dem Grundwasserhaushalt ihrer Umgebung in Verbindung – bei Hochwasser geben die Gewässer Wasser in das Grundwasser ab, bei Niedrigwasser erhalten sie vom Grundwasser Zufluss –, andererseits speisen sie sich aus oberflächlich abfließendem Regen- und Schmelzwasser. Hinsichtlich ihrer natürlichen Wasserqualität sind sie daher Mischtypen zwischen der Reinstwasserqualität der Regen- und Schmelzwässer und der mit hohen Konzentrationen an gelösten anorganischen Stoffen belasteten Grundwässer. Die elektrische Leitfähigkeit liegt demzufolge in einem niedrigen bis mittleren Bereich.

Der menschliche Organismus und seine Anpassung an die vorhandenen Wässer im Laufe der Evolution

Der Pionier der Wasserforschung, der Hydrologe *Prof. Louis-Claude Vincent* von der Universität Paris, untersuchte zwölf Jahre lang die Qualität der Leitungswässer in verschiedenen französischen Städten und setzte sie ins Verhältnis zum Gesundheitszustand der Bevölkerung. Seine Untersuchungen zeigten, dass an Orten mit sehr hartem, also mineralreichem Trinkwasser die Zahl der Herzkreislauferkrankungen signifikant höher lag als an Orten mit weichem, gering mineralisiertem Wasser. Ferner wies er auf den Zusammenhang zwischen chloriertem Trinkwasser und deutlich erhöhten Krebsraten hin. Die Hauptbedeutung des Trinkwassers für den menschlichen Organismus sieht *Prof. Vincent* in seiner Funktion als universelles Lösungsmittel sowie in der Ausscheidung der nierenpflichtigen »Schlackenstoffe«.[81]

Heute betonen auch Mediziner und Ernährungswissenschaftler: Der menschliche Organismus hat sich im Verlauf seiner evolutionären Entwicklung an mineralfreies oder wenigstens mineralarmes Trinkwasser angepasst.[20, 21, 24, 80] Die Versorgung des menschlichen Organismus mit lebensnotwendigen Mineralstoffen erfolgt nicht über das Trinkwasser, sondern über die feste Nahrung[20, 21, 24, 39, 80] (vgl. Seite 48 »Mythos Mineralwasser«).

Ein Blick zurück in die Menschheitsgeschichte bestätigt diese, für manchen noch neue und ungewohnte Sichtweise und hilft uns, unsere derzeitige Situation in Sachen Trinkwasserversorgung besser zu verstehen. Der heutige Stand der Forschung datiert das Erscheinen des Menschen ca. vier Millionen Jahre v. Chr. Von Ostafrika aus breiteten sich die frühen Menschen dann nach und nach über ganz Eurasien, später auch über die Aleuten auf den nord- und südamerikanischen Kontinent aus. In unseren Breiten stellt der Unterkiefer des »Homo Heidelbergensis« aus Mauer bei Heidelberg den bekanntesten Fund dar – er lebte vor ca. 600 000 Jahren. Bis in die späte Steinzeit, also bis ca. 10 000 Jahre vor unserer Zeit, lebten die frühen Menschen als Nomaden. Sie zogen im jahreszeitlichen Rhythmus mit wilden Tierherden über das Land und ernährten sich von der Jagd und dem Sammeln von vegetarischer Kost.

Wie versorgten sich die Menschen damals mit Trinkwasser? Auf ihren Streifzügen tranken unsere Vorfahren entweder gänzlich mineralfreies Regen- und Schmelzwasser oder mineralarmes Oberflächenwasser aus Bächen, Flüssen und Seen. Nur manchmal tranken sie auch direkt aus Quellen, falls diese auf ihrer Wanderroute lagen. Stark mineralhaltiges Grundwasser war unseren Vorfahren nicht zugänglich.

Im Zuge der sogenannten neolithischen Revolution, dem Übergang vom Nomadentum zu Ackerbau und Viehzucht als vorherrschender Wirtschaftsform vor ca. 10 000 Jahren, änderte sich zwar die Lebens- und Wirtschaftsform der Menschen, nicht aber ihr Trinkverhalten: Bei der Wahl der Siedlungsplätze wurden Orte in der Nähe von Bächen, Flüssen und Seen bevorzugt.

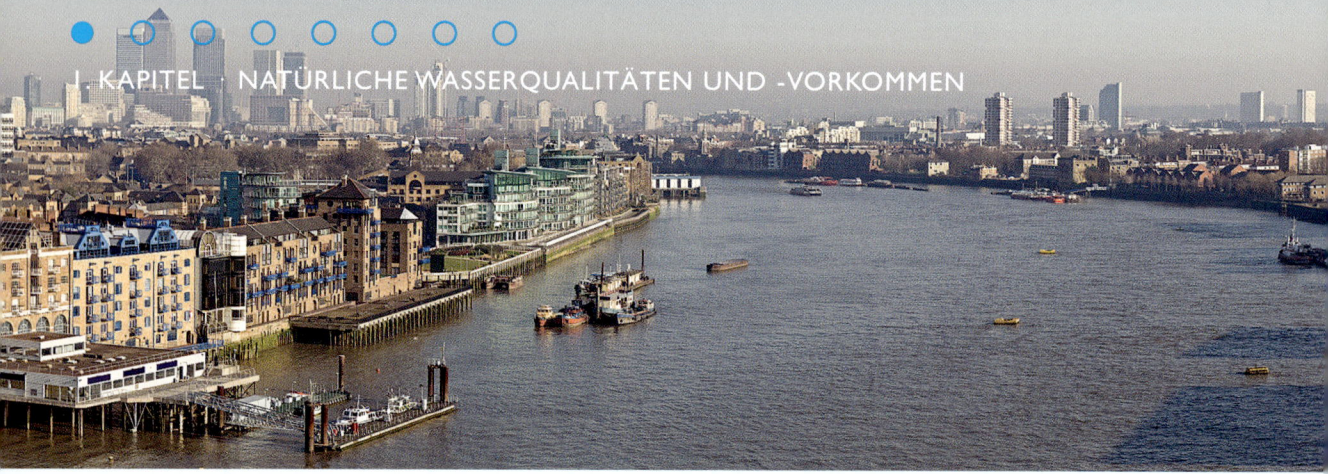

DOCKLANDS IN LONDON: Die Themse trug viel zum Aufstieg Londons bei.

Auch in den darauf folgenden Epochen unserer Geschichte änderte sich dieses Verhalten nicht: Bezeichnenderweise entstanden die ersten Hochkulturen an großen Strömen wie Euphrat und Tigris, dem Indus, Ganges, Huang He oder entlang des Nils. Fast alle Stadtgründungen der Antike und des Mittelalters vollzogen sich an einem Fluss oder an einem See. Auch die Anlage ländlicher Siedlungen hatte in den allermeisten Fällen einen direkten Bezug zu Oberflächengewässern. Stadtgründungen an starken Quellen wie in Aachen oder Paderborn stellen seltene Ausnahmen dar. Auf Bergen gelegene Burgen und Festungen mussten über Zisternen, in denen Regen- und Schmelzwasser gesammelt wurde, versorgt werden.

Die enge Verbindung von Stadt und Fluss wird heute von vielen als selbstverständlich hingenommen oder als schmückendes Element in der Stadtlandschaft betrachtet. Die mittelalterliche Stadt jedoch lebte mit und von ihrem Fluss: Er diente als Handels- und Transportweg, flutete die Wallanlagen, versorgte die Stadtbewohner mit frischem Fisch, trieb Mühlen- und Hammerwerke an, ermöglichte gewerbliche Nutzungen (z. B. Gerbereien und Färbereien) und hatte gleichzeitig als Trinkwasserlieferant und als Abwasserkanal zu dienen. Hier zeigte sich ein Nutzungskonflikt, der grundsätzlich immer bestand, aber erst infolge der Industrialisierung völlig eskalierte: Die Oberflächengewässer der dicht besiedelten Tiefländer und Flusstäler waren nun als natürlicher Lieferant für das menschliche Trinkwasser nicht mehr zu gebrauchen.

HEUTIGE SITUATION

Als Folge der industriellen Revolution begann in der zweiten Hälfte des 19. Jahrhunderts ein völlig neuer Abschnitt in der Geschichte der Wassernutzung durch den Menschen: Als Ersatz für das nun ungenießbare Oberflächenwasser gewann die Fassung von Quellwasser, später aber vor allem die Förderung aus dem stark mineralhaltigen Grundwasser eine immer weitere Verbreitung. Bis zum Beginn des Ersten Weltkrieges war diese Entwicklung in Mitteleuropa nahezu abgeschlossen. Die zunehmende Belastung des Oberflächenwassers und der oberen Grundwasserstockwerke machte es im Verlauf des 20. Jahrhunderts allerdings notwendig, immer tiefere Förderschächte auszuheben. Diese Entwicklung ist bis heute nicht gestoppt. Schachttiefen von 50 bis 80 Metern sind daher heute völlig normal. Grundwasser aus diesen Schichten ist oft Jahrzehnte oder Jahrhunderte alt, ja es kann sich sogar um sogenanntes fossiles Grundwasser aus dem Eiszeitalter handeln. Wässer dieses Alters hatten folglich jede Gelegenheit, anorganische Mineralien in Lösung zu nehmen. Nicht selten ist zum Beispiel der Kalkgehalt dieser Wässer so hoch, dass sie vor Weitergabe in ein Leitungssystem im Wasserwerk behandelt werden müssen. Eine Möglichkeit ist die Verdünnung dieser stark mineralhaltigen Wässer mit mineralarmem Wasser aus Talsperren oder Seen. Dies ist der Grund, warum die Fernwasserversorgungsnetze (z. B. Bodensee- oder Harzwasserversorgung) stetig weiter ausgebaut werden müssen.

Die Anteile der Trinkwassergewinnung liegen heute bei:

	unterirdische Ressourcen (Grund- und Quellwasser, Uferfiltrat)	oberirdische Ressourcen (fließende Gewässer, Seen, Talsperren)
Deutschland[53]	78,1 %	21,9 %
Österreich[62]	> 99 %	< 1 %
Schweiz[71]	82 %	18 %

Die Nutzung der für den Menschen natürlichen Wasserressourcen ist heute nur noch in entlegenen Gebieten anzutreffen: So versorgen sich die Inuit (Eskimos) mit mineralfreiem Schneeschmelzwasser, ebenso Bergsteiger in Hochgebirgen; Indios in noch intakten Regenwaldgebieten sowie die Bewohner der Hochtäler des Hindukuschs und des Himalayas schöpfen ihr Wasser aus Bächen und Flüssen. Diese Menschen zeigen uns noch heute, an welche Trinkwasserqualität der menschliche Organismus angepasst ist (vgl. auch Kapitel 4, Seite 48 ff.).

Fazit

Erst seit rund einem Jahrhundert versorgen wir uns notgedrungen überwiegend mit stark mineralhaltigem Grundwasser. Über einen Zeitraum von vier Millionen Jahren tranken unsere Vorfahren dagegen stets mineralarmes Oberflächenwasser beziehungsweise mineralfreies Regen- oder Schmelzwasser. Unser Organismus ist daher an diese, von der Natur für uns vorgesehenen Wässer adaptiert. Folglich ist es also ganz und gar nicht »natürlich«, stark mineralhaltiges Wasser zu trinken.

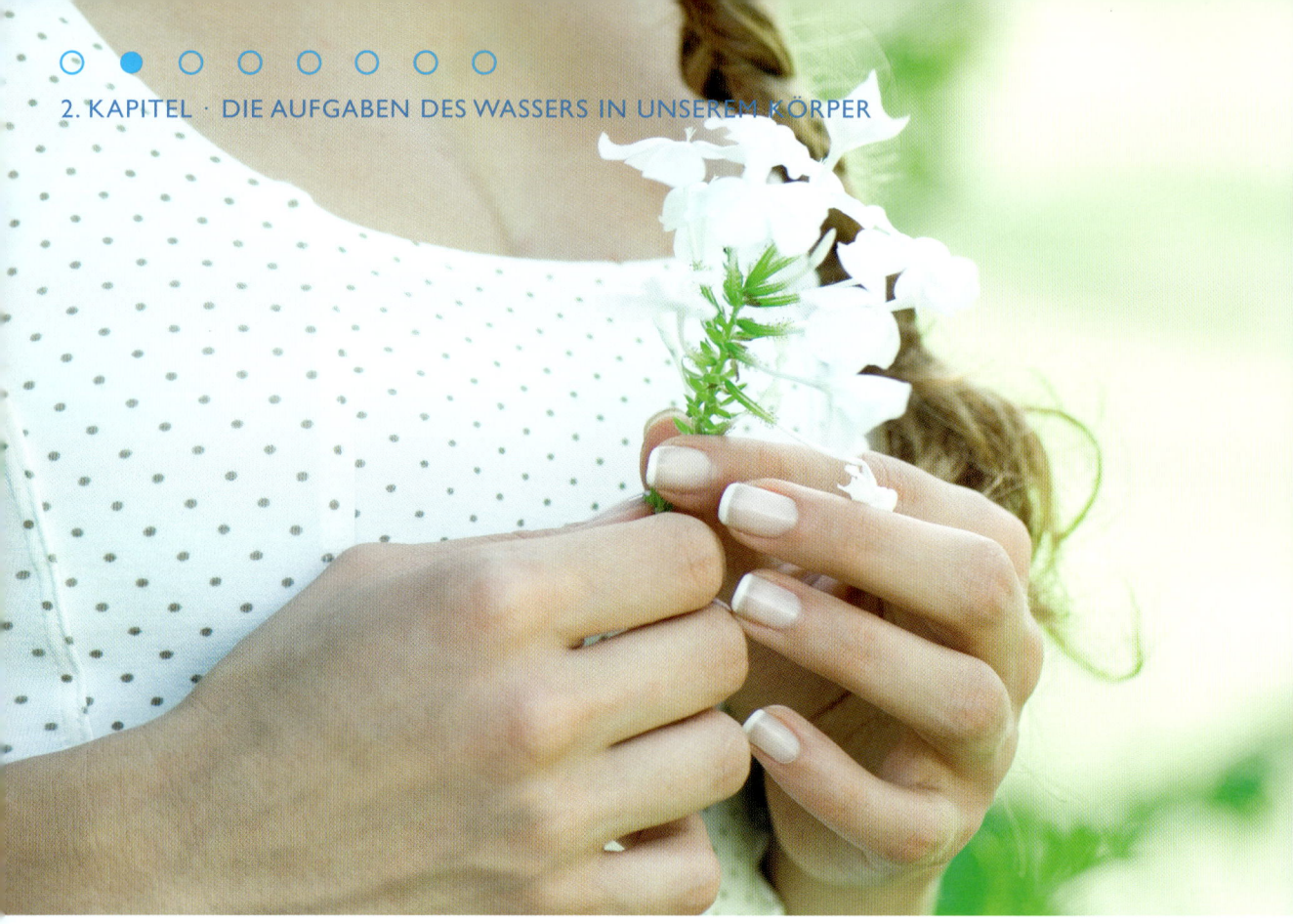

Kapitel 2
Die Aufgaben des Wassers in unserem Körper

Wasser ist in den letzten Jahren mehr und mehr in den Mittelpunkt von Gesundheitsdiskussionen gelangt. Man hat erkannt, dass viele Beschwerden bis hin zu Krankheiten bedingt sind durch Wassermangel, der die körperlichen Funktionen im physiologischen bis hin zum psychischen und geistigen Bereich beeinträchtigt. Der neu geborene Mensch besteht zu 75 % aus Wasser. Der Gehalt nimmt beim jugendlichen Mensch bis ins Alter teilweise auf 60 % Wasser ab. Dies ist nicht natür-lich, sondern rührt daher, dass wir als erwachsene Menschen meist zu wenig trinken. Wenn man bedenkt, dass unsere Organe und Körperzellen ebenso zu 75 %, unser Gehirn sogar zu 80 %, aus Wasser bestehen, so kann man sich vorstellen, dass ein Mangel an dieser lebenswichtigen Substanz zu Beeinträchtigungen der physiologischen Vorgänge im Körper führt.[3]

Aufgaben des Wassers im Organismus

TRANSPORTMITTEL FÜR NÄHRSTOFFE

Wasser dient in unserem Körper als Transportmittel für alle Nährstoffe, die wir mit der Nahrung aufnehmen und die an jeden Ort unseres Körpers transportiert werden müssen. Über das Blut gelangen sie bis in die entlegensten Winkel unseres Körpers. Dies geht nur, wenn sie in der wässrigen Phase des Bluts, aus der das Blut zu 90 % besteht, gelöst werden. In dieser gelösten Form werden die Nährstoffe zunächst einmal durch das gesamte Gefäßsystem der Blutbahn, dann aber auch durch das zwischen den Blutbahnen und den Organzellen liegende Gewebesystem (Grundsubstanz) bis zu den Körper- und Organzellen geleitet, wo sie benötigt werden. Das gilt für Sauerstoff, Eiweiße, Fette, Kohlenhydrate, Mineralstoffe, Vitamine, sekundäre Pflanzeninhaltsstoffe usw. Der Körper bedient sich hierbei biophysikalischer Tricks, um Substanzen wie z. B. Fette, die ja nicht wasserlöslich sind, durch

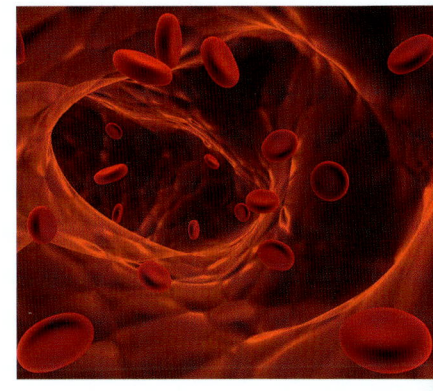

BLUTBAHN: Der Hauptbestandteil des Blutes ist? – Wasser!

Umhüllung mit Eiweiß in eine lösliche Form zu bringen (sogenannte Lipoproteine). In den Zellen und Organen werden all diese Stoffe verarbeitet, einmal zu körpereigenen Baustoffen, zum anderen aber auch durch Verbrennung in lebenserhaltende Energie umgewandelt. Dabei entstehen sogenannte Stoffwechselendprodukte – und bei der Verbrennung natürlich Kohlendioxid –, die wieder entsorgt und ausgeschieden werden müssen. Auch hierzu ist ein Rücktransport erforderlich, der nur möglich ist durch Lösung in der wässrigen Phase des Bluts und Transport durch das Zwischengewebe (Grundsubstanz) bis hin zu den Lymph- und Blutbahnen (in diesem Fall Venen). Wenn nun insgesamt gesehen zu wenig Wasser im Körper ist, dann verdicken sich diese Flüssigkeiten, werden zähflüssig und schlecht beweglich. Sie können dadurch ihre versorgende und entsorgende Aufgabe nicht mehr optimal erfüllen. Es kommt zur Unterversorgung der betroffenen Organe und Zellen und zur Ablagerung von Stoffwechselendprodukten im Zwischenzellgewebe, was eine Belastung für den Körper darstellt und sich durch Beschwerden bis hin zu Krankheiten äußert.[35, 36]

TRANSPORTMITTEL FÜR SAUERSTOFF UND KOHLENDIOXID

Wie schon im vorhergehenden Abschnitt erläutert, ist genügend Wasser zu einem wesentlichen Teil verantwortlich für die Sauerstoffversorgung und die Kohlendioxidentsorgung. Treten hier Behinderungen auf, so hat dies eine Verschiebung des Säure-Basen-Haushalts in Richtung »sauer« zur Folge mit all den damit verbundenen Problemen (vgl. S. 87 ff.).

REINIGUNGSMITTEL

Wasser wirkt entgiftend und ausleitend, also reinigend auf unseren Körper. Genauso wie es uns über das Blut mit lebenswichtigen Nahrungsinhaltsstoffen versorgt, ist es auch für die Entsorgung der ausscheidungspflichtigen Stoffwechselendprodukte verantwortlich. Hier spielen die Nieren eine ganz wesentliche Rolle! Sie können jedoch die wasserlöslichen Stoffwechselendprodukte und andere ausscheidungspflichtige Stoffe nur dann entsorgen, wenn sie dazu genügend Flüssigkeit – sprich reines Wasser – zur Verfügung haben. Bei Wassermangel im Körper konzentriert sich der auszuscheidende Urin und die Niere hat nicht mehr die Möglichkeit, die notwendige Menge an Stoffen in ihrem Harn zu lösen. Es kommt gewissermaßen zu einem Rückstau an ausscheidungspflichtigen Stoffen, der bis zu einer Blockade der Nieren führen kann. Der Urin sollte im Idealfall immer eine ganz helle Farbe haben, was ein Maßstab für die in ihm gelösten Stoffe ist. Je dunkler der Urin, desto belasteter ist er und desto mehr Schwierigkeiten hat die Niere, die entsprechenden Stoffe auszuscheiden.

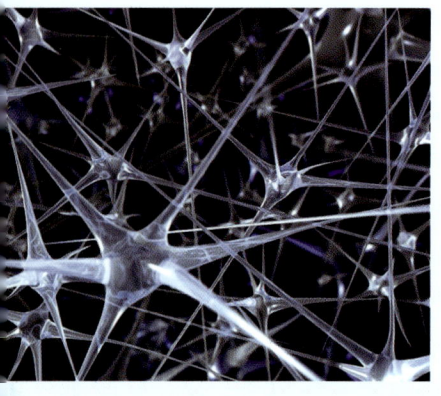

NERVENZELLEN: Für ihre optimale Funktion ist u. a. genügend Wasser im Körper Voraussetzung.

KOMMUNIKATIONSMEDIUM

Wasser lässt alle Zellen des menschlichen Organismus miteinander kommunizieren. Es ist wichtig für alle Lebensvorgänge im Körper, damit unsere Zellen miteinander in Verbindung stehen und Informationen austauschen können. Dies ist nur möglich, wenn genügend Wasser im Körper für diese Aufgabe zur Verfügung steht. Wir können nur bewundern, mit welcher lebenserhaltenden Intelligenz der Körper durch Austausch von Informationen zwischen den Zellen alle Lebensvorgänge im biophysikalischen/biochemischen Bereich optimal steuert. Dies kann aber nur reibungslos funktionieren, wenn das dazu notwendige Medium, nämlich Wasser, in ausreichender Menge zur Verfügung steht.

Ein Vergleich kann dies erläutern: Stellen Sie sich vor, Sie wollen per Morse-Lichtzeichen eine Information von einem Berg zu einem mehrere Kilometer entfernten anderen Berg weiterleiten. Dies geht problemlos per Morsealphabet, wenn die Sicht klar ist und wir die Lichtzeichen ungehindert empfangen können. In dem Augenblick, in dem Dunst auftritt, wird die Verständigung erschwert (im Körper teilweise Belastung der Gewebszwischenräume bzw. teilweiser Wassermangel). Falls der Dunst sich weiter zu Nebel verdichtet, wird die Information zwischen den Bergen durch Lichtimpulse unmöglich. Dieser Zustand tritt dann im Körper ein, wenn ein extremer Wassermangel vorliegt, der dann zu spürbaren Beschwerden wie Schmerzen oder anderen Beeinträchtigungen bis hin zu Krankheiten führt.

DRUCKAUSGLEICHSMITTEL

Wasser hält den osmotischen Druck innerhalb der Zellen aufrecht. Die Ernährung der Zellen erfolgt im biophysikalischen Bereich zum großen Teil durch die osmotischen Druckverhältnisse zwischen den verschiedenen Zellen. Diese sind abhängig von genügend Wasser und den im Wasser gelösten Stoffen, durch die sich der osmotische Druck aufbaut. Auch hier führt ein Wassermangel zu mangelhafter Ernährung der Zellen, was auf Dauer wiederum Schädigungen des Körpers hervorruft.

REGULATIONSMITTEL

Wasser reguliert den Elektrolythaushalt im Körper, der in erster Linie durch die in den Körperflüssigkeiten gelösten Mineralstoffe und Spurenelemente gesteuert wird. Auch diese Aufgabe ist nur dann in erforderlicher Menge leistbar, wenn eine ausreichende Lösungsmöglichkeit – also Wasser – dazu zur Verfügung steht. Verschiebungen des Elektrolythaushalts führen zu Regulierungsfehlern im biophysikalischen und biochemischen Bereich, was Fehlversorgungen und Mängel hervorruft.

FÜLLMITTEL

Wasser wirkt als Füll- und Polsterstoff, denn es dient im Körper sowohl als verbindendes als auch als trennendes Element zwischen den einzelnen Körperregionen, -organen usw. Es füllt Zwischenräume auf und puffert auch gewisse Organbereiche ab, sodass diese gegen aus dem Körper herrührende oder von außen auf den Körper einwirkende Beanspruchungen (Stöße) geschützt sind. Dies geschieht meist in Kombination mit Fettpolstern, die aber nur dann im Gleichgewicht sein können, wenn dem Körper genügend Flüssigkeit zur Verfügung steht. Dies zeigt sich z. B. in einer straffen Haut. Diese kann ihre Spannkraft nur erhalten, wenn genügend Wasser zur Verfügung steht, ansonsten wird sie faltig und schlaff.

Ein hervorragendes Beispiel für die Tatsache, dass Wasser als Füllstoff eine große Bedeutung hat, sind unsere Bandscheiben. Diese sind nicht durchblutet, sondern verhalten sich im Grunde wie ein Schwamm, der sich in Ruhe (vor allem im Schlaf) mit Flüssigkeit (Wasser) auffüllt und zwischen den Rückenwirbeln als Polster und Puffer dient. Am Tage sind die Bandscheiben natürlich belastet und entwässern zum Teil, wodurch wir am Abend ein bis eineinhalb Zentimeter kleiner sein können als am Morgen. In der Nacht füllen sich die Bandscheiben dann in der Ruhelage wieder auf, sodass sie für den nächsten Tag gerüstet sind. Nebenbei gesagt ist dies auch ein wichtiges Argument für

> **Selbsttest**
>
> *Legen Sie Ihre Hand flach auf den Tisch und ziehen Sie dann mit der anderen Hand eine Hautfalte von der liegenden Hand nach oben. Wenn Sie diese loslassen, sollte diese Falte sofort verschwinden. Bleibt sie stehen, ist dies schon ein Zeichen von Wassermangel.*

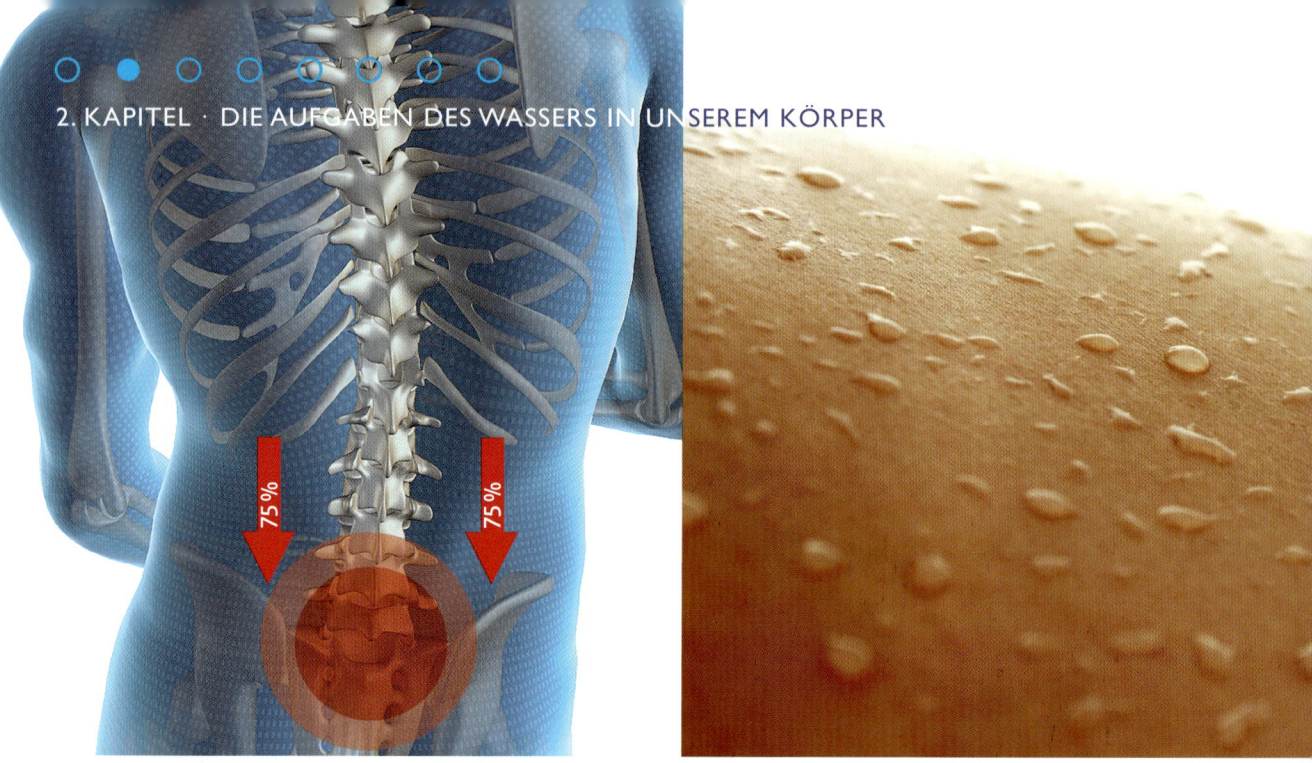

75 %

75 %

Nur mit ausreichend Wasser können die Bandscheiben im Bereich der Lendenwirbelsäule dem Belastungsdruck standhalten.

Durch Schwitzen kann der Körper seine Temperatur regulieren (Verdunstungskälte des Schweißes).

ausreichenden Schlaf. Steht Schlafzeit nämlich in zu geringem Maße zur Verfügung, können sich die Bandscheiben nicht vollends erholen und erleiden so auf Dauer eine Schädigung. Nehmen wir einmal die Bandscheibe zwischen dem fünften Lendenwirbel und dem Kreuzbein als Beispiel, so werden 75 % unseres Oberkörpergewichts vom Wasservolumen im Kern dieser Bandscheibe getragen und nur 25 % durch den Faserring. Der mit Wasser gefüllte Bandscheibenkern ist durch seine hydraulischen Eigenschaften weitgehend dafür verantwortlich, dass die Bandscheibe das Gewicht des Oberkörpers aushalten kann. Bei Dehydrierung leiden alle Körperteile, als erstes aber die Bandscheiben und die Gelenke. In einem solchen Fall des Wassermangels schrumpft nämlich die Bandscheibe zusammen oder entweicht nach außen (Bandscheibenvorfall), sodass die Nerven abgequetscht werden und dann den typischen Rückenschmerz auslösen können. In 95 % aller Fälle ist die fünfte Lendenwirbelbandscheibe bei diesen Vorgängen betroffen. Es hat sich gezeigt, dass allein durch reichliches Wassertrinken diese Beschwerden in den Griff zu bekommen sind.[3]

THERMOREGULATIONSMITTEL

Wasser regelt die Körpertemperatur. Die Tatsache, dass der Körper durch Schwitzen eine erhöhte Temperatur sehr schnell senken kann, ist wohl jedem bekannt. Dies ist ein natürlicher Vorgang, da durch die Verdunstungskälte des Schweißes (Wassers) an der Hautoberfläche eine Kühlung entsteht. Viele Menschen, die behaupten, sie können nicht schwitzen, sollten hierin ein Zeichen sehen, dass sie zu wenig Wasser im Körper haben*. Auch hier heißt es einfach: Mehr trinken! Hinzu kommt, dass der Körper mit dem Schweiß ein zusätzliches Ventil hat, im Körper vorhandene wasserlösliche und ausscheidungspflichtige Stoffe loszuwerden. Er unterstützt damit seine Nierentätigkeit, wenn diese in einen Engpass gelangt. Man sagt daher auch, die Haut sei die dritte Niere.

INFORMATIONSTRÄGER

Wir haben heute sowohl im biochemischen als auch im biophysikalischen Bereich Untersuchungsmethoden, mit denen der Nachweis gelingt, dass Wasser Informationen speichern kann. Diese lange Zeit angezweifelte Tatsache bedeutet, dass wir mit dem Wasser, das wir trinken, auch Informationen aufnehmen, die unsere körperlichen Vorgänge fördern oder auch beeinträchtigen können. Mit diesen Informationen sind nicht nur die im Wasser enthaltenen guten oder belastenden Inhaltsstoffe gemeint, sondern auch die Tatsache, dass jedes Wasser eine gewisse Vorgeschichte aufweist. All diese Informationen muss unser Körper verarbeiten, was auch eine Belastung für ihn bedeuten kann.

In unseren Wasserseminaren führen wir immer wieder Geschmackstests mit den Teilnehmern durch. Diese zeigen, dass solche Beeinflussungen des Wassers sogar geschmacklich nachzuvollziehen sind. Sie können eine solche Erfahrung durch einen ganz einfachen Versuch selber machen. Füllen Sie eine saubere Glasflasche mit einem ihnen zur Verfügung stehenden Trinkwasser und entleeren Sie diese in ein Glasgefäß, indem Sie der Flasche einen kleinen Drall geben, sodass das Wasser in einem Wirbel aus der Flasche austritt. Füllen Sie dann das Wasser noch zweimal in diese Flasche und wiederholen Sie den gleichen Vorgang. Wenn Sie dieses verwirbelte Wasser nun gegenüber dem ursprünglichen Wasser probieren, werden Sie geschmacklich einen Unterschied feststellen, den Sie genau charakterisieren können. Beide Wässer enthalten die gleichen Inhaltsstoffe, sodass dieser Unterschied nur in der Verwirbelung (also an einer unterschiedlichen Information dieser beiden Wässer) seinen Grund haben kann. Man kann viele weitere Versuche machen, auf die wir hier aber aus Platzgründen nicht eingehen können.

---

* Ausnahme ist die krankhafte Veränderung bei Patienten, die an Anhidrose leiden.

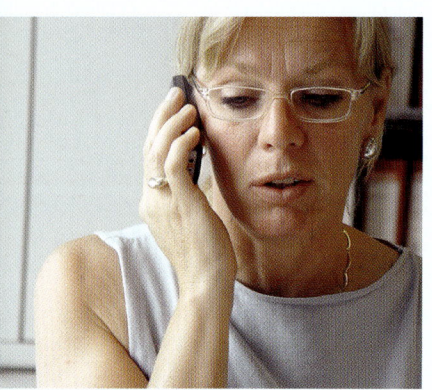

HANDYBENUTZUNG: Schädlicher Elektrosmog durch Mobiltelefone.

BEISPIEL ELEKTROSMOG

Vielleicht noch bedenkenswert ist die Tatsache, dass das Wasser auch in unserem Körper solche Informationen speichern kann. Wenn wir z. B. unseren Körper über eine gewisse Zeit elektromagnetischen Schwingungen (Elektrosmog) aussetzen, der von elektrischen Geräten, aber auch von Handys ausgeht, so schwingt das im Blut enthaltene Wasser und somit das Blut in der entsprechenden Frequenz mit, was unser gesamtes Organsystem belasten kann. Der eine reagiert hierauf empfindlicher, der andere weniger empfindlich, in jedem Fall stellt es aber eine Belastung unseres Körpers dar, die auf Dauer negative Folgen hat. Bei den Empfindlicheren spricht man von elektrosmogempfindlichen oder elektrosmogsensiblen Menschen. Durch die rapide Zunahme dieser Fälle wurde mittlerweile ein Verband gegründet, der sich um diese Menschen kümmert und Methoden aufzeigt, etwas gegen diese negativen Beeinflussungen zu tun. Zu diesem Phänomen schildert einer der Autoren folgendes Erlebnis: Er führte von Frankfurt aus ein Telefongespräch mit seiner Frau, die in der Nähe von Stuttgart war. Seine Frau beschwerte sich darüber, dass bei dem Telefonat ein starker Brummton auf der Leitung war und sagte ihm dies. Rein instinktiv veränderte er seine Sitzhaltung und sofort war das Brummen beseitigt. Seine Frau teilte ihm dies mit, er war verwundert und versuchte dieselbe Sitzhaltung wie zuvor wieder einzunehmen. Als es ihm gelang, war der Brummton wieder da. Was war die Ursache? Der Brummton war nur dann auf der Leitung, wenn sein Fuß sich etwa zehn Zentimeter entfernt von einer Elektroleitung befand, die zu einer Stehlampe neben dem Tisch führte. Was hier passierte, war das Übertragen der elektromagnetischen Schwingungen der vorbeiführenden Leitung auf seinen Fuß und die Weiterleitung dieser Schwingung durch die gesamte Blutbahn bis hin zu seiner Hand, in der er den Hörer hielt. Aus seiner Hand gelangte diese Schwingung dann in das Mikrofon des Telefonhörers und wurde – natürlich verstärkt – durch die Telefonleitung und -anlage nach Stuttgart transportiert. Hier ist ganz klar zu erkennen, dass sein ganzer Körper in einer elektromagnetischen Schwingung von in diesem Fall 50 Hertz schwang, was über längere Zeit natürlich eine Beanspruchung für das gesamte System bedeutet. In diesem Sinne kann nur vor dem ständigen Gebrauch von Handys gewarnt werden, die ja meist an den Kopf gehalten werden, der zu 85 % aus Wasser besteht.[50]

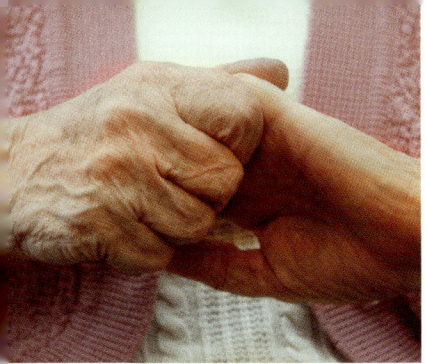 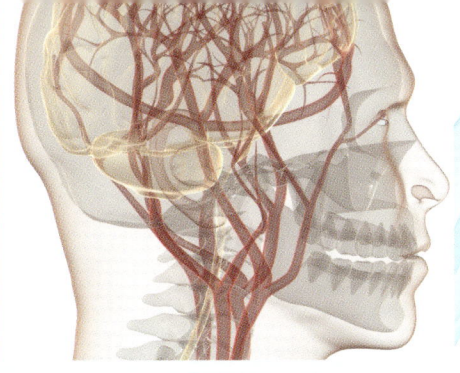 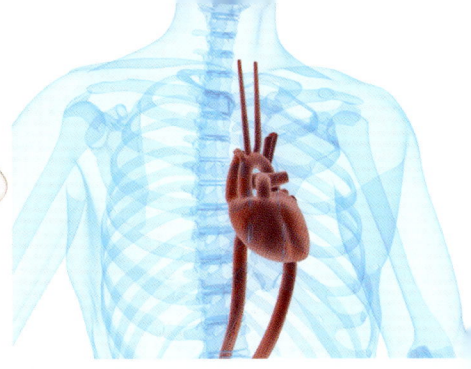

KOGNITIVE PROZESSE verbessern   DENKVERMÖGEN steigern   HERZ UND NIEREN schützen

HILFSMITTEL FÜR KOGNITIVE PROZESSE

Wasser beeinflusst alle körperlichen und geistig-seelischen Funktionen. Aus den geschilderten Zusammenhängen können wir erkennen, dass Wasser für die einwandfreie Funktion unseres Körpers lebenswichtig ist und daher unbedingt in ausreichender Menge zur Verfügung stehen muss. Dies bezieht sich nicht nur auf die physiologischen und körperlichen Funktionen, sondern auch auf die geistig-seelischen. Man weiß heute, dass besonders bei alten Menschen, die aus den verschiedensten Gründen zu wenig trinken, Verhaltensstörungen wie Demenz eng mit Wassermangel im Körper zusammenhängen. Viele Versuche haben gezeigt, dass bei verbesserter Flüssigkeitsversorgung (Tees, Wasser oder Säfte) die Demenzbeschwerden dieser Menschen gravierend zurückgehen. Natürlich ist es nicht einfach, solche Gewohnheiten des unzureichenden Trinkens wieder ins Positive umzukehren. Dazu haben wir in Seniorenwohnstätten neben dem Hinstellen der täglich zu trinkenden Wassermenge, die am Abend verbraucht sein sollte, auch sehr erfolgreich Methoden angewandt, die Wettspiele zwischen den älteren Menschen mit entsprechenden Preisen einbezogen.

Fazit

Die richtige Flüssigkeitszufuhr hat viele Vorteile für den Organismus. Bei ausreichender Wasserversorgung:

- steigt das Denkvermögen
- verschwinden Falten
- kann der Körper besser sein Idealgewicht finden
- werden Herz und Nieren geschützt
- sinkt das Risiko für Blasen- oder Darmkrebs um bis zu 50 %
- werden Stoffwechselendprodukte wesentlich besser ausgeschieden

Unsere Empfehlung: Trinken Sie lieber zu viel als zu wenig!

Kapitel 3
Die Qualität unseres Leitungswassers

Die Nachrichten zum Thema »Wasser« sind für den Verbraucher heute widersprüchlich: Einerseits wird darüber berichtet, dass die Flüsse wieder sauberer sind, ehemals dort ausgestorbene Fischarten wieder zurückkehren und man wieder darin baden könne, andererseits wird zunehmend die Belastung des Trinkwassers mit Hormonen und Arzneimittelrückständen thematisiert. Der Rohstoff Wasser steht uns in Mitteleuropa reichlich und scheinbar selbstverständlich zur Verfügung und doch herrscht ein Mangel an qualitativ hochwertigem Trinkwasser.

Im Durchschnitt verbraucht jeder Mitteleuropäer Tag für Tag 127 Liter Leitungswasser. Nur der kleinste Teil davon – gerade einmal fünf Liter - wird als Lebensmittel zum Kochen und Trinken verwendet, während zum Beispiel das Baden und Duschen mit 46 Litern, die Spülung der Toilette mit 34 Litern, Wäschewaschen mit 13, Garten und Auto mit neun und das Geschirrspülen mit sieben Litern zu Buche schlagen.

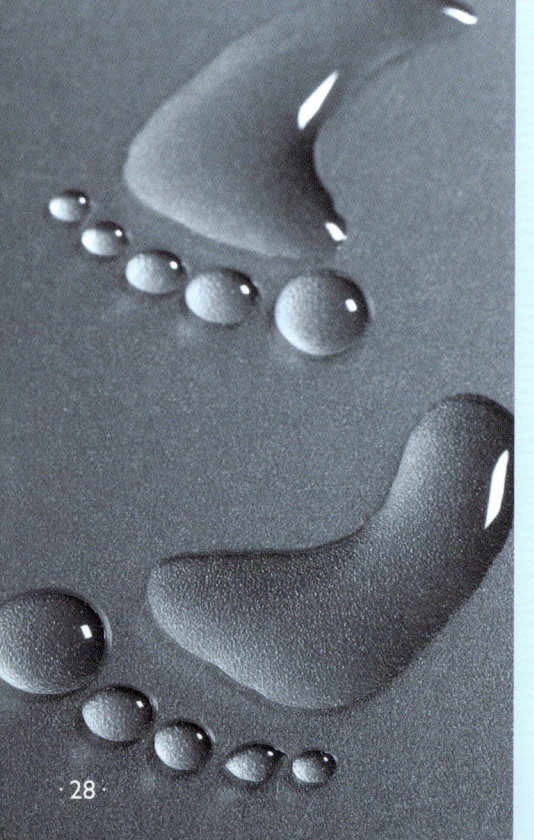

Wasser-Fußabdruck

Der im Dezember 2008 eingeführte Wasser-Fußabdruck, der sich an den Nachhaltigkeitsideen des ökologischen Fußabdrucks orientiert, stellt fest, wie viel Wasser für die Herstellung eines Produkts benötigt wird. Entwickelt wurde das Konzept des Wasser-Fußabdrucks von Professor Atjen Hoekstra von der Universität Twente/Holland. Als Basis für seine Arbeiten diente das Konzept des virtuellen Wassers, das in den 90er-Jahren des vorigen Jahrhunderts vom britischen Wissenschaftler John Anthony Allan entwickelt wurde. Hierbei wird die Wassermenge betrachtet, die während der gesamten Produktionskette eines bestimmten Produktes verbraucht, verdunstet oder verschmutzt wird. Als Beispiel: Für die Produktion von ein Kilogramm Rindfleisch fallen 16 000 Liter Wasser an, für eine Tasse Kaffee werden 140 Liter benötigt. Für die Berechnung wird die Qualität vor und nach dem Produktions- oder Verbrauchsprozess untersucht, und wie sich der Wasserverbrauch auf die Umwelt und die Gesellschaft auswirkt. Ähnlich den CO_2-Bilanzen soll hier in Zukunft für Produkte, aber auch Länder ein Wasser-Fußabdruck erstellt werden können, der Nachhaltigkeit im Handeln und Umgang mit der knappen Ressource Wasser darstellt.[94, 95]

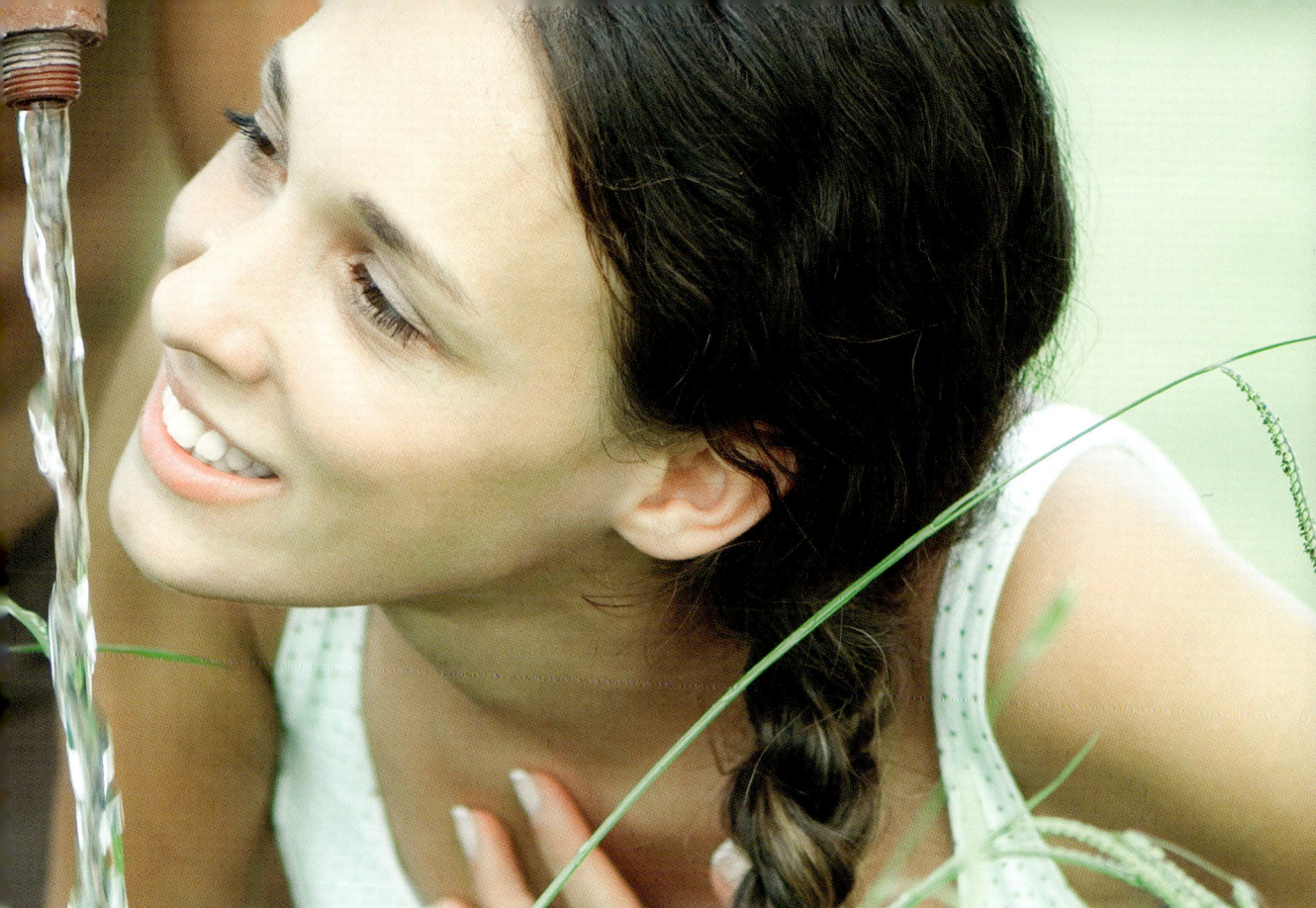

Der Weg des Wassers: von der Quelle in die Leitung

Die Rohwassergewinnung erfolgt in Deutschland vornehmlich aus unterirdischen Ressourcen: Grundwasser, Uferfiltrat (siehe Kasten Seite 19) und Quellwasser liefern zusammen 78,1 %, lediglich 21,9 % wird aus Oberflächengewässern wie Seen, Talsperren und Fließgewässern entnommen.[53] Ähnlich die Situation in der Schweiz: 82 % des Rohwassers stammen aus unterirdischen Vorkommen, 18 % werden aus dem Oberflächenwasser, vor allem aus den Seen, gewonnen.[71] In Österreich hingegen wird fast ausschließlich Grund- und Quellwasser zur Rohwassergewinnung genutzt.[62] Sonderfälle stellen die Meerwasserentsalzung auf der Insel Helgoland, die Filterung des Wassers der Ruhmequelle in Niedersachsen und die Aufbereitung des Wassers aus dem Genfer See in Lausanne dar: An diesen Orten wird die Technologie der Umkehrosmose zur Trinkwasseraufbereitung eingesetzt.

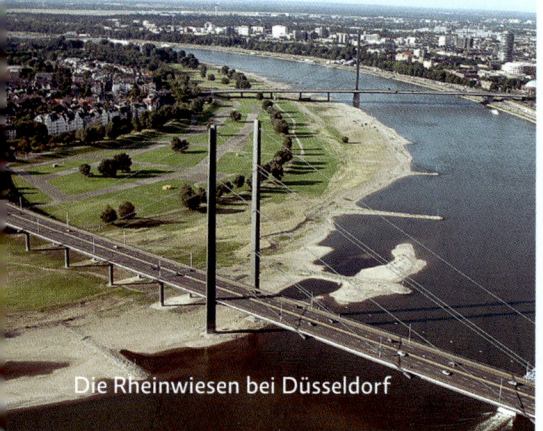

Die Rheinwiesen bei Düsseldorf

DIE ARBEIT DER WASSERWERKE

Je nach Herkunft und Beschaffenheit des Rohwassers stehen die Wasserwerke vor unterschiedlichen Herausforderungen: Die Oberflächengewässer sind oft mit Schadstoffen aus der Landwirtschaft wie Pestiziden, Nitrat und Nitrit belastet und durch das Düngen mit Mist und Gülle gelangen Keime, Bakterien und Rückstände von Tierarzneien von den Feldern in die Gewässer. Auch moderne Kläranlagen können viele Stoffe wie Rückstände von Humanarzneimitteln, Hormone und stabile, neu entwickelte Verbindungen der Kunststoffindustrie nicht zurückhalten.[58] Inzwischen sind viele dieser Stoffe auch im Grundwasser nachgewiesen worden. Des Weiteren wird das Grundwasser durch undichte Abwasserkanäle und durch sogenannte Altlasten verschmutzt. Die Zahl der altlastenverdächtigen Standorte in Deutschland liegt bei weit über 230 000.[75] Als Reaktion darauf weichen die Wasserwerke in immer tiefere Grundwasserstockwerke aus – die durchschnittliche Brunnentiefe beträgt heute 50–80 Meter! Zudem sind in Grundwässern, je nach den geologischen Verhältnissen vor Ort, oft hohe Konzentrationen von anorganischen Mineralsalzen sowie Eisen- und Manganverbindungen gelöst. All dies bedeutet für die Wasserwerke, dass das Rohwasser mit immer aufwendigeren und teureren Verfahren aufbereitet werden muss. Genügten früher einfache Sandfilter, so durchläuft das zukünftige Leitungswasser heute ein kompliziertes Aufbereitungsverfahren.

Uferfiltrat

Bohrt man in relativ geringem Abstand zu einem Fluss einen Brunnen, so kann der den Fluss unterirdisch begleitenden Grundwasserstrom angezapft werden. Dabei nutzt man die Sand- und Lehmschichten zwischen dem Fluss und dem Brunnen als natürlichen Filter. Neben der mechanischen Filterleistung des Substrats helfen die in den Erdschichten lebenden Mikroorganismen, Schadstoffe abzubauen. Wie Untersuchungen der Technischen Universität in Berlin ergaben, gelingt dies aber nicht vollständig und ist von etlichen Parametern wie Temperatur, Verweildauer im Boden etc. abhängig. Vor allem Arzneimittelrückstände und organische Substanzen passieren den Weg durchs Erdreich zum Teil problemlos und gelangen so in das Rohwasser der Wasserwerke.[40] Die Gewinnung von Uferfiltrat ist weit verbreitet, so zum Beispiel auf den Düsseldorfer Rheinwiesen oder in Berlin entlang der Flüsse Spree und Havel.

Das Aufbereitungsverfahren für Leitungswasser:

- Sauerstoff wird eingesetzt, um Eisen- und Manganverbindungen zu oxidieren und aus dem Wasser zu entfernen.

- In riesigen Mehrschichtfilteranlagen aus Kies, Sand und Blähton sowie in Langsamsandfiltern werden Partikel entfernt und Schadstoffe durch nützliche Mikroorganismen im Sediment abgebaut.

- In Flockungsanlagen wird das Wasser von organischen Inhaltsstoffen befreit.

- Der Einsatz von Ozon tötet Krankheitserreger ab und oxidiert langkettige Kohlenwasserstoffverbindungen.

- Ionentauscher reduzieren die Karbonathärte.

- Aktivkohlefilter neutralisieren unerwünschte Geschmacks- und Geruchsstoffe.

- Da in vielen Städten und Gemeinden das Leitungsnetz alt und marode ist und das frisch aufbereitete Leitungswasser Gefahr läuft, darin zu verkeimen, wird dem Wasser beim Verlassen des Wasserwerkes oft Chlor zugesetzt.

Die gesetzlichen Grundlagen

Die Arbeit der Wasserwerke wird durch entsprechende Gesetze und Verordnungen geregelt: In Deutschland und Österreich wurden dafür spezielle Trinkwasserverordnungen erlassen, während in der Schweiz ein Kapitel des schweizerischen Lebensmittelbuchs dem Thema Trinkwasser gewidmet ist und auch die Fremd- und Inhaltsstoffverordnung sowie die Hygieneverordnung auf dieses Thema eingehen.

Bei der Formulierung der jeweiligen nationalen Gesetzestexte orientierte man sich in allen drei Ländern an den Empfehlungen der Weltgesundheitsorganisation WHO und an den Richtlinien der Europäischen Union. Daher wurden, trotz unterschiedlicher Gliederungen und Benennungen, sowohl im Hinblick auf die Auswahl der zu untersuchenden Parameter als auch bei der Festlegung der Grenzwerte sowie der Kontrollhäufigkeit sehr ähnliche, über weite Strecken sogar identische Regelungen getroffen. Das folgende Beispiel der deutschen Trinkwasserverordnung zeigt die Stärken und Schwächen eines solchen Gesetzes:

Die aktuell gültige Trinkwasserverordnung aus dem Jahr 2001 trat 2003 in Kraft und setzt europäisches in nationales Recht um. Im Unterschied zur älteren Trinkwasserverordnung aus dem Jahr 1990 wurden einige Grenzwerte verschärft, zum Beispiel der für Blei. Die Zuständigkeit des

Wasserwerkes endet zwar an der Übergabestelle zwischen Versorgungsnetz und Hausanschluss, die Trinkwasserverordnung gilt jedoch darüber hinaus auch für die gesamte Hausinstallation. Dies bedeutet, dass der Eigentümer für die Wasserqualität innerhalb seines Hauses selbst verantwortlich ist. Gewerbliche oder öffentliche Betreiber von Gebäuden wie zum Beispiel Krankenhäuser, Seniorenwohnanlagen, Schulen, Kindergärten, Gast- und Sportstätten müssen Untersuchungen direkt an den Entnahmestellen der Hausinstallation durchführen lassen.[73]

In den Anhängen der Trinkwasserverordnung von 2001 sind verschiedene Parameter[79] aufgelistet, welche die Qualität des Wassers beschreiben:

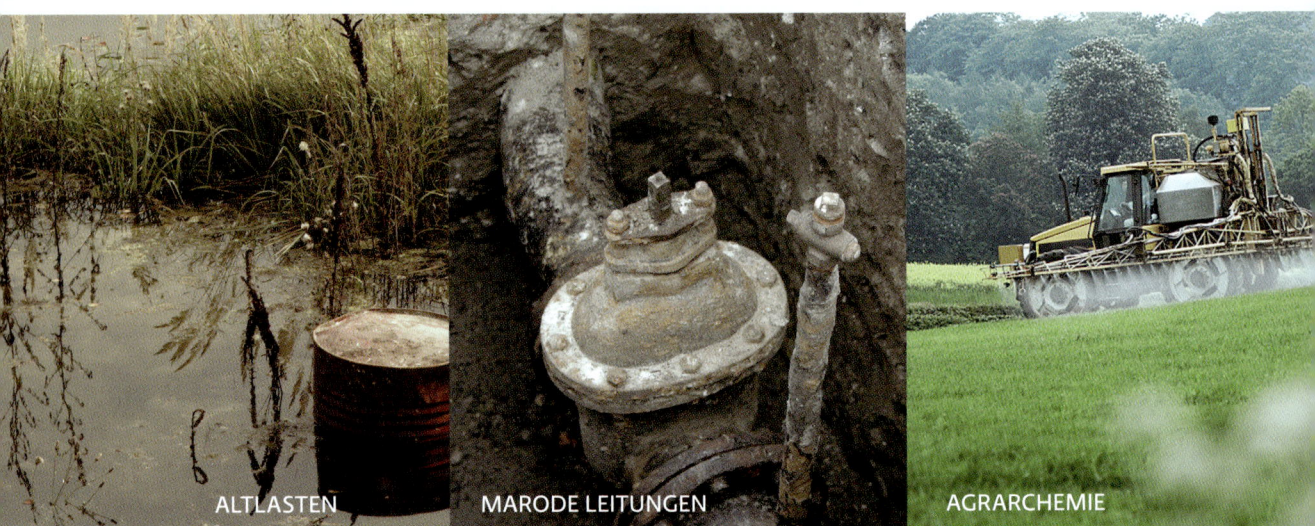

ALTLASTEN   MARODE LEITUNGEN   AGRARCHEMIE

VERUNREINIGUNGEN IM TRINKWASSER KÖNNEN VERSCHIEDENE URSACHEN HABEN.

MIKROBIOLOGISCHE PARAMETER

Escherichia Coli (E. coli)*	0 pro 100 ml
Enterokokken	0 pro 100 ml
Coliforme Bakterien*	0 pro 100 ml

* Diese Parameter werden bei Routineüberprüfungen immer untersucht. Alle anderen werden nur bei periodischen Untersuchungen berücksichtigt.

CHEMISCHE PARAMETER,

DEREN KONZENTRATION SICH IM VERTEILUNGSNETZ EINSCHLIESSLICH DER HAUSINSTALLATION IN DER REGEL NICHT MEHR ERHÖHT

Acrylamid	0,0001 mg/l
Benzol	0,001 mg/l
Bor	1 mg/l
Bromat	0,01 mg/l
Chrom	0,05 mg/l
Cyanid	0,05 mg/l
1,2–Dichlorethan	0,003 mg/l
Fluorid	1,5 mg/
Nitrat	50 mg/l
Pflanzenschutzmittel und Biozidprodukte (einzeln)	0,0001 mg/l
Pflanzenschutzmittel und Biozidprodukte (insgesamt)	0,0005 mg/l
Quecksilber	0,001 mg/l
Selen	0,01 mg/l
Tetrachlorethen und Trichlorethen	0,01 mg/l

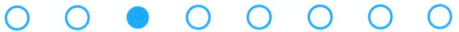
CHEMISCHE PARAMETER,
DEREN KONZENTRATION IM VERTEILUNGSNETZ EINSCHLIESSLICH DER HAUSINSTALLATION ANSTEIGEN KANN

Antimon	0,005 mg/l
Arsen	0,01 mg/l
Benzo-(a)-pyren	0,00001 mg/l
Blei	0,01 mg/l
Kadmium	0,005 mg/l
Epichlorhydrin	0,0001 mg/l
Kupfer	2 mg/l
Nickel	0,02 mg/l
Nitrit*	0,5 mg/l
Polyzyklische aromatische Kohlenwasserstoffe	0,0001 mg/l
Trihalogenmethane	0,05 mg/l
Vinylchlorid	0,0005 mg/l

Werden die in den Tabellen genannten Grenzwerte der Trinkwasserverordnung eingehalten, so gilt Trinkwasser offiziell als für den menschlichen Gebrauch geeignet. Allerdings stellt sich für die Verbraucher die Frage, wie oft und wo aus dem Leitungswasser Proben entnommen wurden. Hierbei wird in der Trinkwasserverordnung zwischen routinemäßigen und periodischen Untersuchungen unterschieden. Im Rahmen der Routineuntersuchung werden lediglich 15 der oben genannten Parameter untersucht (in der obigen Liste mit * gekennzeichnet), während bei einer periodischen Untersuchung alle Parameter der Trinkwasserverordnung bestimmt werden müssen. Die Häufigkeit der vorgeschriebenen Untersuchungen ist von der Menge des in einem Versorgungsgebiet abgegebenen oder produzierten Wassers abhängig, wie aus der Tabelle[79] auf Seite 36 ersichtlich ist.

INDIKATORPARAMETER

Aluminium*	0,2 mg/l
Ammonium*	0,5 mg/l
Chlorid	250 mg/l
Clostridium perfringens*	0 Bakterien/100 ml
Eisen*	0,2 mg/l
Färbung*	0,5 nm (spektraler Absorptionskoeffizient)
Geruchsschwellenwert*	2 bei 12 °C; 3 bei 25 °C
Geschmack*	für den Verbraucher annehmbar und ohne anormale Veränderung
Koloniezahl bei 22 °C*	ohne anormale Veränderung
Koloniezahl bei 36 °C*	ohne anormale Veränderung
elektrische Leitfähigkeit*	2 500 µS/cm bei 20 °C
Mangan	0,05 mg/l
Natrium	200 mg/l
organisch gebundener Kohlenstoff	ohne anormale Veränderung
Oxidierbarkeit	5 mg/l O_2
Sulfat	240 mg/l
Trübung*	1,0 nephelometrische Trübungseinheiten
Wasserstoffionenkonzentration*	pH 6,5–9,5**
Tritium	100 Bq/l
Gesamtrichtdosis	0,1 mSv/Jahr

** Anmerkung: Für in Flaschen oder Behältnisse abgefülltes Wasser kann der Mindestwert auf pH 4,5 herabgesetzt werden. Für in Flaschen oder Behältnisse abgefülltes Wasser, das von Natur aus kohlensäurehaltig ist oder das mit Kohlensäure versetzt wurde, kann der Mindestwert niedriger sein.

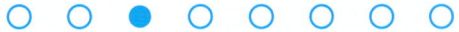
Menge des in einem Versorgungsgebiet abgegebenen oder produzierten Wassers in cbm/Tag	routinemäßige Untersuchungen: Anzahl der Proben/Jahr	periodische Untersuchungen (Volluntersuchungen): Anzahl der Proben/Jahr
≤ 3	1	1
> 3 ≤ 1 000	4	1
> 1 000 ≤ 1 333	8	1 + jeweils eine pro 3 300 cbm/Tag
> 1 333 ≤ 2 667	12	1 + jeweils eine pro 3 300 cbm/Tag
> 2 667 ≤ 4 000	16	1 + jeweils eine pro 3 300 cbm/Tag
> 4 000 ≤ 6 667	24	1 + jeweils eine pro 3 300 cbm/Tag
> 6 667 ≤ 10 000	36	1 + jeweils eine pro 3 300 cbm/Tag
> 10 000 ≤ 100 000	36	3 + jeweils eine pro 10 000 cbm/Tag
> 100 000	36	10 + jeweils eine pro 25 000 cbm/Tag

Anmerkungen:

(1) Ein Versorgungsgebiet ist ein geografisch definiertes Gebiet, in dem das Wasser für den menschlichen Gebrauch aus einem oder mehreren Wasservorkommen stammt und in dem die Wasserqualität als nahezu einheitlich (...) angesehen werden kann.

(2) Die Mengen werden als Mittelwerte über ein Kalenderjahr hinweg berechnet. Anstelle der Menge des abgegebenen oder produzierten Wassers kann zur Bestimmung der Mindesthäufigkeit auch die Einwohnerzahl eines Versorgungsgebietes herangezogen und ein täglicher Pro-Kopf-Wasserverbrauch von 200 l angesetzt werden.

(3) Bei zeitweiliger kurzfristiger Wasserversorgung durch Tankfahrzeuge wird das darin bereitgestellte Wasser alle 48 Stunden untersucht, wenn der betreffende Tank nicht innerhalb dieses Zeitraums gereinigt oder neu befüllt worden ist.

(4) Nach Möglichkeit sollte die Zahl der Proben im Hinblick auf Zeit und Ort gleichmäßig verteilt sein.

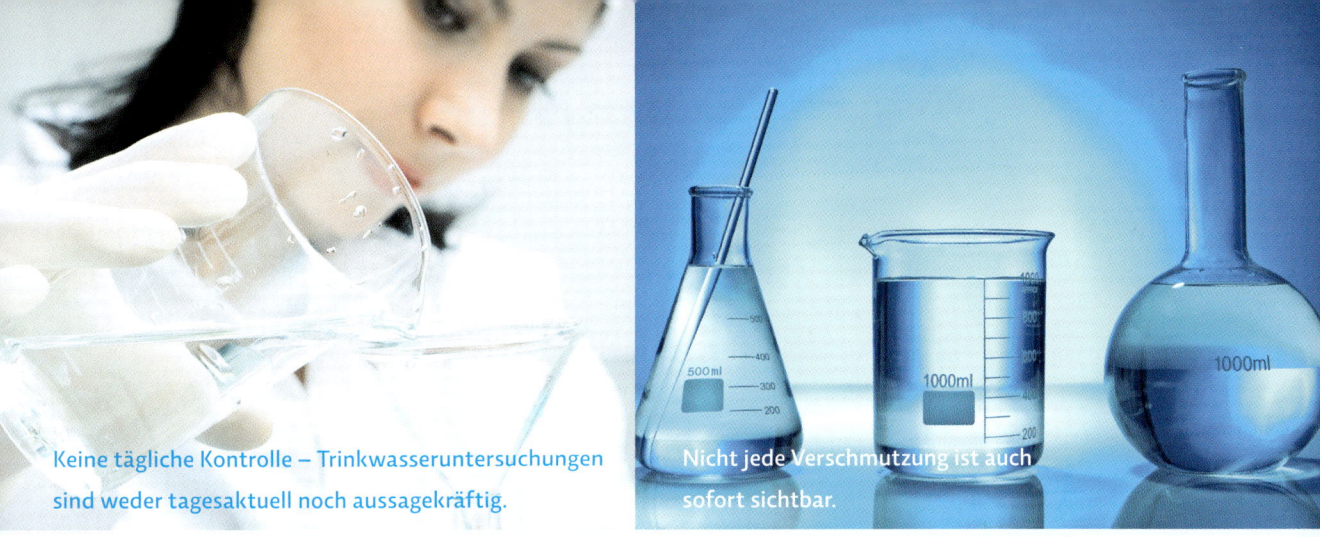

Wie der Blick in die Trinkwasserverordnung zeigt, ist die in der Bevölkerung weit verbreitete Annahme, dass Trinkwasser täglich überprüft werde, schlichtweg falsch. Gerade in kleineren Versorgungsgebieten sind beträchtliche Zeitabstände zwischen den einzelnen Probenahmen zulässig.

Die obige Formulierung in Anmerkung (4) »nach Möglichkeit« lässt es zu, dass Beprobungen vor allem im Wasserwerk selbst stattfinden. Angesichts der zum Teil völlig veralteten Leitungsnetze, in denen Lecks und Ablagerungen eher die Regel als die Ausnahme sind, stellt dies ein nicht unerhebliches Risiko für die Wasserqualität und den Verbraucher dar – gesetzeskonform und unbemerkt.

Schwächen der offiziellen Grenzwerte

Laut Trinkwasserverordnung ist das zuständige Gesundheitsamt bei Überschreitung eines Grenzwerts befugt, dem Wasserversorgungsunternehmen unter der Voraussetzung, dass unverzüglich Maßnahmen zur Wiederherstellung der Wasserqualität getroffen werden, eine Ausnahmegenehmigung von zunächst maximal 30 Tagen zu erteilen. Während dieser Zeit ist sowohl die Nichteinhaltung des Grenzwertes als auch die unter § 6, Abs. 1 (zitiert auf Seite 38, im ersten Absatz) geltende Verordnung bis zu einer vom Gesundheitsamt als unbedenklich angesehenen Höhe erlaubt. Kann während dieser Zeit die gewünschte Wasserqualität nicht wiederhergestellt werden, so können unter gewissen Bedingungen, die in § 9 der Trinkwasserverordnung definiert sind, Ausnahmeregelungen genehmigt werden. Diese gelten zunächst für maximal drei Jahre, können aber zweimal um jeweils drei weitere Jahre verlängert werden.[79]

Die Anzahl der Stoffe, die theoretisch im Trinkwasser vorkommen können, ist um ein Vielfaches größer als die Anzahl der Stoffe, für die Grenzwerte definiert sind. Daher untersuchen viele Wasserversorgungsunternehmen sowohl das Roh- als auch ihr Leitungswasser freiwillig auf weit mehr Inhaltsstoffe als es die Trinkwasserverordnung vorsieht – schließlich heißt es in dieser auch: »Im Wasser für den menschlichen Gebrauch dürfen Krankheitserreger im Sinne des § 2 Nr. 1 des Infektionsschutzgesetzes nicht in Konzentrationen enthalten sein, die eine Schädigung der menschlichen Gesundheit besorgen lassen.« (§ 5, Absatz 1 der Trinkwasserverordnung von 2001).

Und weiter: »Im Wasser für den menschlichen Gebrauch dürfen chemische Stoffe nicht in Konzentrationen enthalten sein, die eine Schädigung der menschlichen Gesundheit besorgen lassen.« (§ 6, Absatz 1 der Trinkwasserverordnung von 2001).

In der Begründung der Trinkwasserverordnung von 2001 heißt es dazu allerdings: »Dies ist so zu verstehen, dass (...) die Eignung eines Stoffes, in einer bestimmten Konzentration die menschliche Gesundheit zu schädigen, nach dem Stand der wissenschaftlichen Erkenntnis als hinreichend wahrscheinlich betrachtet werden muss. Die entfernte Möglichkeit oder auch nur die allgemeine Besorgnis einer Gesundheitsschädigung ist hingegen nicht ausreichend.«[61] Dies hat zur Folge, dass die Beweislast für die Unbedenklichkeit bzw. für die von dem jeweiligen Stoff ausgehende Gefahr bei den Behörden, nicht etwa bei dessen Produzenten liegt. Eine interessante Ausnahme bilden lediglich die Pflanzenschutzmittel: Für diese Wirkstoffe ist ein amtliches Zulassungsverfahren vorgeschrieben, in dessen Zusammenhang sowohl die Umweltverträglichkeit als auch die Gefährdung für Menschen eingeschätzt wird. Zu diesem Zweck werden sogenannte ADI-Werte bestimmt (Accepted Daily Intake = duldbare tägliche Aufnahmemenge). Das Bundesinstitut für Risikobewertung (BfR) führt eine Liste mit den ADI-Werten für mehr als 300 in Deutschland zugelassene Wirkstoffe. Auf Basis dieser Werte werden seitens des BfR auch Leitwerte (Höchstkonzentration eines Stoffes im Trinkwasser, die ein Leben lang ohne Gesundheitsschädigung aufgenommen werden können) und sogenannte Maßnahmewerte (vorübergehend duldbare Höchstkonzentrationen von Pflanzenschutzmitteln im Trinkwasser) festgelegt.[10] Die Aufnahme von Pflanzenschutzmitteln über das Trinkwasser ist folglich, wenn auch in scheinbar geringen Dosen, von den zuständigen Kontrollbehörden offiziell genehmigt.

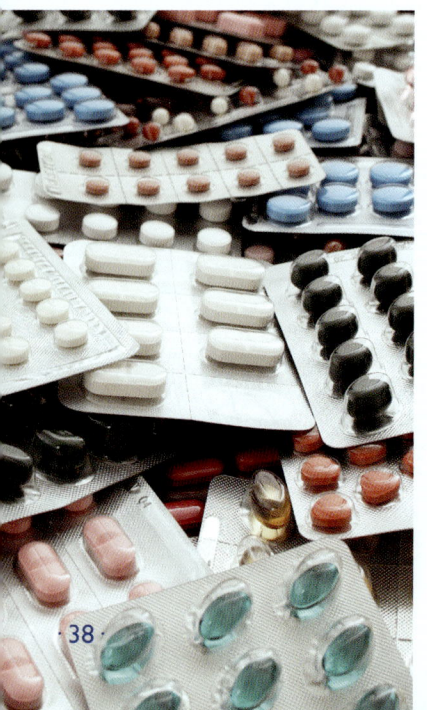

In Bezug auf alle anderen Stoffgruppen wie zum Beispiel Arzneimittelrückstände, hormonaktive Substanzen, Hormone, Reste aus Farben und Lacken sowie Wasch- und Putzmitteln, Stoffe, die sich erst im Laufe der Zeit aus festen Materialien (z. B. Kunststoffen) herauslösen oder die nur für den Einsatz in geschlossenen Anwendungen gedacht sind, sowie für deren Reaktionsprodukte untereinander stehen die Wasserversorgungsunternehmen gemeinsam mit den örtlich zuständigen Gesundheitsämtern oft hilflos vor der sogenannten »Bewertungslücke«. Für sehr viele dieser im Wasser festgestellten Stoffe, deren Höchstmenge in der Trinkwasserverordnung nicht festgelegt ist, existiert keine oder nur eine sehr dürftige humantoxikologische Datenbasis. Die Bewertung der Wasserqualität erfolgt daher in vielen Fällen auf spekulativer Basis.[61]

MEDIKAMENTE IN UNSEREM WASSER: Durch Ausscheidungen, aber auch durch unerlaubte Entsorgung über die Toilette gelangen Wirkstoffe von Arzneimitteln ins Trinkwasser, so auch die »Pille«.

Abhilfe soll hier der »gesundheitliche Orientierungswert« schaffen. Dieser wird seitens der Trink-wasserkommission des Bundesministeriums für Gesundheit definiert und soll den vor Ort zuständigen Gesundheitsämtern eine Arbeits- und Entscheidungsgrundlage bieten. *Dr. Hermann H. Dieter* vom Umweltbundesamt veröffentlichte dazu 2003 im Bundesgesundheitsblatt: »Dieser gesundheitliche Orientierungswert zur Bewertung der Anwesenheit nicht bewertbarer Stoffe aus gesundheitlicher Sicht ist kein Widerspruch in sich. Er schafft vielmehr Bewertungssicherheit, wo bisher mitunter Spekulationen Platz griffen. Er ermöglicht dem Gesundheitsamt die sofortige, wenn auch behelfsmäßige Bewertung der Anwesenheit nicht oder kaum bewertbarer Trinkwasserkonta-minanten vor allem im Spurenbereich.« Diese Situation erinnert in fataler Weise an das Wettrennen zwischen Hase und Igel aus der Fabel: Während der schnelle Hase »Industrie« ständig neue Stoffe entwickelt und auf den Markt bringt, hat der langsamere Igel »Behörden« mit der umwelt- und humantoxikologischen Bewertung der Stoffe von vornherein gar keine Chance, hinterherzukommen. Im Folgenden werden daher drei wichtige Teilaspekte der Trinkwasserqualität näher betrachtet: Hormon- und Arzneimittelrückstände, die Mikrobiologie sowie die Belastung mit Schwermetallen.

HORMON- UND ARZNEIMITTELRÜCKSTÄNDE – VON DER TOILETTE INS TRINKWASSER

1994 wurde bei einer Untersuchung des Berliner Trinkwassers eher zufällig der in Lipidsenkern vorkommende Wirkstoff Clofibrin nachgewiesen. Seitdem wurden die Analysemethoden verbessert und die Gewässer deutschlandweit untersucht. Es ergab sich ein erschreckendes Bild: Regelmäßig können 80 verschiedene Wirkstoffe in den Oberflächengewässern nachgewiesen werden.[34] Neben Blutfettsenkern, Schmerzmitteln, Röntgenkontrastmitteln und Antirheumatika kommen auch synthetisch hergestellte Hormone (wie das Estradiol der »Pille«) in den Gewässern vor. Wie konnte das geschehen?

Jährlich werden in Deutschland ca. 30 000 Tonnen Humanarzneimittel verschrieben, 3 000 unterschiedliche Präparate sind zugelassen. Schätzungen gehen davon aus, dass ein Drittel davon unverbraucht entsorgt wird – oft genug über die Toilette; aber auch eingenommene Medikamente werden bis zu 95 % wieder ausgeschieden. Zudem kommen in der Tierzucht große Mengen Arznei-mittel und Hormone zur Leistungssteigerung zum Einsatz. Damit die Präparate im menschlichen oder tierischen Körper ihre Wirkung optimal entfalten können, ist es von Vorteil, wenn sie gut wasserlös-lich, hochwirksam und schlecht biologisch abbaubar sind. Gerade aufgrund dieser Eigenschaften passieren diese Stoffe die Klärwerke nahezu ungehindert und gelangen so mühelos in die Gewässer (dies zeigt auch ein Gutachten im Auftrag des Landes Nordrhein-Westfalen, das den Autoren vorliegt).[58] Von dort ist der Weg über das Uferfiltrat in das Grundwasser oder in die Brunnen der

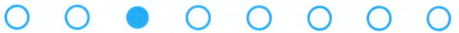
Wasserversorgungsunternehmen nicht mehr weit: Untersuchungen an der Technischen Universität in Berlin belegen, dass die Uferfiltration für viele organische Substanzen und Arzneimittelrückstände wie zum Beispiel Sulfamethoxazol, Carbamazepin, Primidone, Clofibrat, Propyphenazon, Röntgenkontrastmittel (AOI) und 1,5-NDS keine sichere Barriere darstellt. Manche Stoffe gelangen sogar völlig ungehindert durch die Uferfiltration in das Rohwasser der Wasserversorger.[40]

Für Tierarzneimittel ist der Weg dorthin noch kürzer: Über die Düngung mit Gülle und Mist gelangen sie in den Boden und von dort teilweise in das Grundwasser. In Baden-Württemberg wurden in etwa einem Drittel der untersuchten Grundwasserproben Arzneimittelrückstände nachgewiesen. In Hessen wiesen 38 % der Proben Spuren und 30 % merkliche Konzentrationen an Rückständen auf.[34]

Bei den vorgeschriebenen Kontrollen des Trinkwassers werden Hormone und Arzneimittelrückstände nicht erfasst, da für diese Stoffe in der Trinkwasserverordnung keine Grenzwerte festgelegt sind (vgl. Seite 38, letzter Absatz). Die bisher gemessenen Konzentrationen liegen zwar weit unter der therapeutischen Dosis beim Menschen, doch indirekte Wirkungen wie allergische Reaktionen oder hormonelle Veränderungen können – vor allem in der Summe – nicht ausgeschlossen werden. Die Langzeitwirkungen niedriger Konzentrationen derartiger Stoffe auf den menschlichen Organismus sind noch nicht abschließend erforscht. Allerdings werden die seit Jahren sinkende Spermienzahl bei Männern und steigende Raten an Hodenkrebserkrankungen und Genitalfehlbildungen mit der Wirkung von Östrogenen im Trinkwasser und in Lebensmitteln in Zusammenhang gebracht. Das Eidgenössische Departement für Umwelt, Verkehr, Energie und Kommunikation in Bern wies schon im Jahr 1999 auf diese Gefahren hin: »Hormone steuern wichtige Prozesse im Körper und wirken im Gegensatz zu vielen Schadstoffen bereits in kleinsten Mengen. Bei Untersuchungen an Fischen unterhalb der Kläranlagen konnten Verweiblichungseffekte beobachtet werden. So bilden zum Beispiel männliche Bachforellen in ihren Hoden Eizellen aus. [...] Während die Ergebnisse der Untersuchungen von hormonwirksamen Chemikalien im Tierreich weitgehend unumstritten sind, stellt sich die Frage: Droht auch dem Menschen Gefahr oder hat er bereits Schaden genommen? Die Untersuchungen sind noch unvollständig und bisher konnten keine eindeutigen Wirkungszusammenhänge nachgewiesen werden. Allerdings kann – mit großen regionalen Unterschieden – eine Abnahme der Spermienzahlen festgestellt werden. Schadstoffe wirken hormonaktiv.«[23]

MIKROBIELLE BELASTUNG

Wasser verlässt das Wasserwerk in hygienisch einwandfreiem Zustand. Doch wie kommt es beim Verbraucher an?

Das Leitungsnetz in Deutschland umfasst eine Länge von 600 000 km, dies entspricht dem 15-fachen Erdumfang! Viele Teilstrecken sind alt und sanierungsbedürftig. Durch Lecks im System kann stark verschmutztes oberflächennahes Boden- und Grundwasser in das Wassernetz kommen. Infolgedessen können sich gerade in den Kalk- und Rostablagerungen der Rohre Keimkolonien einnisten, es bilden sich sogenannte Biofilme. Die Bildung dieser Biofilme ist besonders heimtückisch, da diese den Keimen ein geschütztes Refugium bieten, in dem sie auch durch den Einsatz von Desinfektionsmitteln wie Chlor und Chlordioxid nicht abgetötet werden können (siehe Zitat am Ende dieser Seite).

Untersuchungen in Nordrhein-Westfalen ergaben, dass 15 % der öffentlichen Kanalisation und etwa 70 % der privaten Hausanschlüsse sanierungsbedürftig sind. Diese Ergebnisse seien als repräsentativ für ganz Deutschland anzusehen.[22] Die Untersuchung lässt erahnen, in welch schlechtem Zustand das Wasserleitungsnetz ist; schließlich ist es im Durchschnitt noch um einige Jahrzehnte älter als das Kanalnetz. Der Schweizerische Verein des Gas- und Wasserfaches beziffert die Verlustrate aufgrund von Leckagen im Leitungsnetz für das Jahr 2000 auf 13,5 % des insgesamt von den Wasserwerken in der Schweiz abgegebenen Trinkwassers. Es wären folglich Milliardenbeträge notwendig, um die maroden Wasser- und Abwassersysteme zu sanieren.[59] Eigentümer dieser Netze sind die kommunalen Wasserversorgungs- und Abwasserentsorgungsunternehmen. Angesichts der knappen Kassen in Städten und Gemeinden wird dieses unterirdische Thema eher verschwiegen. Viel häufiger wird versucht, mittels medienwirksamer Aktionen wie dem »Tag der offenen Tür« im Wasserwerk sowie durch positiv klingende Veröffentlichungen, dass das örtliche Wasser voll und ganz den strengen Anforderungen der Trinkwasserverordnung entspräche, ein beruhigendes Bild der Lage zu zeichnen.

Die Verantwortung der Wasserwerke endet an der Wasseruhr. Die nachfolgende Hausinstallation stellt in Bezug auf den Gehalt an Schwermetallen (siehe Seite 42 ff.) sowie auf die mikrobielle Qualität des Leitungswassers ein weiteres Risiko dar. Die folgenden Zitate aus dem Bundesgesundheitsblatt belegen dies: »Legionellen nehmen unter den wasserübertragbaren Krankheitserregern eine Sonderstellung ein. Es handelt sich um heterotrophe Bak-

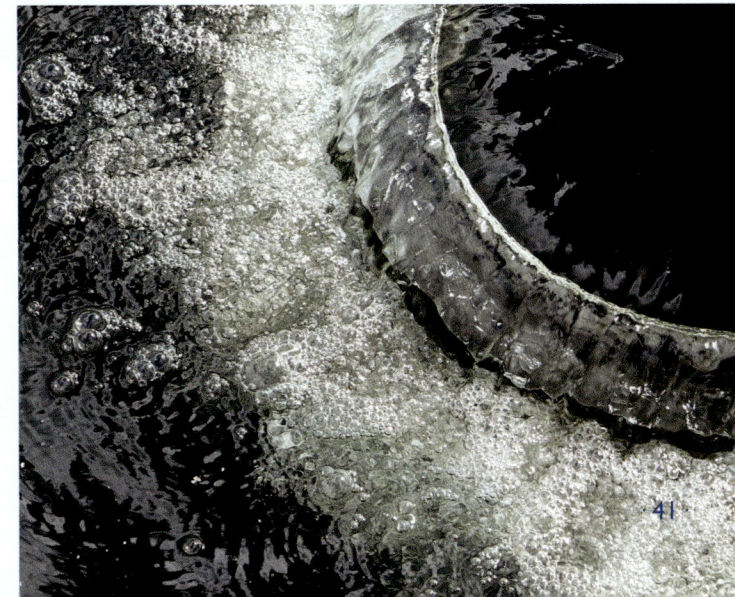

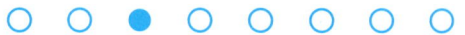
terien, die sich unter anderem in Hausinstallationssystemen – vornehmlich im erwärmten Wasser und bevorzugt in Biofilmen oder in Amöben – zu hohen Konzentrationen vermehren können. Sie sind nicht fäkaler Herkunft und können deshalb mit den in der Wasserhygiene üblichen hygienisch-mikrobiologischen Parametern nicht indiziert werden.«[73] An die Adresse der Krankenhäuser als Betreiber von Hausinstallationen heißt es: »Den Krankenhäusern wird eine eigenständige Verantwortung für die Qualität des Wassers in ihren Hausinstallationen zugewiesen. Neben bestimmten chemischen Parametern kann es in der Hausinstallation zu einer erheblichen Vermehrung von Pseudomonas aeruginosa, Legionellen, Acinetobacter und anderen nosokomialen Krankheitserregern, unter anderem Pilzen, kommen, die sich hauptsächlich in Biofilmen vermehren und somit der Einwirkung von Desinfektionsverfahren weitgehend entzogen sind. Neue Erkenntnisse von erheblicher gesundheitspolitischer Relevanz weisen darauf hin, dass wasserübertragenen nosokomialen Krankheitserregern eine bislang unterschätzte Bedeutung zukommt.«[29]

Nosokomiale Keime

Nosokomiale Keime ist ein Sammelbegriff für Keime, die sogenannte Krankenhausinfektionen verursachen. Aktuellen Schätzungen zufolge wird die Gesamtzahl für Deutschland mit 400 000–600 000 pro Jahr angegeben. 10 000–15 000 Menschen sterben jedes Jahr an den Folgen einer Krankenhausinfektion.[32]

BELASTUNG MIT SCHWERMETALLEN: BLEI, KUPFER, NICKEL UND KADMIUM

Dieses Thema ist der »Klassiker« unter den verschiedenen Problembereichen, die beim Trinkwasser auftreten können. Aus diesem Grund ist die Thematik besser erforscht, Grenzwerte für die genannten Schwermetalle sind seit Langem in der Trinkwasserverordnung festgelegt und wurden bei deren Neufassung zum Teil sogar verschärft. Das Problem ist damit aber leider nicht aus der Welt! Wasser ist ein universelles Lösungsmittel, auch in Bezug auf die Materialien der Wasserleitungen. Daher gilt grundsätzlich: Je länger das Wasser in den Rohren gestanden hat oder je länger die Durchflussstrecke ist, desto mehr Schwermetalle können sich darin gelöst haben. Aus diesem Grund ist es in Haushalten ohne Trinkwasserfilter ratsam, morgens oder nach längerer Abwesenheit erst einige Liter Wasser ablaufen zu lassen, damit das sogenannte Standwasser der Leitungen nicht zum Verzehr benutzt wird. Vor dem Hintergrund der Ressourcendiskussion des knappen Guts »Wasser« ist dies ein bedenklicher Mechanismus, der jedoch notwendig ist. Die Belastung des Leitungswassers mit Schwermetallen kann von Haus zu Haus, ja sogar von Wohnung zu Wohnung, unterschiedlich sein, da sie nicht nur von der Karbonathärte beziehungsweise dem pH-Wert des Wassers abhängt, sondern vor allem von der Art der Materialien der Rohre bestimmt ist.

In circa 60 % der Häuser in Deutschland sind Kupferrohre verlegt. Normalerweise bildet sich in den Rohren eine schützende Schicht aus Kupferkarbonat, sodass das Wasser nicht ungehindert das

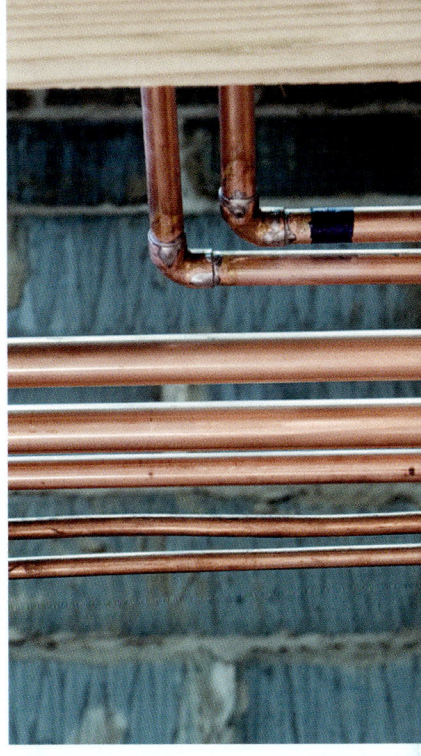

Kupfer anlösen kann. Bei neu verlegten Leitungen fehlt diese Schicht noch, was zu hohen Kupferkonzentrationen im Wasser führen kann. Die Bildung der Schutzschicht sowie die Lösefähigkeit des Leitungswassers in Bezug auf Kupfer ist vor allem vom pH-Wert des Wassers abhängig: In relativ saurem Wasser kann viel Kupfer in Lösung gehen. Daher ist die Verwendung von Kupferrohren in Gegenden mit eher saurem Leitungswasser zu vermeiden. Das Bundesinstitut für gesundheitlichen Verbraucherschutz und Veterinärmedizin teilte zu diesem Thema in einer Presseveröffentlichung mit: »Kupferrohre sollten nicht für die Trinkwasserinstallation verwendet werden, wenn das Wasser einen niedrigen pH-Wert hat. Dies gilt insbesondere für Hausbrunnen, weil dort vielfach auf eine Aufbereitung des Wassers verzichtet wird. Durch diese Vorsorgemaßnahme lassen sich mögliche Gefahren für die Gesundheit vermeiden. Ein stark erhöhter Kupfergehalt von Trinkwasser wird mit Leberschäden, sogenannten frühkindlichen Leberzirrhosen, bei Säuglingen in Verbindung gebracht. [...] Das technische Regelwerk [... der Trinkwasserverordnung, Anmerkung des Verfassers] schränkt deshalb für alle Härtebereiche die Verwendung von Kupferrohren auf Wässer mit pH-Werten über 7,0 ein.«[9]

Aus verzinkten Eisenrohren können sich, ebenfalls mit zunehmender Tendenz bei sauren Wässern, aus der Zinkschicht hochgiftige Schwermetalle wie Kadmium lösen. Da Kadmium schon in kleinsten Konzentrationen schädlich ist, liegt der Grenzwert in der Trinkwasserverordnung bei nur 0,005 mg/l. Kadmium schädigt vor allem die Nieren und die Leber. Besonders Menschen mit Eisenmangel nehmen überdurchschnittlich viel Kadmium aus dem Wasser auf. Ist die Zinkschicht im Inneren der Rohre korrodiert, so geht auch das Eisen in Lösung. Dies ist an der Trübung und der rostroten Färbung des Wassers zu erkennen. Im Gegensatz zur Belastung mit Kadmium ist der Rost aber eher ein ästhetisches als ein gesundheitliches Problem. Zu viel Eisen kann ein gesunder Körper wieder ausscheiden.

Auch in Wasserleitungen aus Blei bildet sich mit der Zeit eine vor Korrosion schützende Schicht aus Kalken. Trotz deren geringer Löslichkeit gelangen aber dennoch nach Stagnation oder Transport von Wasser durch Bleileitungen über Strecken von mehr als fünf Metern für die menschliche Gesundheit gefährlich große Mengen des Schwermetalls ins Trinkwasser. Die Verwendung von Blei als Werkstoff für Wasserleitungen ist daher in Deutschland seit über 30 Jahren verboten. Das Thema »Blei im Trinkwasser« ist das klassische Beispiel für die Abwägung von Risiko und Nutzen in der Leitungswassertechnik: Die schädliche Wirkung von Blei auf die menschliche Gesundheit war schon im 19. Jahrhundert hinlänglich bekannt, doch während dessen Verwendung im süddeutschen Raum bereits 1878 per Erlass verboten wurde, vertraute man im Norden Deutschlands auf den

WASSERROHRE AUS KUPFER: Je saurer das Wasser, desto problematischer sind die Kupferbelastungen aus der Hausinstallation.

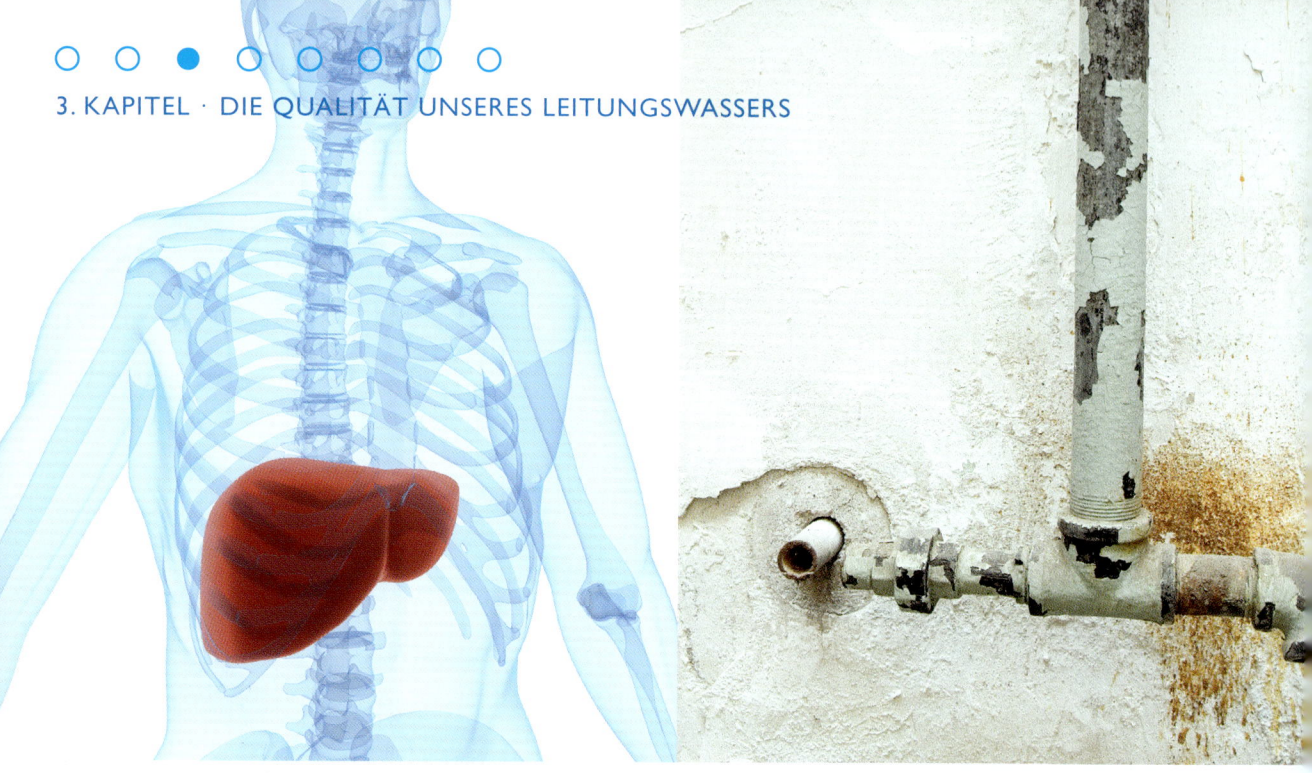

LEBER: Unser wichtigstes Entgiftungsorgan, die Leber, wird durch im Wasser gelöste Schwermetalle schwer geschädigt.

BLEILEITUNGEN: Europaweit wegen schwerwiegender Auswirkungen auf die Gesundheit unter Beschuss: Wasserleitungen aus Blei.

Schutz der Karbonatschichten in den Leitungen und wollte den technischen Vorteil des Werkstoffes Blei, seine lange Haltbarkeit, ausnutzen.[59] Es wird geschätzt, dass noch in etwa 10 % der Häuser in Norddeutschland Bleirohre verlegt sind. Aufgrund dieser Gefahren wurde bei der Neufassung der Trinkwasserverordnung im Jahr 2001 der Grenzwert für Blei von früher 0,04 mg/l auf einen Übergangswert von 0,025 mg/l gesenkt. Ab 2013 sind dann EU-weit nur noch 0,01 mg/l Blei im Trinkwasser erlaubt. Die Verschärfung des Grenzwerts und die Übertragung der Verantwortung für die Qualität des Trinkwassers in der Hausinstallation an die Hauseigentümer soll die Sanierung der Altbestände an Bleileitungen beschleunigen.

Ein ähnlich unterschiedliches Bild zeigt sich auch in den Alpenländern: Während in der Schweiz der Einbau von Bleileitungen für Hausanschlüsse sowie Hausinstallationen seit 1914 verboten ist, erfolgte dieser Schritt in Österreich erst 1983. In einer Veröffentlichung des Österreichischen Bundesministeriums für Gesundheit und Frauen aus dem Jahr 2004 heißt es: »Wie viele Bleirohre tatsächlich noch im österreichischen Wasserleitungsnetz liegen, kann niemand mit Bestimmtheit sagen. Für den öffentlichen Verantwortungsbereich existieren ungefähre Schätzungen, für den privaten Bereich fehlen selbst diese. Über Bleileitungen, die in den allgemeinen Teilen von Häusern verlegt sind – wie etwa Steigleitungen und Wohnungsanschlussleitungen, gibt es keine Aufzeichnungen – ebenso wenig existieren Aufzeichnungen über Bleileitungen innerhalb der Wohnungen.

Allein für Wien werden bis zu 100 000 betroffene Haushalte geschätzt.«[15] Die österreichische Umweltschutzorganisation Global 2000 führte im Herbst 2002 in ganz Österreich eine Untersuchung der Bleigehalte der Trinkwässer durch. Demnach wurde der momentan noch gültige Grenzwert für Blei in fast jeder fünften Probe, der ab dem Jahr 2013 EU-weit gültige Wert in jeder dritten Probe überschritten!

Anteil der Proben in % nach der Höhe des Bleigehaltes in österreichischen Trinkwässern[15]

	<1 µg/l	1–10 µg/l	> 10 µg/l a)	> 25 µg/l b)	> 50 µg/l
Österreich	22,8	43,96	33,25	19,6	8,9

a) Grenzwert in Österreich (und der gesamten EU) ab dem 01.12.2013
b) Grenzwert in Österreich bis zum 01.12.2013
Basis: 8 415 Proben aus ganz Österreich (Aktion Global 2000)

URAN IM LEITUNGSWASSER – GEFÄHRLICH FÜR SÄUGLINGE

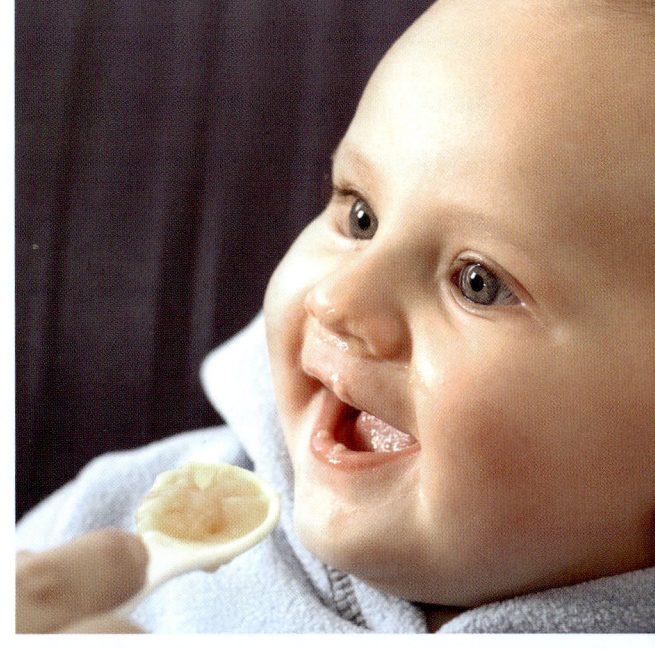

Unter dieser Überschrift veröffentlichte die Verbraucherschutzorganisation Foodwatch im August 2008 ihre Umfrage bei den zuständigen Landesbehörden aller 16 deutschen Bundesländer. Hintergrund: Der Gesetzgeber hat den Grenzwert für Mineralwasser, das als »für die Herstellung von Säuglingsnahrung geeignet« gekennzeichnet werden darf auf 2 µg/l festgelegt. Für Leitungswasser existiert aber noch gar kein Grenzwert. Die Ergebnisse bestätigten den Verdacht der Umfrageorganisatoren eindeutig, denn fast jeder achte der knapp 8 200 von den Behörden übermittelten Werte liegt über diesem Grenzwert.

QUELLEN MIT HOHER NATÜRLICHER RADIOAKTIVITÄT liegen z. B.: im Erzgebirge, Vogtland, Fichtelgebirge, Oberpfälzer Wald, Bayerischen Wald und Schwarzwald.

Fazit

»Alles fließt« oder »Panta rhei«, sagte *Platon* und bezog sich dabei auf den Grundgedanken *Heraklits*, dass alles ständig in Bewegung bleibt. Es ist also grundsätzlich nur eine Frage der Zeit, bis sich sämtliche Stoffe der chemischen und pharmazeutischen Industrie sowie deren Reaktionsprodukte untereinander im Wasserkreislauf und damit auch an unseren Wasserhähnen wiederfinden lassen. Das in diesem Zusammenhang gut untersuchte Thema der Rückstände von Pflanzenschutzmitteln im Trinkwasser zeigt dies deutlich.

Angesichts der auch für Experten unüberschaubaren Vielzahl an chemischen und pharmazeutischen Verbindungen und der Geschwindigkeit, mit der diese erfunden und marktfähig gemacht werden, hilft nur eine Umkehr der Beweislast: Wer einen Stoff auf den Markt bringt, der müsste zunächst dessen Umweltverträglichkeit und humanmedizinische Unbedenklichkeit nachweisen können. Das jetzt praktizierte Hase-und-Igel-Spiel zwischen Industrie und Behörden ist zum Scheitern verurteilt und wird auf dem Rücken der Verbraucher ausgetragen.

Weiter verwundert die bisher unter Medizinern kaum beachtete Belastung des Trinkwassers mit sehr hohen Konzentrationen an anorganischen Mineralsalzen und deren Auswirkungen auf den an mineralarmes Trinkwasser adaptierten Stoffwechsel des Menschen (vgl. Seite 17 f.). Warum wird dieses wichtige Thema nicht auf breiter Basis schulmedizinisch erforscht?

Auch lässt sich angesichts der beschriebenen Situation die Frage stellen: Warum heißt eine Verordnung »Trinkwasserverordnung«, wenn nur der kleinste Bruchteil des Wassers tatsächlich getrunken wird? Ist unser Anspruch an das Leitungswasser nicht viel zu hoch? Dies mag paradox klingen und doch: Es ist volkswirtschaftlicher Unsinn, Wasserwerke zu High-Tech-Fabriken aufzurüsten, nur um das Wasser im Anschluss durch veraltete Leitungsnetze und Hausinstallationen zu schicken. Die Sanierung dieser Leitungen auf einen solch hohen hygienischen Stand ist technisch machbar, würde jedoch Milliardensummen verschlingen.[48] Der Wasserpreis würde beträchtlich steigen. Sicherer, billiger und einfacher wäre es hingegen, den Einbau von Trinkwasserfiltern direkt an den Entnahmestellen zu fördern. Das wurde gegenüber *Hilmar Burggrabe* in einem Wasserseminar von dem Leiter eines Wasserwerks bestätigt.

Das große Thema des Informationsgehalts von Trinkwasser (vgl. Seite 25 f.) findet in der Beurteilung der Trinkwasserqualität noch keine Beachtung. Phänomenologisch sicher bewiesen ist aber schon heute: Technisch behandeltes Wasser aus Druckleitungen enthält nicht die Informationen, an die unser Organismus im Laufe der Evolution gewohnt ist.[27, 50, 66] Auch hier ist unserer Meinung nach die Schulmedizin gefragt, sich dieses Themas endlich anzunehmen.

Abschließend kann man daher sagen: Die Qualität des Leitungswassers ist nach den offiziellen gesetzlichen Regelungen gut, ganzheitlich betrachtet ist sie jedoch bedenklich schlecht.

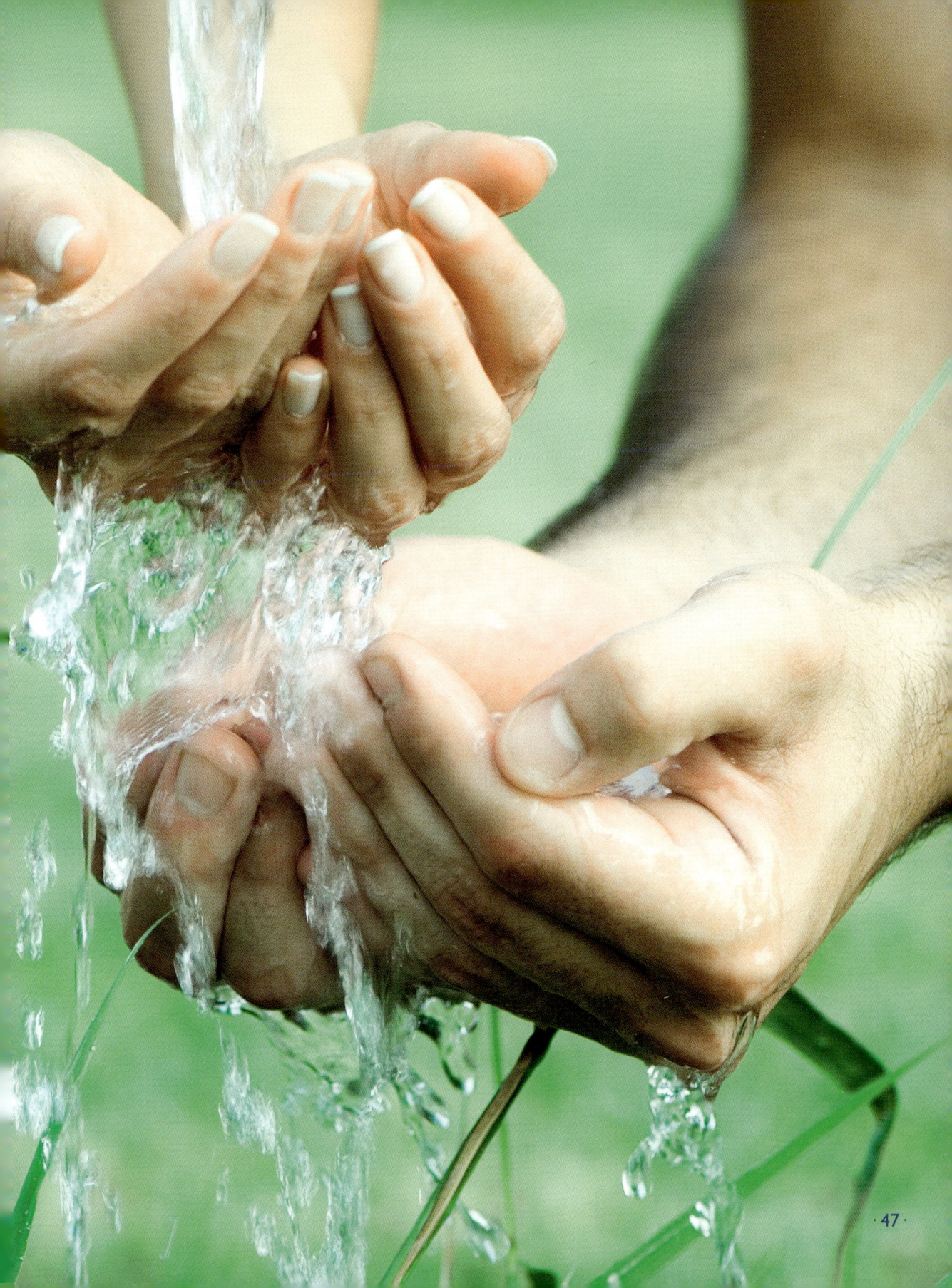

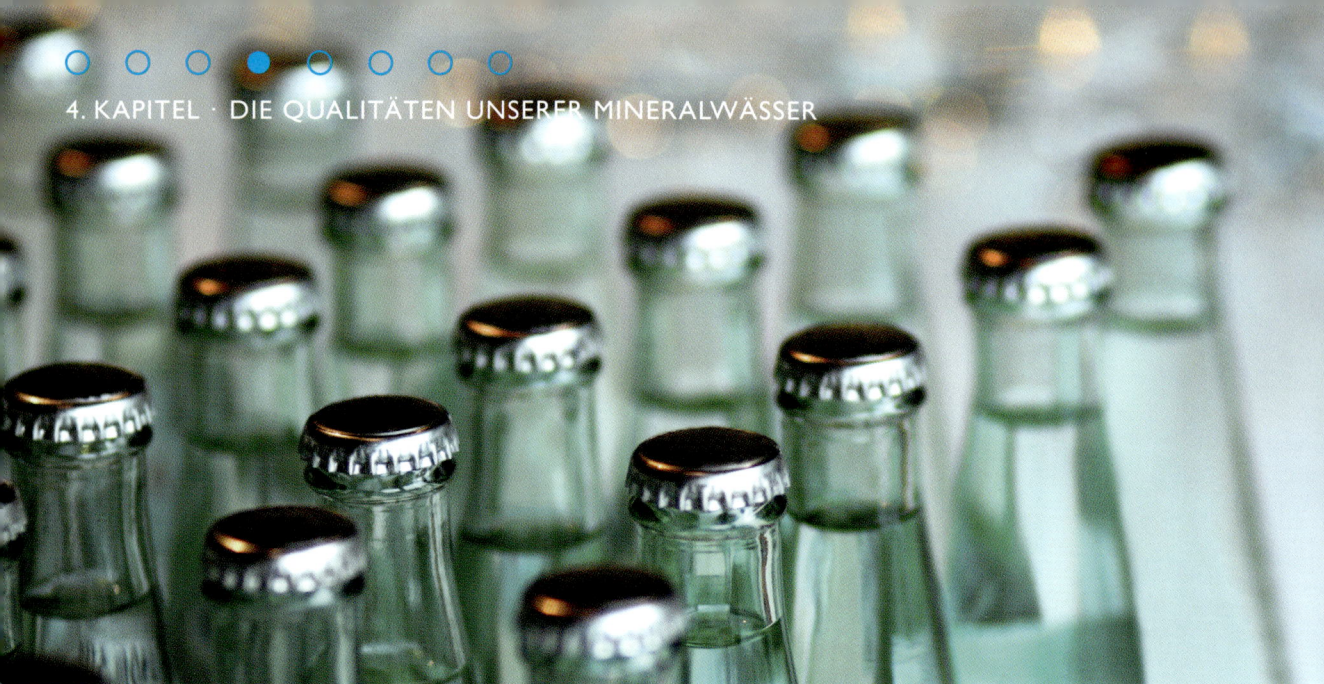

Kapitel 4
Die Qualitäten unserer Mineralwässer

Mythos Mineralwasser – die Bedeutung der Mineralien im Trinkwasser

Das Trinken stark mineralhaltiger Flaschenwässer hat in Europa eine lange Tradition. Die Kombination aus »Wasser« und »Mineralien« verspricht Gesundheit, Reinheit und Wellness. Dieses positive Gefühl der Verbraucher bildet die Geschäftsgrundlage der Mineralbrunnen. In Flaschen abgefülltes Wasser zu trinken, ist während der letzten Jahrzehnte immer beliebter geworden, wie die Entwicklung[69, 79, 93] des Pro-Kopf-Verbrauchs an Mineralwasser in Litern pro Jahr für Deutschland, Österreich und die Schweiz zeigt:

	1970	2007
Deutschland[77]	14	138
Österreich[30]	6	95
Schweiz[69]	< 10*	121

* 1950

Wie zu sehen ist, verzehnfachte sich im Zeitraum von 1970 bis 2007 der Absatz. Die Umsätze der im Verband Deutscher Mineralbrunnen zusammengeschlossenen Unternehmen haben sich von 1,6 Milliarden Euro im Jahr 1990 auf 3,2 Milliarden Euro im Jahr 2007 verdoppelt.[78]

Die Weltgesundheitsbehörde WHO stellt in ihren »Guidelines for Drinking Water Quality« fest, dass in den europäischen und einigen weiteren Ländern viele Konsumenten an medizinische Eigenschaften und andere gesundheitsrelevante Wirkungen der Mineralwässer glauben. Ferner weist die WHO auf das Fehlen überzeugender wissenschaftlicher Belege für die in der Werbung benannten Effekte derartiger Mineralwässer hin. Aus diesem Grund verzichtet die WHO darauf, in ihren Trinkwasserrichtlinien Mindestmengen für essenzielle, also lebensnotwendige Nährstoffe anzugeben. Über Jahrzehnte hinweg wurde der Bevölkerung das Trinken stark mineralhaltiger Wässer als unverzichtbarer Bestandteil einer gesunden Ernährung verkauft und gleichzeitig vor dem Genuss von mineralarmem oder gar destilliertem Wasser gewarnt. In diesem Zusammenhang weist die WHO ausdrücklich darauf hin, dass bei der Verwendung von Trinkwasser mit sehr geringem Mineralstoffgehalt oder sogar destilliertem Wasser in vielen Ländern der Welt keine ungünstigen Auswirkungen auf die Gesundheit bekannt geworden sind.[88] Gutachten zur international weit verbreiteten Umkehrosmose-Technologie, die zum Beispiel in Meerwasserentsalzungsanlagen und in der Getränkeindustrie eingesetzt wird, bestätigen dies ebenfalls eindeutig, ebenso die Lebensführung von Naturvölkern.

Im Rahmen einer Studie unter der Leitung von *Prof. Dr. Helmut Heseker* von der Universität Paderborn wurden die Gehalte von 216 deutschen Leitungswässern,

Organisch gebundene Mineralien sind gesünder!

Der qualitative Unterschied zwischen den im Wasser gelösten anorganischen Mineralstoffen, den sogenannten Mineralsalzen, und den organisch gebundenen Mineralien in pflanzlicher Nahrung ist für die Gesundheit von entscheidender Bedeutung:

Pflanzen geben an ihren Wurzeln Huminsäuren ab, um die im Boden vorhandenen anorganischen Mineralsalze in Lösung nehmen und aufnehmen zu können. Bei diesem Vorgang entstehen zum Beispiel aus dem als Kalk bekannten anorganischen Mineralsalz Kalziumkarbonat organische Salze. Im weiteren Verlauf können aus diesen in der Pflanze das Kalziumion herausgelöst und in einen Ring aus Aminosäuren eingebaut werden. Kalzium liegt dann als sogenanntes Chelat, als organisch gebundenes Mineral, vor.

In dieser Form ist es für den Körper wesentlich leichter aufnehmbar. Zudem hinterlassen organisch gebundene Mineralien im menschlichen Stoffwechsel keine anorganischen Abfallprodukte wie Karbonat- oder Sulfatgruppen, da sie komplett in den Stoffwechsel integriert werden können. Unnütze Karbonat- und Sulfatgruppen müssen über die Nieren ausgeschieden werden. Sind diese dazu nicht im ausreichenden Maße in der Lage, werden die Stoffe z. B. in der Grundsubstanz (Bindegewebe) oder als Arterienverkalkung abgelagert – der Volksmund spricht dann von »Verkalkung«. Auch die Gefahr zur Bildung von Nierengries oder Nierensteinen ist dadurch erhöht. Die Versorgung mit organisch gebundenen Mineralien aus pflanzlicher Kost ist für den Menschen daher die gesündeste Mineralienquelle.[20, 25, 80]

234 Mineralwässern sowie 41 Heilwässern an Kalzium, Magnesium und Natrium festgestellt. Im Anschluss wurden diese mit den Angaben der nationalen Verzehrstudie verglichen, um die Bedeutung des Leitungs- als auch des Mineralwassers als Lieferant für Mineralstoffe festzustellen. Die Ergebnisse bestätigen die Aussagen der WHO:

Der Tagesbedarf an Kalzium könnte mit einer Trinkmenge von 15 Litern Mineral- beziehungsweise 38 Litern Leitungswasser gedeckt werden. Für Magnesium ergaben sich ähnliche Werte, im Fall des Natriums wurde auf ohnehin bestehende Überversorgung durch die feste Nahrung hingewiesen (Kochsalz/NaCl).[39] Dabei ist zu berücksichtigen, dass die Bioverfügbarkeit der Mineralien aus dem Wasser in dieser Studie mit 35 % sehr hoch angesetzt wurde. Berücksichtigt man die üblicherweise mit ca. 10 % angegebene Resorptionsrate, so erhält man in etwa dreifach höhere Trinkmengen von 45 Litern Mineralwasser beziehungsweise 114 Litern Leitungswasser – täglich!

Die Bedeutung des Wassers als Mineralstoffquelle wird folglich deutlich überschätzt! Mineralstoffe werden überwiegend mit der festen, insbesondere pflanzlichen Nahrung aufgenommen, zumal diese dort in einer Form mit höherer Bioverfügbarkeit vorliegen. Eine abwechslungsreiche Mischkost sorgt für eine ausreichende Bedarfsdeckung mit lebenswichtigen Mineralstoffen.[20, 25, 39, 80]

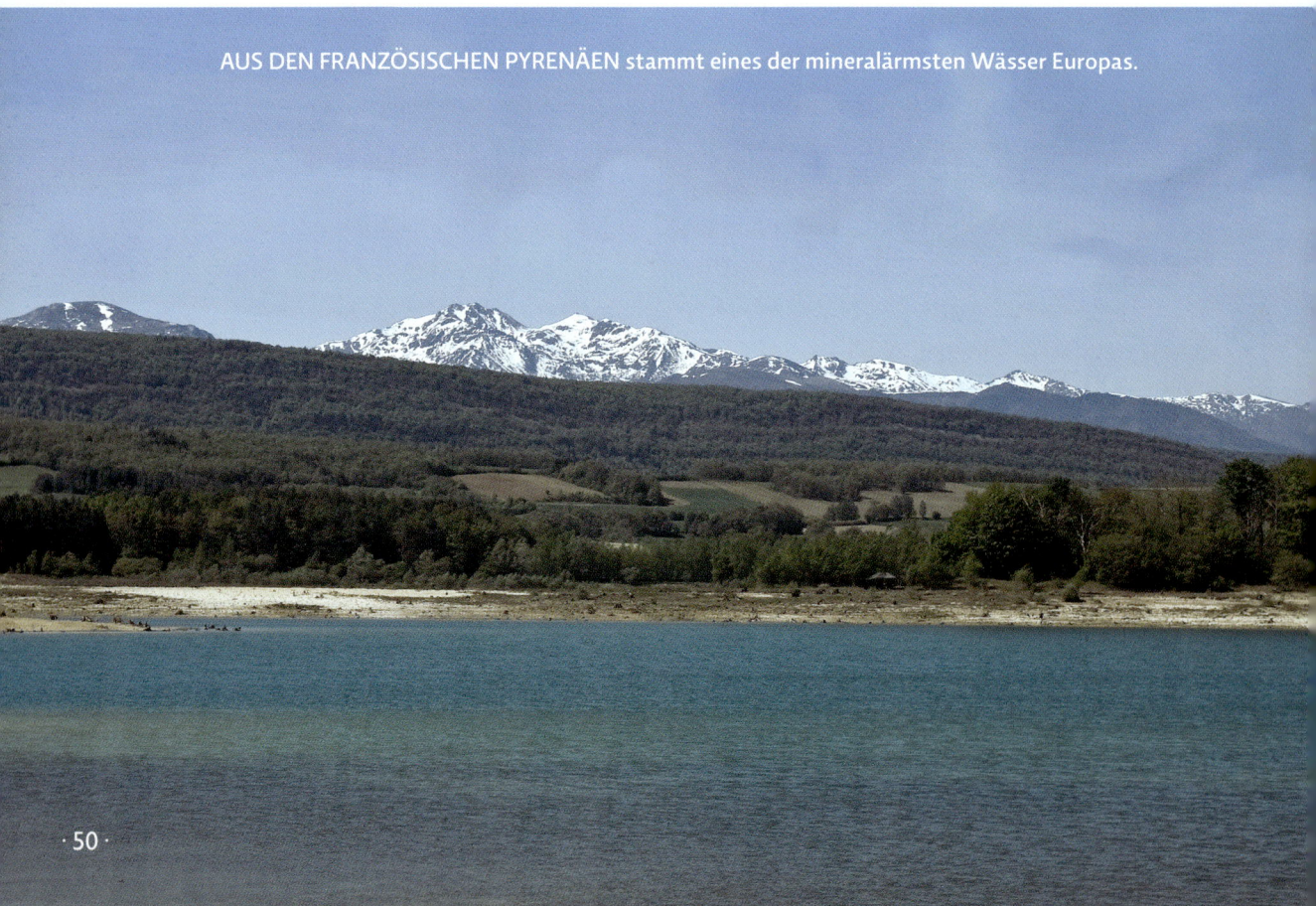

AUS DEN FRANZÖSISCHEN PYRENÄEN stammt eines der mineralärmsten Wässer Europas.

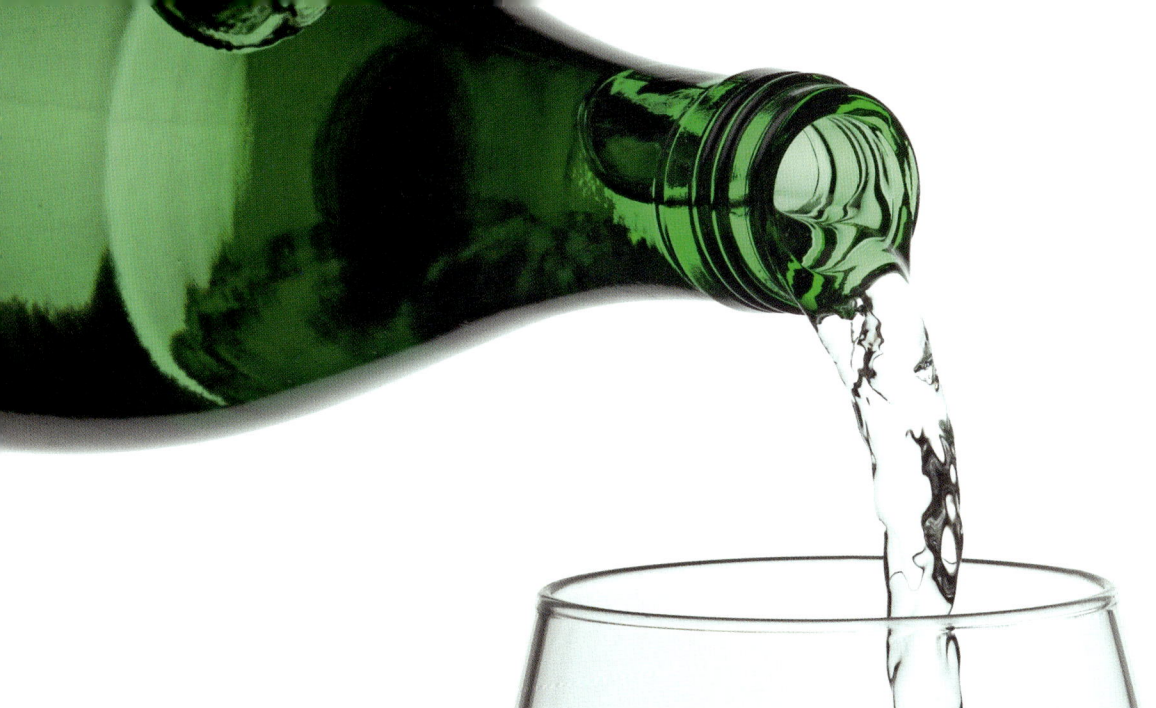

Die gesetzlichen Grundlagen[16]

MINERALWASSER

Mineralwasser darf nur dann in den Handel gelangen, wenn es amtlich anerkannt wurde. Dies ist in Deutschland, Österreich und der Schweiz fast identisch im Rahmen der jeweiligen Verordnungen und Gesetze festgeschrieben. Dazu muss es aus einem unterirdischen, vor Verunreinigungen geschützten Wasservorkommen stammen und sowohl physikalischen als auch chemischen und mikrobiologisch-hygienischen Kriterien genügen. Die Inhaltsstoffe der Quelle werden im Rahmen der Anerkennung analysiert. Die unten genannten Grenzwerte für gesundheitsbedenkliche Stoffe sind dabei einzuhalten. Die Abfüllung hat unmittelbar am Ort der Quelle zu erfolgen und muss nach den hygienischen Anforderungen der Verordnung erfolgen. Voraussetzung für eine Anerkennung ist zudem, dass ein Mineralwasser so belassen wird, wie es aus der Quelle kommt. Lediglich Eisen, Schwefel und Kohlensäure dürfen dem Wasser aus optischen und geschmacklichen Gründen entzogen werden. Eine Behandlung mit Ozon oder das Zusetzen von Kohlensäure muss auf dem Etikett vermerkt sein. Die Staaten der Europäischen Union erkennen ihre amtlich geprüften Mineralwässer untereinander an, mit der Schweiz sind ähnliche Regelungen vereinbart.

Enthält ein natürliches Mineralwasser weniger als 1 000 mg gelöste Mineralstoffe oder weniger als 250 mg CO_2 pro Liter, muss es gegebenenfalls zusätzlich unter ernährungsphysiologischen oder sonstigen Gesichtspunkten mit wissenschaftlich anerkannten Verfahren überprüft werden – so die Verordnung. Interessant dabei ist, dass besonders mineralarme Wässer wie »Lauretana« oder »Mont Roucous« ebenfalls als natürliches Mineralwasser gekennzeichnet sind. Diese haben einen Mineralgehalt von unter 25 mg/l, entsprechen damit einem mittels Umkehrosmose gefilterten Wasser.

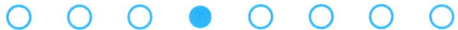
Höchstgehalte an natürlich vorkommenden Bestandteilen in natürlichem Mineralwasser:[14]

Bestandteil	Höchstgehalt (mg/l) vor dem 01.01.2006	Höchstgehalt (mg/l) seit dem 01.01.2006	Höchstgehalt (mg/l) seit dem 01.01.2008
Antimon	0,01	0,005	0,005
Arsen	0,05	0,01	0,01
Barium	1	1	1
Blei	0,01	0,01	0,01
Borat	30	30	30
Chrom	0,05	0,05	0,05
Fluorid			5
Kadmium	0,005	0,003	0,003
Kupfer		1	1
Mangan		0,5	0,5
Nickel	0,05	0,05	0,02
Nitrat		50	50
Nitrit		0,1	0,1
Quecksilber	0,001	0,001	0,001
Selen	0,01	0,01	0,01
Zyanid		0,07	0,07

QUELLWASSER

Für Quellwasser ist kein Mindestmineralgehalt vorgeschrieben. Ansonsten gelten die gleichen Regelungen wie für natürliches Mineralwasser.

TAFELWASSER

Tafelwasser kann an jedem beliebigen Ort hergestellt und abgefüllt werden. Es handelt sich um ein industriell hergestelltes Produkt. Laut Verordnung dürfen folgende Zutaten verwendet werden: Leitungswasser, Mineralwasser, Meerwasser, Sole, Natriumchlorid sowie Zusatzstoffe wie Kohlensäure. Die in der Mineralwasserverordnung genannten Grenzwerte sowie ein Teil der Grenzwerte der Trinkwasserverordnung müssen eingehalten werden.

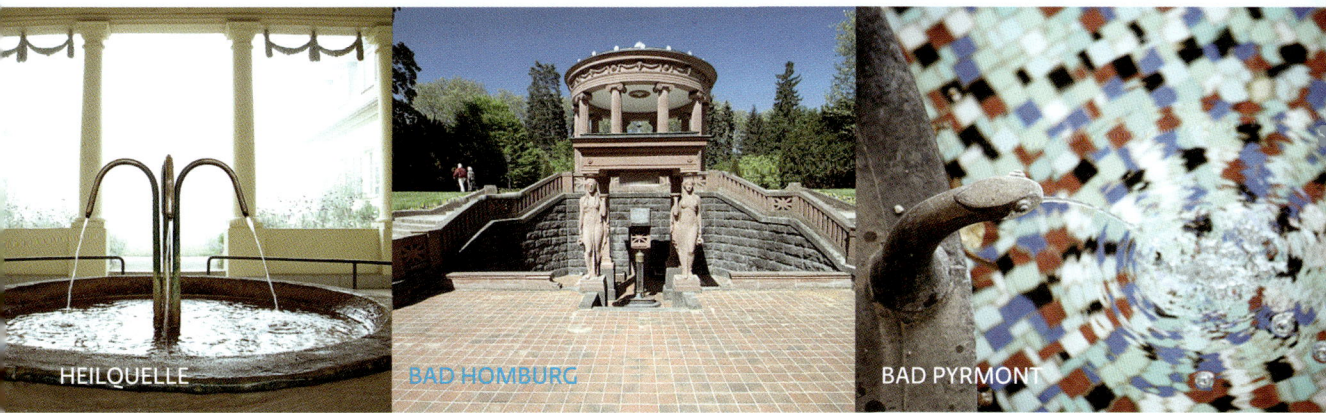

HEILQUELLE   BAD HOMBURG   BAD PYRMONT

HEILWASSER

Heilwässer sind wie ein Arzneimittel zu betrachten und nicht dazu gedacht, den Durst zu löschen. Sie werden unterstützend bei bestimmten Beschwerden eingesetzt, so wird z. B. jodhaltiges Wasser bei der Therapie von Schilddrüsenerkrankungen oder sulfathaltiges Wasser bei Verdauungsbeschwerden empfohlen. Ein hoher Gehalt an Natriumhydrogenkarbonat ($NaHCO_3$) ergibt ein sogenanntes »basisches Wasser«. Ein Vergleich der Indikationenliste der unterschiedlichen Heilwässer zeigt deutlich, dass Heilwässer mit einem hohen Gehalt an Natriumhydrogenkarbonat bei den meisten Indikationen wirkungsvoll eingesetzt werden können. Dies unterstreicht die fundamentale Bedeutung eines basischen Milieus im Körper für dessen Gesunderhaltung und Genesung (vgl. Seite 92 ff.)

Das amtliche Anerkennungsverfahren für Heilwässer ist nicht in der Mineral- und Tafelwasserverordnung, sondern im Arzneimittelgesetz geregelt. Eine Therapie mit Heilwasser sollte immer in Abstimmung mit dem behandelnden Arzt oder Therapeuten erfolgen.

Es gibt Heilwässer, die bei verschiedenen Indikationen für sogenannte Trinkkuren eingesetzt werden (siehe Übersicht auf der folgenden Doppelseite).

Indikation	Heilwässer									
	Kaiser Friedrich Heilquelle Spessart	Bad Driburger Caspar Heinrichquelle	Bad Lauchstädter Heilbrunnen	Bad Mergentheimer Albertquelle*	Bad Mergentheimer Karlsquelle	Bad Wildunger Georg-Viktorquelle	Bad Wildunger Helenenquelle	Bad Wildunger Reinhardsquelle	Biskirchener Karlssprudel	Dunaris Heilbrunnen Eifel
Antibiotikabehandlung									■	
Atemwegserkrankungen								■	■	
Bauchspeicheldrüsenentzündung					■			■	■	
Blasenentzündung			■			■	■	■		■
Blasensteine, akut			■			■	■			■
Blasensteine, Dauergetränk			■							■
Cholesterin	■				■			■		
Depressionen							■		■	■
Diabetes mellitus	■	■	■						■	
Eisenmangel						■				
Entschlackung										
Fettleber					■					
Fettsucht, alimentär					■				■	■
Gallenblasenentzündung	■								■	
Gicht			■				■			■
Hepatitis					■					
Herzinfarkt								■		■
Hypertonie										
Hypotonie							■	■	■	■

Indikation	Kaiser Friedrich Heilquelle Spessart	Bad Driburger Caspar Heinrichquelle	Bad Lauchstädter Heilbrunnen	Bad Mergentheimer Albertquelle*	Bad Mergentheimer Karlsquelle	Bad Wildunger Georg-Viktorquelle	Bad Wildunger Helenenquelle	Bad Wildunger Reinhardsquelle	Biskirchener Karlssprudel	Dunaris Heilbrunnen Eifel
Jodmangel	■							■		
Kalziumoxalatsteine			■				■	■	■	■
Kalziumphosphatsteine						■		■		
Klimakterium							■			
Krebs										■
Kreislaufstörungen							■	■		
Magenschleimhautentzündung	■	■			■			■	■	■
Mischsteine			■			■				
Osteoporose		■					■		■	
Prostata						■				
Rheuma			■							
Schwangerschaft										
Stillzeit										
Übersäuerung	■						■		■	■
Verdauungsstörungen, chronisch					■		■		■	■
Verdauungsstörungen, leicht					■					
Verdauungsstörungen, stark					■					

Heilwässer

*nicht mehr im Handel

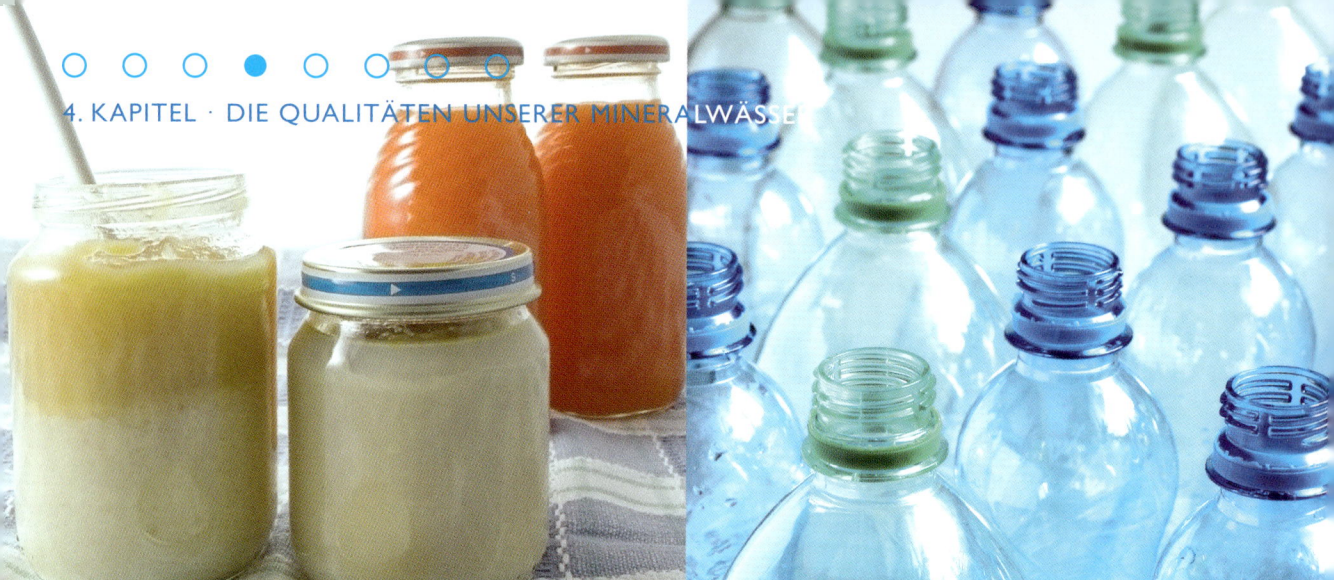

Zur Zubereitung von Babynahrung sind die wenigsten Mineralwässer geeignet, selbst wenn sie als solche gekennzeichnet sind, wie Kontroll-Untersuchungen bestätigten.

Mineralwasser aus PET-Flaschen kann sowohl geschmacklich als auch hinsichtlich der darin gelösten Stoffe problematisch sein.

Schwächen der Verordnung

Die Mineralwasserverordnung enthält im Unterschied zur Trinkwasserverordnung keine zeitlichen Regelungen bezüglich der regelmäßigen Überprüfung der Wasserqualität einer Quelle. Anscheinend geht man davon aus, dass die unterirdischen Wasservorkommen für immer vor Verunreinigungen geschützt sind. In der Mineralwasserverordnung der Schweiz ist eine Kontrolle in regelmäßigen Abständen vorgeschrieben. Die Quellen müssen mindestens viermal pro Jahr auf Erguss, Temperatur, ihre charakteristischen Inhaltsstoffe und die mikrobiologische Reinheit hin überprüft werden. Die Liste der zu überprüfenden Stoffe wurde während der letzten Jahre zwar um einige Stoffe ergänzt, ist jedoch im Unterschied zur Trinkwasserverordnung noch immer um ein Vielfaches kürzer. Schwermetalle oder radioaktive Stoffe wie zum Beispiel Thallium oder Uran, die besonders in Tiefengesteinen in Lösung gehen können, werden in der Mineralwasserverordnung nicht erwähnt. Das Bundesinstitut für Risikobewertung (BfR) wies in verschiedenen Stellungnahmen auf die Gefährlichkeit dieser Stoffe hin und empfiehlt einen Höchstwert von 5 µg/l* Thallium.[13] Bezüglich des in Mineralwässern wiederholt nachgewiesenen radioaktiven Schwermetalls Uran warnt das Bundesinstitut für Risikobewertung weniger vor der Strahlenbelastung als vielmehr vor der chemischen Toxizität**: Der Trinkwasserleitwert der WHO sieht für Uran eine Höchstkonzentration von 15 µg/l vor. Laut BfR wiesen rund 5 % der getesteten Mineralwässer einen höheren Urangehalt auf! Diese

---

* Mikrogramm pro Liter = Millionstel Gramm pro Liter

** Giftigkeit

Wässer können einen schädlichen Einfluss auf die Gesundheit haben, falls täglich mehr als ein halber Liter davon getrunken wird, so das BfR weiter. Mineralwässer, die gekennzeichnet sind als »für die Zubereitung von Säuglingsnahrung geeignet«, sollten höchstens 2 μg/l Uran enthalten. 2005 stellte das BfR fest, dass sich in nur 44 % der mit dieser Kennzeichnung versehenen Mineralwässer kein Uran nachweisen lässt.[12]

Eine weitere Lücke in der Verordnung ist die Überprüfung der Wasserqualität. Diese erfolgt im Rahmen des Anerkennungsverfahrens im Mineralbrunnenbetrieb selbst, das Flaschenwasser des Verbrauchers am Ende der Handelskette wird nicht überprüft. Eine mögliche Verkeimung des Wassers durch Verunreinigungen in der Flasche entgeht folglich den Kontrollen. Dies gilt ebenso für den Übertritt von Stoffen aus dem Material der Flasche in das Wasser: Zwar ist für die Produktion der heute weit verbreiteten PET-Flaschen kein Einsatz von Weichmachern notwendig, das PET (Polyethyleneterephthalat) ist auch ohne diese leicht formbar und hitzebeständig. Bei der Produktion von PET wird allerdings das Schwermetall Antimon als Katalysator eingesetzt. Dieses kann sich später im Wasser wieder lösen. Antimon wurde inzwischen auch regelmäßig im Mineralwasser nachgewiesen. Die EU-Grenzwerte für Antimon wurden aber eingehalten.

Ein weiteres Problem bei der Verwendung von PET-Flaschen kann ein unerwünschter Fremdgeschmack sein, der durch den aus dem Material gelösten Aromastoff Acetaldehyd hervorgerufen wird. In Getränken mit starkem Eigengeschmack wie z. B. Limonaden ist dieser aus der Verpackung stammende Fremdgeschmack nicht wahrnehmbar, im Falle von Mineralwasser jedoch schon. Um die unerwünschte Wirkung dieses fruchtig, nach Apfel oder Wein schmeckenden Stoffs zu unterdrücken, der laut Bundesinstitut für Risikobewertung bis zu einem Wert von 6 mg/kg Lebensmittel gesundheitlich völlig unbedenklich sei, werden bei der Fertigung der PET-Flaschen Acetaldehyd-Blocker verwendet. Laut Stiftung Warentest werden diese jedoch bei der Produktion der Einwegflaschen für die über Discounter vermarkteten Billigwässer eingespart: Es wurden Konzentrationen von bis zu 30,6 mg/l statt der empfohlenen Höchstmenge von 6 mg/l nachgewiesen![70] Eine lange Lagerzeit oder auch die Einwirkung von Licht begünstigt die Bildung dieses Aromastoffes in der PET-Flasche. Daher wird empfohlen, Mineralwasser in diesen Flaschen möglichst kurz, kühl und dunkel zu lagern. Eine kurze Lagerzeit empfiehlt sich auch noch aus einem anderen Grund: PET-Flaschen sind gasdurchlässig. Sauerstoff und andere Gase können in die Flasche eindringen, Kohlensäure entweichen. Die Mindesthaltbarkeit von Mineralbrunnengetränken in PET-Flaschen ist daher auf neun bis zwölf Monate begrenzt, bei besonders empfindlichen Getränken wie Milch, Saft und Bier werden die Flaschen innen speziell beschichtet.[11]

In einer Studie der Universität Frankfurt/Main vom November 2008[82] fanden Wissenschaftler zudem schädliche Substanzen in PET-Flaschen, die wie weibliche Hormone wirken und deutlich höher ausfielen als die der Referenzwässer in Glasflaschen. Einige wiesen sogar höhere Werte

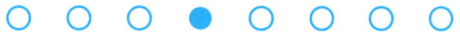
östrogenähnlicher Substanzen auf als sie im Abwasser durch die Belastung mit der Antibabypille gemessen werden konnten. Vor diesem Hintergrund sind Getränke aus PET-Flaschen noch problematischer als bislang angenommen.

Ökobilanz

PET-Flaschen haben innerhalb weniger Jahre die traditionellen Glas-Mehrwegflaschen vom Markt verdrängt: Der Marktanteil von PET betrug 2007 bereits 77,1 %, Glas-Mehrwegflaschen hatten nur noch einen Marktanteil von 22,6 %. Bedauerlich dabei ist, dass die deutlich umweltschädlichere PET-Einwegflasche vom Verbraucher bevorzugt wird. Der Marktanteil dieser Verpackungsart machte im Jahr 2007 bereits 54,7 % aus und wuchs gegenüber 2006 um 39,2 %.[78] Der Werkstoff PET kann zwar wieder verwendet werden, doch auch dies macht den Einsatz von großen Mengen Energie für Herstellung, Transport und Reinigung notwendig.[74]

Eine Studie des Schweizerischen Vereins des Gas- und Wasserfaches verdeutlicht die enorme Belastung der Umwelt durch den unsinnigen Ferntransport von Flaschenwasser: Der Energieverbrauch für den Transport von täglich zwei Litern Leitungswasser pro Jahr zu einem Verbraucher in der Schweiz entspricht dem Energieaufwand von lediglich zwei gefahrenen Autokilometern. Bevorzugt der gleiche Verbraucher jedoch ein in die Schweiz importiertes Flaschenwasser aus der EU, so steigt der dafür notwendige Energieeinsatz auf 1 791 gefahrene Autokilometer![71]

In die Berechnung der Ökobilanz eines Lebensmittels fließen folgende Faktoren mit ein:

Die dafür notwendigen zurückgelegten Transportwege:

Je stärker man sich an regionalen Produkten orientiert, desto kürzer ist die zurückgelegte Wegstrecke vom Erzeuger bis zum Verbraucher. Ein Mineralwasser, das z.B. erst aus Frankreich nach Süddeutschland transportiert werden muss, schneidet schlechter ab als eines aus dem Schwarzwald.

Wahl des Transportmittels:

Ein mit dem Lkw transportiertes Lebensmittel hat eine deutlich schlechtere Ökobilanz als ein mit der Bahn oder mit dem Schiff befördertes.

Energieverbrauch zur Herstellung der Verpackung (am Beispiel von Getränken):

Einwegflaschen verursachen laut Umweltbundesamt einen dreifach höheren CO_2-Ausstoß als Mehrwegflaschen (deren jährlicher Ausstoß schätzungsweise bei 500 000 Tonnen liegt).

Energieverbrauch zur Herstellung des Lebensmittels:

Dazu zählt beispielsweise auch, wie aufwendig die Reinigungsverfahren für das jeweilige Wasser sein müssen und ob es mit Energieaufwand hochgepumpt werden muss oder selbstständig aus einer Quelle fließt.

Fazit

Mineralwasser leistet keinen Beitrag zur Versorgung mit organisch gebundenen Mineralstoffen. Die Überwachung der Qualität des Mineralwassers ist nur scheinbar streng, der Aufwand für Verpackung und Transport ist außerdem sehr umweltschädlich. Berücksichtigt man zudem die umständliche Ver- und Entsorgung der vielen Flaschen und Kisten, fällt das Preis-Leistungs-Verhältnis für den Verbraucher negativ aus.

Trotz allem lebt der »Mythos Mineralwasser« durch das dem Verbraucher erfolgreich vermittelte Gefühl weiter, er gönne sich mit einer Flasche Mineralwasser etwas besonders Gesundes, Reines, ja Ursprüngliches aus den unberührten Tiefen von Mutter Natur.

Einen Ausweg aus diesem Dilemma zeigen wir Ihnen im folgenden Kapitel 5 auf.

Kapitel 5
Möglichkeiten zur Qualitäts-verbesserung Ihres Wassers

Zur Notwendigkeit der Wasseraufbereitung

Unser aus der Wasserleitung sprudelndes Trinkwasser ist theoretisch eines der am besten aufbe-reiteten und kontrollierten Wässer, das uns angeboten wird. Seine Qualität ist abhängig von den natürlichen Vorkommen, aus denen das jeweilige Wasserwerk dieses Wasser entnimmt. Durch die industrielle Entwicklung und ganz besonders durch die konventionelle, mit leicht löslichen Düngern und chemischen Spritzmitteln arbeitende Landwirtschaft wurden in den letzten Jahrzehnten diese Wasserquellen mehr und mehr mit Stoffen belastet, die unserer Gesundheit abträglich sind. Um einen Qualitätsstandard für das Trinkwasser zu erreichen, wurden daher Grenzwerte für diese Stoffe festgelegt, die höchstens im Wasser enthalten sein dürfen. Diese Grenzwerte wurden mit Tierversuchen ermittelt und auf den Menschen übertragen. Man geht davon aus, dass diese Stoffe auch bei ständiger Benutzung solchen Wassers dann keine gesund-heitlichen Schäden verursachen. Ohne Wasser können wir nicht existieren und wir nehmen davon große Mengen zu uns. Die heute empfohlene Trinkmenge pro Tag beträgt immerhin 2–2 ½ Liter bei normalgewichtigen Menschen. Sicher reagieren wir individuell sehr unterschiedlich auf die mit diesen Wassermengen aufgenommenen, eigentlich gesundheitsschädlichen Substanzen. Keine Verordnung kann wirklich garantieren, dass der dort festgelegte Grenzwert nicht schon die individuelle Toleranzgrenze überschreitet! Unser Körper ist zwar so eingerichtet, dass er die für ihn

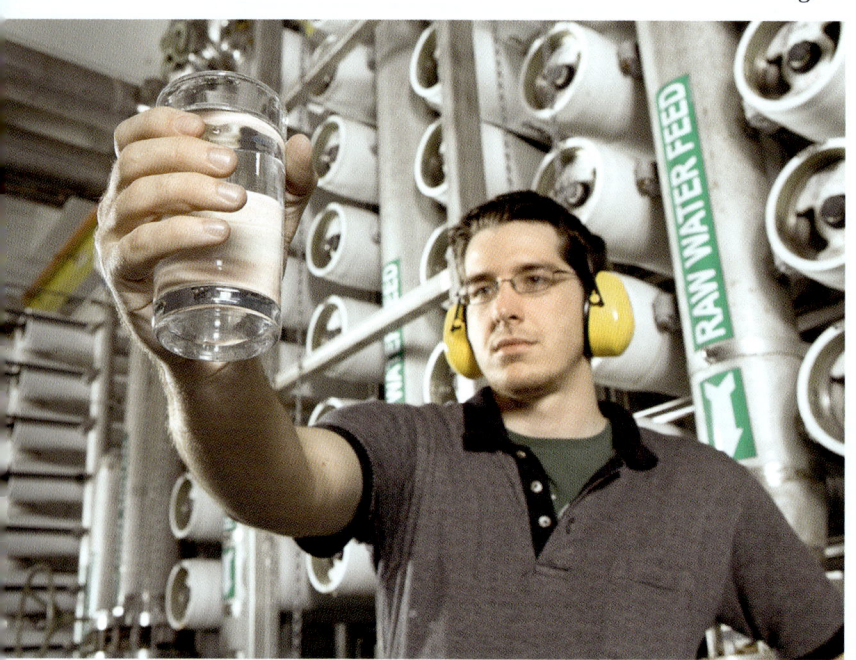

Moderne Kontrollverfahren werden heutzutage bei der Wasseraufbereitung angewendet, aber leider wird dabei nicht alles erfasst bzw. dem Verbaucher zugänglich gemacht.

schädlichen Stoffe wieder ausscheidet. Aber auch diese Fähigkeit ist typabhängig unterschiedlich (genetisch) und sicher auch von der jeweiligen Lebenssituation abhängig. Was aber unser Körper nicht ausscheiden kann, deponiert er z. B. in der Grundsubstanz (Bindegewebe) als sogenannte »Schlacken«, die dann eine Belastung unserer physiologischen Körpervorgänge bedeuten. Leider sind auch Stoffe wie Medikamentenrückstände, Hormone, Duftstoffe aus Kosmetika, Detergenzien aus Waschmitteln u. a. im Trinkwasser enthalten. Für diese Stoffe sind keinerlei Grenzwerte festgelegt. Hinzu kommen Skandale bei der Trinkwasserversorgung, bei denen die Belastungen des Trinkwassers durch industrielle oder auch landwirtschaftlich verursachte Verunreinigungen auftreten, die z. B. dazu führen, dass die örtlich betroffene Gemeinde den Bürgern rät, das Wasser nur abgekocht zu trinken. In Deutschland trinken daher nur noch etwa 40 % der Bevölkerung das Wasser aus dem Wasserhahn, die restlichen 60 % haben sich entschieden, als Trinkwasser nur Mineral- oder Quellwasser aus Flaschen zu verwenden. Dies ist mit viel Mühe verbunden (wir werden wie in Urzeiten wieder zu »Wasserträgern«) und es stellt eine enorme Umweltbelastung durch die langen Transportwege für dieses Wasser dar. Zudem müssen ja auch all diese Flaschen wieder rückgeführt und gereinigt werden (um einen Liter Flaschenwasser zur Verfügung zu stellen, werden sieben Liter Wasser verbraucht).

Eine zukunftsweisende Möglichkeit, sein Trinkwasser qualitativ zu verbessern, ist die Aufbereitung des Wassers mit einer Wasseraufbereitungsanlage im eigenen Haushalt. Natürlich ist dies zunächst einmal ein finanzieller Aufwand, der sich aber sehr schnell amortisiert, da nach Installation nur noch geringe Unterhaltungskosten auftreten. So kostet zum Zeitpunkt der Publikation dieses Buches z. B. ein Liter mit einer Umkehrosmose-Anlage aufbereitetes Wasser ungefähr 6 Cent. Das ist ein Preis, der jedem Vergleich mit Flaschenwasser und auch anderen Aufbereitungsmöglichkeiten standhält. Wenn Sie sich zur Aufbereitung Ihres Trinkwassers entschieden haben, folgt die Qual der Wahl. Auch hier gibt es kein Patentrezept, denn vom individuellen Standpunkt aus betrachtet, hat jede Anlage Vor- und Nachteile. Kriterien für die Auswahl sind z. B. die Leistungsfähigkeit solcher Anlagen (Was können sie an Schadstoffen aus dem Wasser herausfiltern?), die praktische Handhabung, die gelieferte Wassermenge pro Stunde, die Umweltverträglichkeit, die Investitionsgröße und vieles mehr. Um Ihnen eine Entscheidungsmöglichkeit zu bieten, werden die unterschiedlichen Filtertechniken im Folgenden beschrieben.

Die verschiedenen Filtertechniken

In Vorträgen und Veröffentlichungen begegnen einem immer wieder strikte Empfehlungen für bestimmte Aufbereitungssysteme bis hin zu genannten Herstellerfirmen. Dies hat häufig nur kommerzielle Gründe und es ist für den Laien nicht leicht, einen solchen Dschungel von Empfehlungen zu entflechten und das für ihn optimale System auszuwählen. Wir geben Ihnen daher an

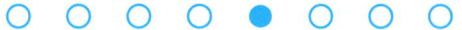

dieser Stelle auch keine Empfehlungen für bestimmte Geräte, da wir Ihre individuellen Wünsche nicht kennen, die aber für eine optimale Wahl berücksichtigt werden müssen. Ihre Entscheidung ist außerdem abhängig von dem regional bestimmten Angebot Ihrer Wasserversorgung. Es gibt Gemeinden und Städte, die ihren Bürgern aufgrund der geologischen Voraussetzungen ihrer Wassergewinnung optimale Trinkwasserqualität liefern können, in vielen Fällen haben aber die Versorger Schwierigkeiten, überhaupt die festgelegten Grenzwerte einzuhalten. Es gibt sogar Fälle, in denen es mit befristeten Sondergenehmigungen zugelassen wird, einzelne Grenzwerte zu überschreiten. Darauf haben Sie keinen Einfluss, wohl aber auf die Tatsache, ob Sie dies hinnehmen oder durch Eigeninitiative eine Verbesserung Ihrer Wasserqualität herbeiführen.

Entscheidungskriterien können für Sie z. B. sein, ob Sie nur Ihr Brauchwasser durch Herabsetzung des Kalkgehalts verbessern wollen, sodass Ihre im Haushalt eingesetzten mit Wasser arbeitenden Maschinen geschont werden oder Sie durch Kalkwandlung mit dem Wasser ein angenehmeres Duschgefühl haben, oder ob Sie auch Ihr Trinkwasser in seiner Qualität verbessern wollen. Daraus ergibt sich die Frage, ob Sie mit Ihrem Trinkwasser Mineralien aufnehmen wollen oder ob es von allen Stoffen frei sein soll. Wünschen Sie zusätzlich noch eine Belebung des Wassers? Natürliches Quellwasser beispielsweise ist durch seine Vorgeschichte bis zum Austritt an der Quelle in einer ihm eigenen Weise belebt, also lebendig. Solches, oft Jahrzehnte oder Jahrhunderte altes, von der Natur geprägtes, mineralarmes Wasser kann durch keinen technischen Prozess in seiner »Erfahrung« nachgeahmt werden – darüber müssen wir uns klar sein. Führen wir solches Wasser aber durch Abfüllanlagen in Flaschen ab, transportieren sie über weite Entfernungen und lagern sie dann noch wochen- und monatelang bis zum Verbrauch im Haushalt unter den verschiedensten Bedingungen, so ist dieses Wasser ziemlich weit entfernt von seiner ursprünglichen Qualität. Wenn Sie also nicht in der glücklichen Lage sind, sich selbst an einer solchen Quelle Wasser für Ihren Haushalt zu holen, dann erscheint die Nutzung der heutigen technischen Möglichkeiten, unser normales Wasser einem solchen Quellwasser durch Filterung und Belebung anzunähern, durchaus sinnvoll.

Es werden im Wesentlichen zwei Aufbereitungsarten unterschieden:

1. Die Reinigung des Wassers von Schadstoffen, Bakterien, Mineralstoffen und anderen unerwünschten Substanzen.

2. Die Wasserbelebung, bei der das Wasser hin zu einer natürlichen Informationsstruktur geführt wird, das heißt negative Informationen gelöscht und positive Informationen wieder hinzugeführt werden.

Die Unterschiede der verwendeten Geräte liegen vor allem in der Reinigungskapazität, der Installation und der Wartung, die man nicht unterschätzen darf. Denn natürlich benötigen solche Geräte eine Pflege, die man zum Teil selber durchführen kann, die aber zumindest in größeren Abständen von der Herstellerfirma angeboten werden sollte. Eine solche zuverlässige Wartung ist unseres Erachtens eine wichtige Dienstleistung, die man schließlich mit dem Preis der Anlage bezahlt. Hier gilt: »Die Freude über ein Schnäppchen ist kurz, die Freude über die Qualität bei der Nutzung währt lang.«

ÜBERSICHT ZUR WASSERAUFBEREITUNG

Reinigung des Wassers durch Filtration (grobstoffliche Reinigung)	Systeme	Material	Problem	Erfolg
in der Küche installierte Geräte:	Kannenfilter, Tischfilter	Aktivkohle und Kunststoffharz (Kationenaustausch)	Verkeimung; Ausbluten des Filters; Silber; Filterwechsel alle zwei bis vier Wochen; hohe Folgekosten	Chlororganische Verbindungen; Kalk; Magnesium; keine Installation nötig
	Aktivkohle-Granulatfilter	Aktivkohle	Verkeimung; Silber; Filterwechsel alle sechs Monate; Schadstoffaufnahme nicht kontrollierbar; häufig schlechtes Preis-Leistungs-Verhältnis	Chlor und Chlorverbindungen (nur teilweise) organische Verbindungen; Geschmacksverbesserung
	Aktivkohle-Blockfilter	gebackene Aktivkohle	Medikamentenrückstände; Kalk; Bakterien (Verkeimung); halbjährlicher Filterwechsel	Pestizide; Chlororganische Verbindungen; Asbest; nur teilweise Filterung von Schwermetallen, Medikamentenrückständen und Bakterien
	Aktivkohle-Blockfilter mit Membran		Verkeimung; Filterwechsel alle sechs Monate	erhöhte Durchflussleistung; Pestizide; Chlororganische Verbindungen; Asbest; nur teilweise Filterung von Schwermetallen, Medikamentenrückständen und Bakterien
	Dampfdestillation	Elektrizität; Verdampfen; Kondensieren	hoher Energieverbrauch (hohe Stromkosten); zusätzliche Filterung notwendig; löscht alle Informationen; aufwendige Reinigung des Geräts nach jedem Filtrationsvorgang; Geschmack	Schwermetalle; Pestizide; Medikamentenrückstände; Bakterien; Asbest; Nitrat/Nitrit; Kalk; Mineralien; nur bei eingebautem Aktivkohlefilter: Chlor und Chlorverbindungen sowie leichtflüchtige Stoffe (z. B. Benzol); löscht alle Informationen
	Umkehrosmose	Membrantechnologie; Vorfilter; Nachfilter	hoher Wasserverbrauch, falls kein Wassersparmodul (Permeatpumpe, die ohne Strom arbeitet) vorhanden ist; zusätzliche Aktivkohlevorfilterung ist zum Schutz der Membran ratsam	Schwermetalle; Pestizide; Medikamentenrückstände; Bakterien; Asbest; Nitrat/Nitrit; Kalk; Mineralien; Chlor und Chlorverbindungen; leichtflüchtige Stoffe; Wasserwiderstand: > 20 000 Ω; lange Lebensdauer

Reinigung des Wassers durch Filtration (grobstoffliche Reinigung)	Systeme	Material	Problem	Erfolg
zentrale Hausanlagen zur Entkalkung und Filterung:	Ionenaustauscher	Kationenaustausch: Kunstharze und Spezialsalz; Anionenaustausch: Kunstharze und Spezialsalz	Natrium (Kationenaustausch); teure Anschaffungskosten; wartungsintensiv; hohe Betriebskosten; Abwasser belastend (Salz). Zur Trinkwasseraufbereitung ist eine zusätzliche Anlage in der Küche empfohlen.	Kalk (Kationenaustausch); Magnesium (Kationenaustausch); Nitrat (Anionenaustausch)
	Kalkkatalysatoren	Spezialgranulat	kein Filtrationsverfahren	physikalische Veränderung von Kalk und Magnesium; Zusammensetzung des Wassers unverändert; guter Schutz vor Kalk- und Mineralienablagerungen; wartungsfrei; unbegrenzte Leistung
	Kalkwandlung durch Magnete	Magnetfelder: Permanentmagnete oder durch elektrischen Strom	kein Filtrationsverfahren	physikalische Veränderung von Kalk und Magnesium; Zusammensetzung des Wassers unverändert; guter Schutz vor Kalk- und Mineralienablagerungen; einfache Wartung; unbegrenzte Leistung; niedrige Kosten
	Aktivkohle-Blockfilter	Prinzip siehe Küchengerät	Kalk; Magnesium. Zur Wasserenthärtung nicht geeignet. Verkeimung; Filterwechsel alle sechs Monate.	Pestizide; Chlororganische Verbindungen; Asbest; nur teilweise Filterung von Schwermetallen und Medikamentenrückständen

Wir verwenden in unserer Familie seit über 25 Jahren z. B. eine Umkehrosmose–Anlage und haben durch die gute Qualität und den verlässlichen Service der Verkaufsfirma beste Erfahrungen sowohl in technischer Hinsicht als auch im gesundheitlichen Nutzen für unsere fünf Familienmitglieder gemacht. Diese Anlage hat bereits drei Umzüge überlebt und sie ist immer noch im Einsatz. Man sollte also bei der Anschaffung stets die Verbrauchs- und Nebenkosten mitberücksichtigen, denn die Anschaffungskosten eines vermeintlich teuren Gerätes können sich oft sehr schnell durch eine bessere Qualität und einen besseren Service amortisieren.

Alle aufgeführten Verfahren werden in ihrer Technik und Wirkungsweise im Einzelnen nachfolgend beschrieben.

KANNENFILTER

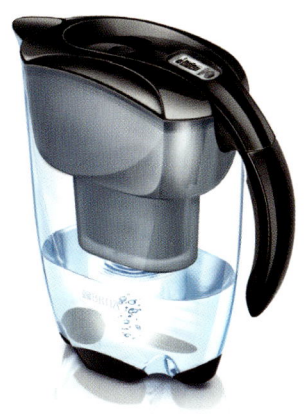

Kannenfilter haben die Eigenschaft, Chlor, organische Verbindungen und vor allem Kalk aus dem gelieferten Leitungswasser herauszufiltern. Dies hat neben geschmacklichen Argumenten den Vorteil, dass z. B. damit hergestellter Kaffee oder Tee keine unschönen Wassertrübungen oder Schlieren mehr aufweist und sich der Tee ansprechend klar in der Tasse zeigt. Das Gerät besteht aus einer Kanne, in die eine auswechselbare Filterkartusche eingesetzt ist, die vom eingefüllten Wasser durchlaufen wird. Diese Filtereinheit arbeitet nach dem Kationen-Austauschverfahren auf der Grundlage von Kunststoffharz und Aktivkohle-Granulat. Bei diesem Verfahren wird dem Wasser der Kalk entzogen, dafür aber im Austausch Wasserstoffverbindungen hinzugefügt. Dies hat zur Folge, dass das gewonnene Wasser in seinem pH-Wert stark gesenkt wird bis zu Werten von pH = 4 (sauer).

Kannenfilter, z. B. von Brita

Die Vorteile dieser Kannenfilter beruhen in erster Linie darauf, dass keine Installation für Sie notwendig ist. Sie verbessern die Qualität von Leitungswasser zur Herstellung von Tees und Kaffee, da Kalzium und Magnesium, die für die unangenehme Schlierenbildung verantwortlich sind, praktisch vollkommen entfernt werden.

Die Nachteile sind, dass sie nicht geeignet sind, Schadstoffe aus dem Wasser zu entfernen. Außerdem liegt hier ein offenes System vor, das durch den Kontakt mit der umgebenden Luft sehr leicht verkeimt. Die Hersteller arbeiten daher in das Filtermaterial desinfizierendes Silber ein, das aber in Spuren dann auch in dem damit behandelten Wasser vorhanden ist. Wichtig ist, dass die Filterkartusche, je nach Wasserverbrauch, alle zwei bis vier Wochen bzw. nach Durchfluss von 100 Litern Wasser gewechselt werden muss, was erhebliche laufende Kosten erzeugt. Wird die Kartusche zu lange genutzt, kann ein sogenanntes Ausbluten dieser Filter erfolgen. Das bedeutet, dass in dem dann gewonnenen Wasser mehr belastende Stoffe enthalten sind als in dem ursprünglichen Trinkwasser. Ein regelmäßiger Austausch der Filterkartusche ist also unbedingt erforderlich.

AKTIVKOHLE-GRANULATFILTER

Die Aktivkohlefilter sind in erster Linie in der Lage, Chlor- und organische Verbindungen aus dem Wasser herauszuholen. Dies hat als Ergebnis zur Folge, dass das Wasser geschmacklich in seiner Qualität verbessert wird. Sonstige Belastungen im gelieferten Trinkwasser werden aber durch diese Filter nicht herausgenommen. Die Filter werden meist als komplette Kartusche geliefert und in den Wasserkreislauf vor der Nutzungsstelle unter der Spüle eingebaut. Ein separater kleiner Hahn ermöglicht die Entnahme. Auch dieser Filter birgt die Gefahr der Verkeimung in sich, was der Verbraucher im Haushalt kaum kontrollieren kann. Als Gegenmittel wird dem Filtermaterial Silber beigeführt. Diese Filter sollten spätestens nach jeweils sechs Monaten gewechselt werden. Wenn

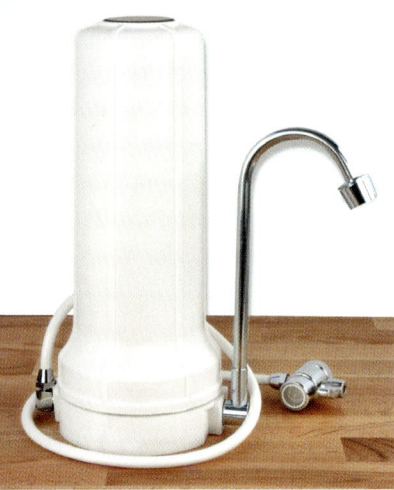

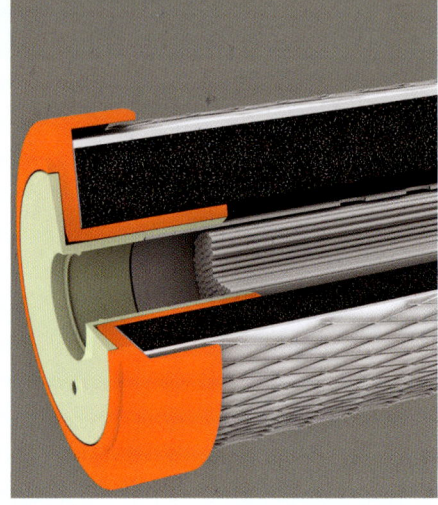

Auftischfilter mit Aktivkohle-
blockeinsatz sind leicht zu instal-
lieren und benötigen wenig Platz.

Blick in einen Filtereinsatz: Aktiv-
kohleblock, zusätzlich mit innenliegender
Kapillarmembran.

die Hersteller für die Leistungsfähigkeit längere Zeiten angeben,
dann beziehen sich diese Daten in
erster Linie auf die Fähigkeit, Chlor
aus dem gefilterten Wasser zu ent-
ziehen. Als Vorteil dieser Filter ist
zu nennen, dass sie unangenehmen
Geschmack und Geruch aus dem
Wasser und ebenso Chlor und
Chlorverbindungen entnehmen.
Als Nachteil ist anzumerken, dass
sich die Aufnahme und plötzliche Abgabe von Schadstoffen nicht kontrollieren lassen. Zudem sind
diese Geräte verhältnismäßig teuer, was wenig mit der von ihnen gelieferten Filterleistung zu tun
hat (schlechtes Preis-Leistungs-Verhältnis).

AKTIVKOHLE-BLOCKFILTER

Die Aktivkohle-Blockfilter werden als eigenständige Geräte, aber auch zum Einbau in die Wasserleitung geliefert, sodass sie als geschlossene Systeme arbeiten. Sie benötigen für ihre Wirksamkeit
einen Druckunterschied von 2 bis 4 bar und arbeiten ohne elektrische Energie. Das Grundmaterial
dieser Aktivkohlefilter besteht aus kohlenstoffhaltigen Materialien wie Holz, Torf und Steinkohle,
kann aber durch hohes Erhitzen von Kokosnussschalen unter weitgehendem Sauerstoffabschluss
hergestellt werden. Dieses Material wirkt durch zweierlei Mechanismen: Einmal besteht durch
die hohe Erhitzung und anschließende Aktivierung durch Freispülen der vielen freien Kanäle und
Poren ein sehr feiner mechanischer Filter, der beim Durchfließen einer Flüssigkeit Bestandteile
dieser Flüssigkeit durch Adsorption (siehe unten) zurückhalten kann. Zum anderen entsteht durch
diesen Herstellungsvorgang innerhalb der Kohle eine sehr große Oberfläche von bis zu 3 000 qm
pro Gramm, wodurch dieses Material in der Lage ist, auch in einer Flüssigkeit gelöste Stoffe zurück-
zuhalten (= Adsorption). Auf diese Weise können durch einen Aktivkohlefilter Inhaltsstoffe eines
Filtermediums bis zu der Größe von 0,5 bis 0,001 µm, je nach Qualität des Filters, zurückgehalten
werden. Dazu zählen Sand, Schmutz, Bakterien, Larven, Pilze bis hin zu Viren, teilweise auch Pestizide und organische Lösungsmittel. Mineralien, ebenso Nitrat und Nitrit, werden dabei jedoch nicht
zurückgehalten.

Vorteile dieser Anlagen sind die leichte Installation z. B. durch Anschluss an den Wasserhahn und
Verwendung als Tischgerät oder den Einbau unter der Spüle mit Extraentnahmehahn auf der Spüle,
ihre sehr große innere Oberfläche und dadurch eine große Aufnahmekapazität. Der pH-Wert des

Wassers wird nicht verändert. Natürlich müssen auch diese Filter ausgetauscht werden. Da die Leistungsfähigkeit von den verschiedenen Herstellern sehr unterschiedlich beziffert wird, muss die Anleitung genau befolgt werden, um Qualitätsminderungen zu vermeiden. Neuere Entwicklungen fügen im Inneren der Aktivkohle-Blockfilter noch eine Membran hinzu, welche die Leistung dieser Filter in Liter pro Stunde erhöht, nicht aber die Anzahl der gefilterten Stoffe.

Auch bei diesem Filter muss die Anweisung der Hersteller für den Austausch der Patronen nach 1 500–10 000 l Wasserdurchfluss beachtet werden. Den mit Membran ausgestatteten Filtern ist das Herausfiltern von Nitrat und Nitrit ebenfalls nicht möglich, ebenso besteht außerdem Verkeimungsgefahr. Wir empfehlen daher ein regelmäßiges Wechseln der Patronen spätestens alle sechs Monate, unabhängig von der durchgeflossenen Wassermenge.

DAMPFDESTILLATION

Die Dampfdestillation ist in gewisser Weise eine Nachbildung der in der Natur stattfindenden Destillation, nämlich der Verdunstung des Wassers aus Seen, Meeren, aber auch aus den Blättern der Pflanzen unter Einwirkung der Sonnenenergie. Das Wasser steigt dadurch in die Atmosphäre auf, kühlt sich in höheren Schichten ab, bildet Wolken, die dann das Wasser in Form von Regen oder Schnee wieder zur Erde schicken. Ein ewig stattfindender Kreislauf, der die Grundlage allen Lebens auf der Erde ist. Dieses »destillierte« natürliche Wasser enthält keine gelösten Inhaltsstoffe, diese sind vielmehr auf der Erde bzw. im Meer zurückgeblieben. Das bedeutet auch, dass Regenwasser einen sehr hohen Leitungswiderstand aufweist und daher als weiches Wasser bezeichnet wird. Dieses Regenwasser war seit jeher die Grundlage, auf der wir uns als Menschen entwickelt haben (vgl. Seite 17).

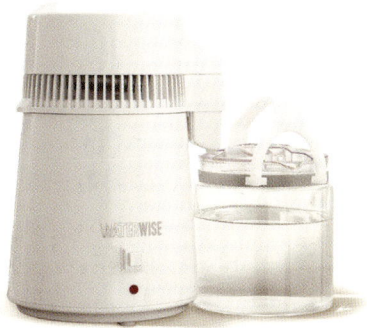

Dampfdestillationsgeräte gibt es auch mit Auffangbehältern aus Glas.

Bei den hierfür entwickelten Destillationsgeräten wird der natürliche Vorgang auf kleinstem Raum bei Energiezuführung durch elektrischen Strom nachvollzogen. Auch hier werden alle Schadstoffe und Mineralien aus dem Leitungswasser durch die Kondensation entfernt. Nur leichtflüchtige Substanzen wie Benzol oder Chlor werden mit dem zu Dampf verwandelten Wasser in die Kondensationsanlage transportiert und erscheinen dann auch im Kondensat. Gute Geräte haben daher zusätzlich einen Aktivkohlefilter nachgeschaltet. Die Dampfdestillation imitiert gewissermaßen das Reinigungsverfahren der Natur. Es besteht aber der nicht unwichtige Unterschied darin, dass die Natur bei ihrer Destillation (Verdunstung) mit normalen Temperaturen arbeitet, während hier eine Verdampfungstemperatur von 100 °C genutzt wird. Durch diese Verdampfung werden Wasserstoffbrücken gespalten und dadurch auch im Wasser gespeicherte Schwingungen (Informationen) zerstört. Dies mag ein Vorteil sein bei Schadstoffschwingungen, bedeutet aber einen

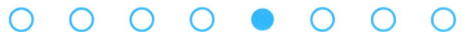
Nachteil bei positiven Informationen, die vorher im Wasser waren. Untersuchungen mit dem *Emoto-Kristallisationsverfahren* (s. Abb. Seite 77) machen dies deutlich. Durch Behandlung mit einem Wasserkonverter (s. Seite 73) kann dieses Wasser wieder positiv strukturiert werden. Mit dem Elektrolumineszenz–Verfahren (nach *Prof. Dr. Fritz Albert Popp*) kann man zudem inzwischen nachweisen, dass destilliertes Wasser sehr informationsarm ist. Vergleichende Messungen zeigen, dass die erhaltenen Werte selbst bei Leitungswasser doppelt so hoch sind wie bei dem gleichen Wasser nach Destillation.

Als Vorteile der Dampfdestillation sind in erster Linie zu nennen, dass praktisch alle Inhaltsstoffe völlig entfernt werden und man dadurch ein extrem reines Wasser mit hohem Entgiftungspotenzial für den Körper erhält.

Ein Nachteil dieser Anlagen ist, dass leichtflüchtige Stoffe wie Benzol und Chlor nur dann zurückgehalten werden können, wenn ein Aktivkohlefilter nachgeschaltet ist. Die Geräte müssen nach jedem Destilliervorgang gründlich von den Rückständen des verdunstenden Wassers gereinigt werden. Der Stromverbrauch ist verhältnismäßig hoch (1 kWh/l Wasser), der Zeitaufwand für die Herstellung des destillierten Wassers ist groß (ca. 1 l/Stunde). Der pH–Wert des destillierten Wassers liegt mit pH = 4 sehr niedrig, es ist also sehr sauer. Der Geschmack des Wassers ist gewöhnungsbedürftig, was sicher daran liegt, dass alle Informationen praktisch gelöscht sind. Man kann davon ausgehen, dass zum Zeitpunkt der Publikation dieses Buches die Herstellung von einem Liter destilliertem Wasser ca. 35 Eurocent kostet. Daher verliert die Destillation immer mehr an Bedeutung zugunsten der Umkehrosmose, die noch bessere Werte in der Wasserqualität liefert und wesentlich kostengünstiger ist (ca. 6 Eurocent/l gefiltertem Wasser). In diese Zahlen sind die Amortisationskosten der Geräte bereits einkalkuliert.

UMKEHROSMOSE

Die Osmose ist ein physikalischer Vorgang im molekularen Bereich von Gasen und Flüssigkeiten, der auf dem osmotischen Gesetz beruht. Demnach gleichen sich Konzentrationsunterschiede in Gasen und Flüssigkeiten stets aus, wenn sie nicht durch eine undurchlässige Trennschicht voneinander getrennt sind. Sind zwei Medien unterschiedlicher Konzentration durch eine halbdurchlässige Membran (semipermeable Membran) voneinander getrennt, so findet aufgrund dieses osmotischen Gesetzes zumindest ein teilweiser Druckaugleich zwischen den beiden Medien statt. In lebenden Systemen, also auch in unserem Körper, gibt es viele solcher semipermeabler Membranen (z. B. Darmwand, Zellwände). Viele physiologische Vorgänge in unserem Körper werden durch Osmose und den Austausch von Stoffen zwischen den verschiedenen Zellmembranen am Leben gehalten. Bei der Umkehrosmose macht man sich die Eigenschaften einer Membran zunutze, indem man eine solche Membran mit kleinsten Poren im Nanometerbereich* als Trennung zwischen dem

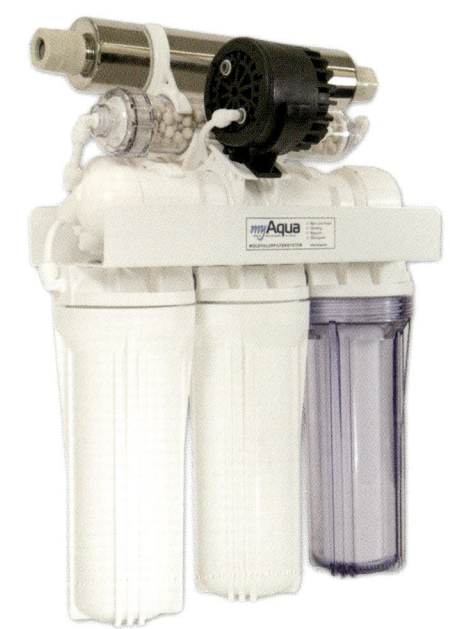

Beispiel eines Umkehrosmosegeräts hoher Qualität: Sedimentvorfilter, Aktivkohlevorfilter, Kohleblock-vorfilter, FilmTec®-Membran, Aktivkohlenachfilter, Vitalisierungskartusche; Zusatzausstattungen z. B. UV-Lampe und Wassersparmodul. Mit einem solchen Gerät können beispielsweise in Privathaushalten Uranbelastungen herausgefiltert werden (nähere Informationen unter www.mein-trinkwasser.com).

zulaufenden Wasser und dem reinen Wasser einsetzt und einen Druckunterschied zwischen beiden Bereichen herstellt. Das bedeutet, dass auf dem Bereich der Zuleitung ein Überdruck von 2 bis 6 bar herrschen muss, durch den dann die Wassermoleküle, aber auch nur diese, durch die kleinsten Öffnungen der Membran diese passieren und dann als völlig reines Wasser zur Verfügung stehen. Wenn ein ausreichender Leitungsdruck vom zufließenden Wasser vorhanden ist, benötigen diese Geräte keine Energiezufuhr. Das restliche Wasser aus der Zuleitung mit allen möglichen Inhaltsstoffen fließt an der Membran vorbei und wird als Abwasser abgegeben. Gute Anlagen benötigen heute zur Herstellung von einem Liter gereinigtem Wasser ebenso viel Abwasser. In diesen Anlagen, die ursprünglich in den USA zur Entsalzung von Meerwasser entwickelt wurden, findet ein molekularer Trennungsprozess statt. Nur die Wassermoleküle passieren die Membran, während alle anderen großmolekularen gelösten Stoffe wie Salze, Mineralien, Nitrat, Schwermetalle, Pestizide, Medikamentenrückstände usw. nahezu vollständig zurückgehalten werden. Die Abbildung auf der folgenden Seite zeigt den Wirkungsmechanismus einer solchen Anlage schematisch und in der darauf folgenden Abbildung ist ein Größenvergleich der verschiedenen Inhaltsstoffe des Wassers dargestellt. Das gereinigte Wasser wird bei vielen Geräten in einem Tank zwischengelagert, der unter Druck steht und die Filterleistung des eigentlichen Gerätes je nach Bedarf steuert. Dies hat den Vorteil, dass wir mit einem vollkommen geschlossenen System arbeiten und dadurch auch ein gewisser Schutz gegen Verkeimung vorhanden ist. Die Geräte nehmen nicht viel Platz ein und können einschließlich Vorratstank unter der Spüle eingebaut werden. Neueste Entwicklungen arbeiten sogar ohne Vorratstank (Freeflow-Geräte), wobei man hier entscheiden muss, ob die Leistung pro Minute für den eigenen Bedarf ausreichend ist.

---

* 1 nm = 0,001 µm

** µs = Mikrosiemens; beschreibt die elektrische Leitfähigkeit eines Gegenstandes oder einer Flüssigkeit

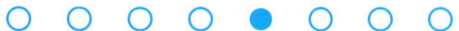
Prinzip der Umkehrosmose

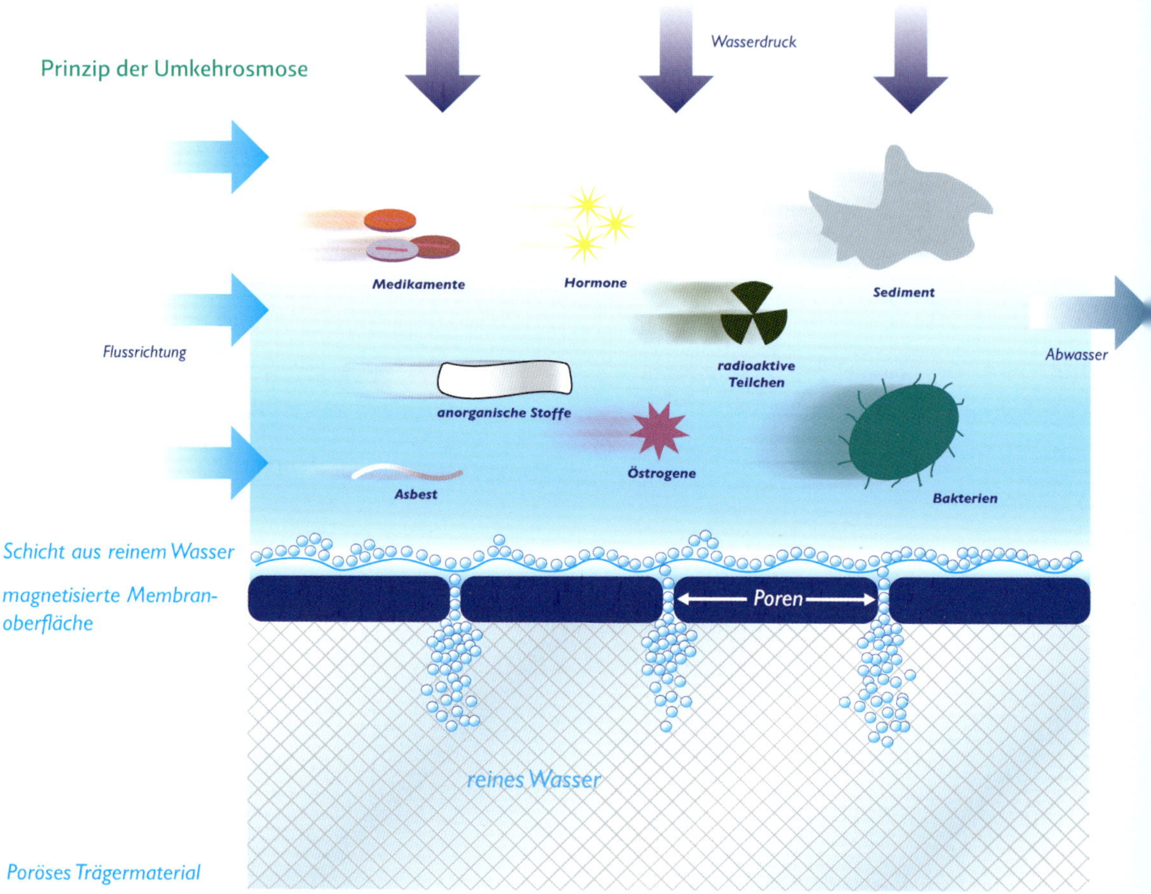

Wasserdruck

Medikamente

Hormone

Sediment

Flussrichtung

radioaktive
Teilchen

Abwasser

anorganische Stoffe

Östrogene

Asbest

Bakterien

Schicht aus reinem Wasser

magnetisierte Membran-
oberfläche

Poren

reines Wasser

Poröses Trägermaterial

Als Vorteil dieser Umkehrosmose-Anlagen ist hervorzuheben, dass mit ihnen die größte Reinheit des behandelten Wassers erreicht werden kann. Sie sind in der Lage, Schadstoffe wie Schwermetalle, Pestizide, Medikamentenrückstände, Bakterien, Mikroorganismen, Asbestfasern, Nitrat und Nitrit, Chlor und Chlorverbindungen sowie alle anorganischen Mineralien (Kalk) nahezu vollständig aus dem Wasser zu entfernen. Bei höheren Nitrat- und Nitritbelastungen im Trinkwasser ist die Umkehrosmose das einzige Verfahren, das sinnvoll und effektiv zur Beseitigung dieser schädlichen Substanzen eingesetzt werden kann. Die Umkehrosmose liefert ein absolut reines Wasser, das durch seinen hohen Reinheitsgrad im Körper ein starkes Entgiftungspotenzial aufweist. Ein Maßstab für die Reinheit des Wassers ist auch der in Ohm (Ω) gemessene Widerstandswert, der umso höher ansteigt, je reiner das Wasser ist, denn die Leitfähigkeit von Wasser wird beeinflusst durch die in ihm enthaltenen gelösten und ionisierten Stoffe. Da aber in dem Umkehrosmose-Wasser praktisch keine Substanzen mehr enthalten sind, klettert der Leitwiderstand nach oben. Er liegt bei guten Umkehrosmose-Geräten in der Größenordnung von 20 000 Ω (entspricht einem µs-Wert** < 5,0).

Effektivität unterschiedlicher Filter

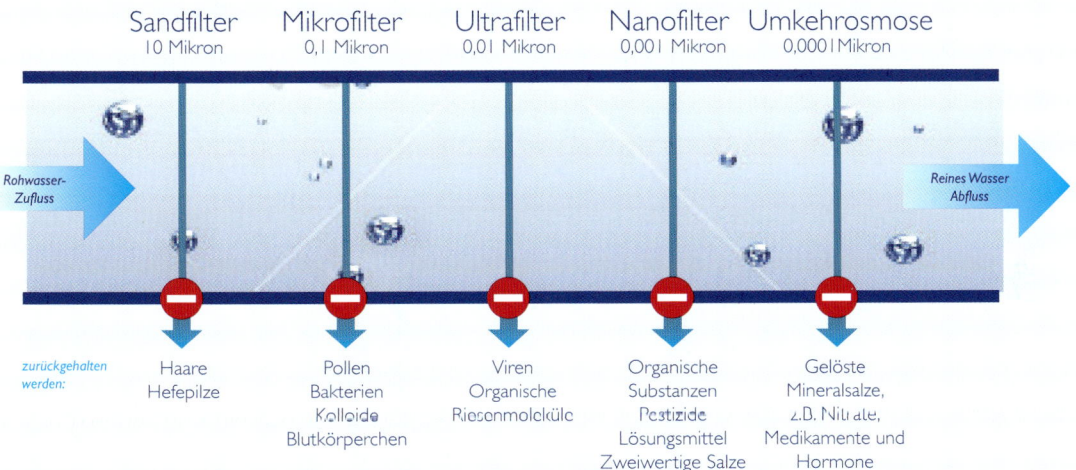

Als Nachteil der Umkehrosmose wird häufig der Wasserverbrauch genannt. Dieser hat sich bei den neueren Anlagen auf ein Verhältnis von Brauchwasser zu Abwasser auf 1:1 verringert. Wenn man bedenkt, dass bei der Verwendung von Wasserflaschen das Verhältnis von Nutzwasser zu benötigtem Wasser für die Herstellung bei 1:7 liegt, dann dürfte dies kaum ein schwerwiegendes Argument gegen die Umkehrosmose sein.

Der pH-Wert des Umkehrosmose-Wassers liegt je nach ursprünglicher Qualität des Wassers im schwachsauren Bereich. Dies hat keinen Nachteil im physiologischen Bereich des Körpers. Der Grund für den niedrigen pH-Wert liegt in der Messmethode, die bei den gewöhnlichen Verfahren (Messstäbchen, Lackmuspapier, Handgeräte) die Kohlensäure mitmisst, die sich durch Aufnahme von CO_2 aus der Luft im Wasser bildet. Zudem wird diese Kohlensäure im Magen neutralisiert und hat somit keine säurebelastende Wirkung auf den Organismus. Bei genauen Messungen in Lebensmittellaboren wird das zu untersuchende Wasser zuvor entgast. Hierbei zeigt das Umkehr-osmose-Wasser einen pH-Wert von etwas über 7,0 (schwach basisch), bedingt durch die geringen Mineralienrückstände im Wasser.

Um die wichtigste Komponente der Anlage, nämlich die Membran, zu schützen, ist es sinnvoll, vor die Membran je nach Wasserqualität ein oder zwei Aktivkohlefilter zu schalten, die bei hoher Belas-tung des Trinkwassers schon einen großen Teil der belastenden Stoffe abfangen. Diese zusätzlichen Filter, die keine hohen Kosten verursachen, sollten regelmäßig nach sechs Monaten ausgewechselt werden. Dadurch ist die Membran, das eigentliche Herzstück des Geräts, sehr gut geschützt, was eine lange Lebensdauer gewährleistet.

** µs = Mikrosiemens; beschreibt die elektrische Leitfähigkeit eines Gegenstandes oder einer Flüssigkeit

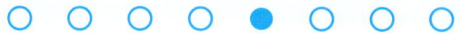
Zusammenfassend noch einmal wichtige Merkmale, auf die Sie bei den verschiedenen Angeboten auf dem Markt achten sollten. Gute Qualität kann nicht billig sein. Die Freude an einem billigen Schnäppchen währt nur kurz, die an guter Qualität sehr lange.

WICHTIGE AUSSTATTUNGSMERKMALE EINER GUTEN UMKEHROSMOSE-ANLAGE

Ein Wassersparmodul (Permeat-Pumpe) kann rein hydraulisch (ohne Strom!) durch Nutzung der Fließenergie des Abwassers die gesamte Leistung der Anlage erhöhen. Vorteile: schnelleres Befüllen des Vorratstanks und bis zu 85 % Abwasserersparnis! Nur mit einem solchen Wassersparmodul kann ein Abwasser-Trinkwasser-Verhältnis von 1:1 erzielt werden; Anlagen ohne Wassersparmodul erreichen schnell Werte von 1:12 (auch wenn dort fälschlicherweise oft mit besseren Verhältnissen geworben wird). Bei steigender Wassermenge im Tank wird der Gegendruck auf die gesamte Anlage höher und dadurch kommt der hohe Abwasserverlust zustande. Folglich ist der Wasserverbrauch immer dann am höchsten, wenn nur ein Glas Wasser oder ein Liter aus dem Tank entnommen werden und die Anlage diese kleine Menge sofort wieder auffüllt. Ein Wassersparmodul hilft hierbei, hohe Kosten einzusparen. Auch eine elektrische Pumpe sorgt für eine gewisse Wasserersparnis; hier liegt das Verhältnis ungefähr bei 1:4. Zudem ist eine elektrische Pumpe wirklich nur dann zu empfehlen, wenn der Wasserdruck unter 3 bar liegt. Ansonsten ist der zusätzliche Stromverbrauch und vor allem der damit erzeugte Elektrosmog im Trinkwasser nicht gerechtfertigt. In Deutschland, Österreich und der Schweiz ist der Wasserdruck in den Haushalten oft völlig ausreichend und somit auch keine elektrische Pumpe nötig. Eine Ausnahme stellen Direkt-Flow-Syteme ohne Tank dar, die aufgrund der höheren Wassermenge einen zusätzlichen Druck benötigen.

Eine UV-Lampe dient der zusätzlichen Entkeimung des Wassers. Dieses Verfahren wurde früher nur bei Brunnenwasser eingesetzt, da hier die Keimzahl um ein Vielfaches höher war als beim Leitungswasser. Mittlerweile ist jedoch das öffentliche Leitungsnetz häufig überaltert und marode, sodass Reparaturen durchgeführt werden müssen. Dabei ist jedes Mal ein erhöhter Keimeintrag ins Wasser zu verzeichnen, der durch Aktivkohle- und Kohleblockfilter gar nicht, durch die Umkehrosmose nur zu etwa 99 % zurückgehalten werden kann. Da sich Keime selbstständig und sehr schnell vermehren und die Keimzahlen im Leitungswasser wie schon erwähnt heutzutage enorm sein können (nicht ohne Grund wurden die Grenzwerte bezüglich der Keimzahlen in der neuen Trinkwasserverordnung nicht mehr genau festgelegt), kann dieses eine Prozent, das theoretisch nicht herausgefiltert werden kann, schon zu viel sein. Professionelle Umkehrosmosegeräte sind daher mit einer zusätzlichen UV-Lampe ausgerüstet, was gerade für Haushalte mit Kleinkindern sehr wichtig ist.

Materialien aus Edelstahl: Gute Filteranlagen sind mit einem Edelstahlhahn ausgestattet, damit das reine, gefilterte Wasser nicht direkt wieder mit (Schwer-)Metallen belastet wird. Außen verchromte Hähne sind hingegen in der Innenleitung immer kupferhaltig! Auch der Tank (falls vorhanden) sollte aufgrund der längeren Haltbarkeit aus Edelstahl gefertigt sein.

Vitalisierung: Professionelle Filtersysteme besitzen eine integrierte Vitalisierungsvorstufe. Diese enthält meist Naturmaterialien wie Edelsteine, Quarze, Silizium oder sogenannte EM-Keramiken (mit effektiven Mikroorganismen), eine gute sogar eine Mischung daraus. Diese Energetisierungsvorstufe entfernt negative Frequenzmuster von Schadstoffen, die noch im Wasser »gespeichert« sind. Das Wasser ist nach einer solchen Behandlung energetisch neutral und nicht mehr negativ informiert. Für ein optimales Energieniveau sollte das Wasser dann anschließend zusätzlich mit positiven Frequenzen aufgeladen werden, wie das z.B. sehr wirkungsvoll mittels Magnetresonanzfeldern – wie beim Wasserkonverter – geschehen kann. Dabei wird die Information eines hochfrequenten Magnetfeldes, dessen Schwingungsfrequenz etwa im Bereich des Sonnenlichts liegt, auf das Wasser übertragen. Die ordnende Wirkung eines solchen Wasserkonverters wird aus der Abbildung auf Seite 77 sichtbar (Kristallisationsverfahren nach *Prof. Emoto;* weiterführende Informationen dazu sind auch unter www.mein-trinkwasser.com zu finden).

Ein **Auslaufschutzsystem** mit Wasser-Stopp-Automatik ist eine zusätzliche Komponente, auf die Anbieter aus Kostengründen häufig verzichten. Jede Wasch- oder Spülmaschine ist jedoch heutzutage damit ausgerüstet und auch bei allen Arten von Untertisch-Wasserfiltergeräten ist ein solches Zusatzgerät sinnvoll. Auch wenn es in den meisten Fällen nie zum Einsatz kommen wird, kann es durchaus einmal vorkommen, dass beim Filterwechsel ein Gehäuse aus Achtlosigkeit nicht fest genug zugeschraubt wird und Wasser dann dort austritt. Dann gibt das kleine Gerät sofort einen Warnton ab und die Wasserzufuhr wird gestoppt (Wasser-Stopp-Automatik). Dies verhindert im Ernstfall viel Ärger und spart unnötige Kosten!

Generelles zur Qualität: Bei Umkehrosmose-Filtersystemen ist es aufgrund der Reinheit des Wassers sehr wichtig, dass ausschließlich hochwertige und vor allem lebensmittelechte Materialien bei der Anlage zum Einsatz kommen. **Edelstahl** bei Tank, Hahn oder beim UV-Lampen-Gehäuse ist hier das Material erster Wahl, da es mit das härteste Material überhaupt ist und somit keine Stoffe an das Trinkwasser abgibt (es wird in der Lebensmittelproduktion sowie im medizinischen Bereich bevorzugt eingesetzt). Eine besondere Bedeutung kommt den Kunststoffen zu, die bei den Geräten verwendet werden: Ein **lebensmittelechter Kunststoff** ist schon als Rohstoff bis zu 30-mal teurer als billige Industriekunststoffe. Am falschen Ende zu sparen, ist bei solchen Anschaffungen daher immer die falsche Entscheidung – schließlich geht es um Ihre Gesundheit und da lohnt es, die einzelnen Komponenten dieser Geräte genau zu prüfen!

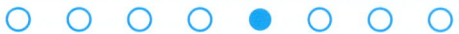
Zentrale Hauswasseranlagen

(vgl. Tabelle S. 64)

Aufgabe der zentralen Hauswasseranlagen ist es, die Qualität des vom Wasserwerk gelieferten Wassers im Sinne einzelner technischer Parameter zu verbessern. Diese Verfahren werden dabei eingesetzt:

• *Ionenaustauscher*

• *Kalk-Katalysatoren*

• *magnetische Kalkwandler*

• *zentrale Kohleblockfilter*

IONENAUSTAUSCH-ANLAGEN

In vielen Gemeinden enthält das vom Wasserwerk gelieferte Wasser verhältnismäßig viel Kalk in Form von Kalziumkarbonat ($CaCO_3$). Der Grund für den Wunsch der Verringerung des Kalkgehalts ist in erster Linie im technischen Bereich zu finden: Kalk belastet alle Haushaltsgeräte, bei denen eine Erhitzung des Wassers erfolgt. Dies gilt insbesondere für Waschmaschinen, Wäschetrockner, Heißwassergeräte und ganz generell auch für die zentrale Heißwasserherstellung für Küche und Bad. Es betrifft aber auch das gesamte Leitungssystem im Haus.

Wenn wir an unsere Gesundheit denken, so ist ein ständiger Genuss von sehr kalkhaltigem Wasser ebenfalls nicht zu empfehlen. Wie schon erwähnt, ist diese Form der Kalziumzufuhr für die Versorgung unseres Körpers nicht ideal, sie sollte vielmehr über unsere Nahrung erfolgen, da der Körper das dort in organischer Form gebundene Kalzium besser verwerten kann.

Die Kalziumentfernung mit dem Kationenaustauschverfahren hat in gesundheitlicher Hinsicht jedoch einen Nachteil: Bei diesem Verfahren werden die aus dem Wasser herausgeholten Kalziumionen ersetzt durch Natriumionen, die dann mit dem Trinkwasser aufgenommen werden. Natrium bindet im Körper Wasser, was besonders für Bluthochdruck-Patienten belastend ist. Sie werden aus diesem Grund oftmals auf natriumarme, also kochsalzarme Kost gesetzt, um diesen Einfluss zu verringern. Falls man sich aus technischen Gründen für eine Ionenaustausch-Anlage entscheidet, ist auf jeden Fall zumindest für das Trinkwasser eine nachgeschaltete Aufbereitungsanlage für die Küche zu empfehlen. Für diese Aufbereitungsanlage hat das Ionenaustausch-Verfahren den Vorteil, dass sich diese Filteranlage nicht mehr mit der Beseitigung des Kalziums befassen muss, was ihre Wartung erleichtert und die Lebensdauer erhöht.

Die Ionenaustausch-Anlagen sind in der Einrichtung verhältnismäßig teuer und bedürfen einer regelmäßigen intensiven Wartung. Zur Regenerierung des aus Kunstharzen bestehenden Grundmaterials muss regelmäßig Spezialsalz nachgefüllt werden, das im Fachhandel erhältlich ist, aber verhältnismäßig hohe Betriebskosten verursacht. Ein weiterer Aspekt ist, dass beim gesamten Hauswasser erhebliche Mengen Wasser behandelt werden und damit große Mengen Salz ins Abwasser gelangen. Dieses muss dann von den Kläranlagen bewältigt werden, was bei den heutigen, meist biologisch arbeitenden Anlagen erhebliche Probleme verursacht. Es ist daher weniger empfehlenswert, in möglichst vielen Haushalten auf diese Weise Kalk aus dem Wasser zu entfernen. Damit sind wir wieder beim Thema Umwelt angelangt, was in diesem Zusammenhang durchaus auch zu beachten ist.

Während das Kationenverfahren in erster Linie für die Beseitigung von Kalzium und Magnesium geeignet ist, wird das Anionenverfahren für die Beseitigung von Nitrat eingesetzt. Dies ist übrigens das einzige Verfahren im Haushaltsbereich, das – neben der Umkehrosmose – zuverlässig das im Wasser enthaltene Nitrat entfernt. Zur Installation sollte stets ein Fachmann hinzugezogen werden.

KALKKATALYSATOREN

Der Kalkkatalysator fügt dem von ihm behandelten Wasser nichts hinzu, er entzieht ihm aber auch keinen Kalk. Sein Verfahren beruht darauf, dass er das im Wasser gelöste Kalzium und Magnesium physikalisch so verändert, dass diese auch bei Erhitzen im Wasser gelöst bleiben. Dies wird durch sogenannte Katalysatorgranulate erreicht, die vom gesamten Hauswasser durchflossen werden. Diese Granulate bewirken die Bildung sogenannter »Impfkristalle«, die sich an gelöste Kalk- und Magnesiumionen lagern. Dadurch bilden sich sogenannte Kristallhaufen, die schwebend im Wasser weitertransportiert werden, ohne sich an Oberflächen in Spülmaschinen und anderen Geräten oder in Rohrleitungen abzusetzen. Die Zusammensetzung des Trinkwassers ändert sich dadurch über- haupt nicht, da weder Kalk festgehalten wird, noch irgendwelche Substanzen durch das Granulat an das Wasser abgegeben werden.

Der Vorteil dieser Kalkkatalysatoren ist, dass sie auf der einen Seite sehr großen Schutz vor Kalkab- lagerungen im gesamten Haushalt bieten und zum anderen keine Stoffe an das Wasser abgeben. Sie arbeiten praktisch wartungsfrei, ihre Leistung ist unbegrenzt und sie brauchen nur nach einigen Jahren ausgetauscht zu werden. Die Installation sollte jedoch durch einen Fachmann erfolgen.

KALKUMWANDLUNG DURCH STARK MAGNETISCHE FELDER

Starke Magnetfelder, durch die kalkhaltiges Wasser fließt, haben auf diesen Kalk den Einfluss, dass er in Form kleiner Kristalle ausfällt. An diese Kristalle docken dann weitere, im Wasser gelöste Kalk- bestandteile an, sodass diese als Schwebeteilchen erhalten bleiben.

Es gibt Geräte mit starken Permanentmagneten und solche, bei denen die Magnetfelder durch elektrischen Strom erzeugt werden. Vorteil von beiden Gerätearten ist, dass dem Wasser nichts hinzugefügt wird, dass die Leistung praktisch unbegrenzt ist und dass Kalkablagerungen in den empfindlichen Haushaltsgeräten wie in der gesamten Hausinstallation vermieden werden. Das so behandelte Wasser fühlt sich zudem angenehm weich an. Im Wasser enthaltene Inhaltsstoffe wer- den nicht beseitigt, auch nicht Kalk, was man beim Duschen besonders wahrnimmt. Die Installation und Wartung ist sehr einfach und die Kosten sind niedrig.

ZENTRALE AKTIVKOHLE-BLOCKFILTER

Diese zentralen Filter arbeiten nach dem gleichen Prinzip wie die kleineren Küchengeräte. Da Letztere aber für die gesamte Haushaltsanlage zu wenig Durchfluss haben, werden sie mit einer größeren Poreneinheit betrieben. Dadurch können sie zwar den größten Teil der im Wasser vorhandenen organischen Verbindungen einschließlich Spritzmittelrückständen herausfiltern, nicht aber die Mineralstoffe wie z. B. Kalk und Magnesium, die das Wasser hart machen. In Bezug auf Wasserenthärtung sind diese Anlagen also weniger geeignet.

Zur Wartung müssen die Filter je nach Grundbelastung des zufließenden Wassers regelmäßig ca. alle sechs Monate gewechselt werden. Gegenüber den Küchengeräten sind jedoch diese zentralen Geräte für die Beseitigung eventuell vorhandener Bakterien wegen der größeren Poren weniger geeignet.

Belebung des Wassers

Bisher haben wir hauptsächlich die Reinheit des Wassers angesprochen. Wir messen sie am Mineralstoffgehalt, am Gehalt von schädlichen Stoffen, qualitativ durch Angabe der Leitfähigkeit in Mikrosiemens ($\mu S/cm$) und quantitativ durch entsprechende labortechnisch durchgeführte Analysen. Wir empfehlen als tägliches Trinkwasser ein Wasser, das möglichst wenig begleitende Stoffe enthält.

Belebungs- bzw.

Energetisierungsverfahren

Vorweg sei nochmals klargestellt, dass alle Belebungsverfahren nichts mit einer Reinigung des Wassers zu tun haben. Es wird dem Wasser grobstofflich nichts entnommen und auch nichts hinzugeführt. Die chemisch–analytische Qualität des Wassers bleibt unverändert.

Wir unterscheiden nach

• mechanischen Belebungsverfahren und

• Belebung durch Naturenergie.

Wasser hat aber noch andere Qualitäten, die sich nicht über seine Inhaltsstoffe definieren lassen. Wasser, das Sie frisch einem klarem Gebirgsbach entnehmen, schmeckt wesentlich angenehmer als dieses gleiche Wasser, das Sie eine Woche lang in einer Flasche in einer anderen Umgebung bei Ihnen zu Hause gelagert haben. Eine Laboranalyse bezüglich der Inhaltsstoffe ergibt dabei in beiden Fällen das gleiche Ergebnis. Oder füllen Sie eine runde Flasche mit beliebigen Wasser und lassen Sie es in ein Gefäß ausfließen, indem Sie der Flasche einen Drall geben, der beim Ausfließen einen Wirbel erzeugt. Füllen Sie dann das Wasser wieder in die Flasche zurück und wiederholen diesen Vorgang vielleicht zwei- bis dreimal. Probieren Sie das verwirbelte Wasser gegenüber dem normalen. Die meisten Menschen stellen einen eindeutigen geschmacklichen Unterschied zwischen diesen beiden Proben fest, was wir auch

schon auf vielen Wasserseminaren beobachten konnten. Unsere empfindsamen Geschmacksnerven nehmen einen Unterschied der Wasserqualität wahr, ohne dass wir ihn analytisch nachweisen kön-

Trocknungsverfahren nach *Prof. Kröplin* (Wassertropfen im Dunkelfeldmikroskop)

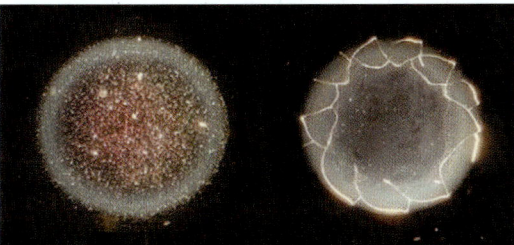

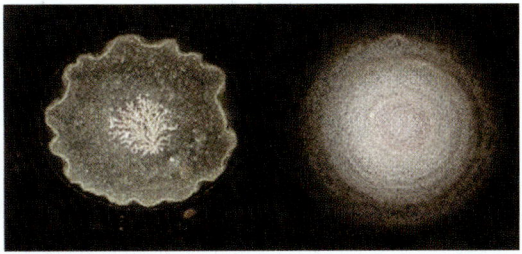

Myrrhe: Eingelegt in Wasser, nach einem Tag (links) und nach sieben Tagen (rechts)

Liebstöckel: Eingelegt in Wasser, nach einer Stunde (links) und nach zwei Tagen (rechts)

nen. Wir sprechen in diesem Fall von Belebung oder auch Energetisierung des Wassers, die durch die verschiedensten Verfahren erfolgen kann.

Das Problem der Definition dieser Wasserqualität liegt heute noch darin, dass es keine wissenschaftlich anerkannten Messmethoden gibt, mit denen man diese veränderten Eigenschaften des Wassers reproduzierbar quantitativ nachweisen kann. Erste Ansätze ergeben sich aber schon in dem Elektrolumineszenz-Verfahren (nach *Prof. Popp*), das eindeutige Rückschlüsse zur Vorgeschichte eines Wassers zulässt. Die Nachweismethoden auf diesem Gebiet stehen noch ganz am Anfang, was aber in keiner Weise als Beweis dafür angesehen werden kann, dass solche qualitativen Unterschiede im feinstofflichen Bereich des Wassers nicht existieren. Die Zukunft wird hier auch wissenschaftlich noch viel für uns Erstaunliches zu Tage fördern. Rein qualitativ lassen sich auch heute schon Veränderungen von Wasser, das verschiedenen Einflussfaktoren ausgesetzt wurde, reproduzierbar nachweisen (z. B. Kristallisations-Methode von *Prof. Emoto* oder Trocknungsbilder von Wassertropfen im Dunkelfeldmikroskop von *Prof. Kröplin*).

LINKS: Das Kristallbild (Kristallisationsmethode nach *Prof. Emoto*) des destillierten Referenzwassers vor der Behandlung. RECHTS: Das gleiche Wasser nach dem Durchfluss durch einen Wasserkonverter. Weitere Informationen dazu sind auch unter www.mein-trinkwasser.com nachzulesen.

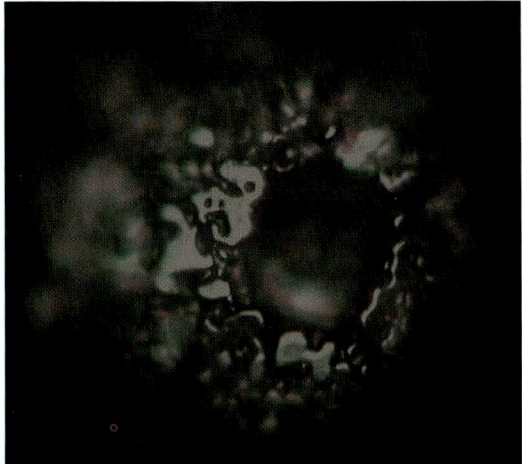

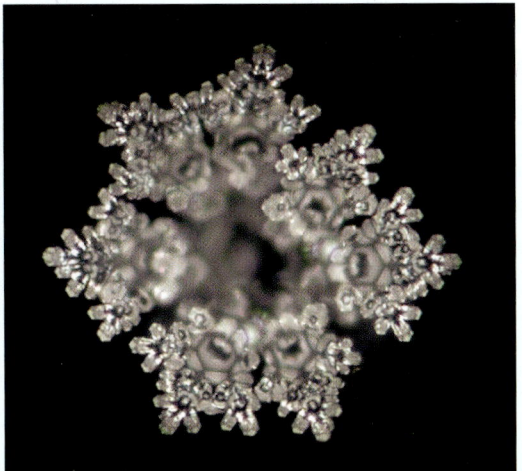

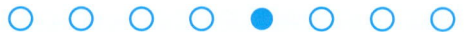
Wir gehen heute davon aus, dass Wasser die Fähigkeit besitzt, Informationen und Einflüsse von außen aufzunehmen und diese zu speichern. Das Wassermolekül als eines der kleinsten Moleküle ist unsymmetrisch aufgebaut. An ein Sauerstoffatom lagern sich jeweils zwei Wasserstoffatome in einem Winkel von 120 Grad an, sodass ein sogenannter Dipol entsteht, der auf der Sauerstoffseite negativ und auf der Wasserstoffseite positiv geladen ist. Da sich grundsätzlich positiv und negativ geladene Teilchen anziehen, entstehen im Wasser aus solchen aneinandergeketteten Molekülen sogenannte Cluster, deren Anordnung und Formen die Grundlage von Informationsspeicherungen im Wasser sind. Diese Cluster–Gebilde sind nicht sehr stabil und werden durch äußere Einflüsse wie z. B. Magnetfelder, elektromagnetische Felder (Elektrosmog, Handy), elektrostatische Felder (aufgeladener Vorhang, Stoffe oder auch synthetische Kleidung), zentrifugale und zentripetale

ÜBERSICHT ZUR WASSERBELEBUNG

Belebung des Wassers (feinstoffliche Reinigung)	Systeme	Material	Problem	Erfolg
	Levitation nach Hacheney	physikalischer Vogang	extrem hohe Anschaffungskosten	belastende Informationen werden gelöscht; Sauerstoff wird eingearbeitet; keine Folgekosten; unbegrenzte Lebensdauer (falls Wasser vorher gereinigt)
	Verwirbelung nach Schauberger	physikalischer Vogang	Handgeräte; Elektrosmog bei motorgetriebenen Geräten	belastende Informationen werden gelöscht
	Grander-Verfahren	Kombination von Magnetfeld und Informationsübertragung	erhöhte Lösekraft des Wassers von Stoffen aus der Hausinstallation, daher zusätzliche Umkehrosmose empfohlen	belastende Informationen werden gelöscht; physikalische Veränderung von Kalk und Magnesium; guter Schutz vor Kalk- und Mineralienablagerungen; erhöhte Reinigungskraft des Wassers
	Geräte mit Naturstoffen	Infosonden: Erde; Kristalle; Keramiken-Korallen-Magnete	nicht als zentrale Anlage geeignet; Vorreinigung des Wassers empfohlen	Abhängig vom Material
	Kristalle und Halbedelsteine	z. B. Bergkristall	Passt die Information?	Bei individuell abgestimmten Kristallen: gut
	künstliche Energieträger	Kohlenstoffverbindungen; Aluminiumwässer	Passt die Information?	gezielte Informationsabgabe

Kräfte (Verwirbelung) und viele, für uns energetisch noch unsichtbare Vorgänge beeinflusst und verbunden. Dies geht so weit, dass selbst Stoffe, die man durch entsprechende Filterverfahren aus dem Wasser entfernt, in diesem noch ihre spezifische Information hinterlassen. So hat man festgestellt, dass nach Beseitigung eines allergieauslösenden Stoffs mittels Umkehrosmose dieses Wasser immer noch allergische Reaktionen auslöste. Diese verschwanden aber nach Belebung des Wassers, was man auf die Löschung der Informationen zurückführt.

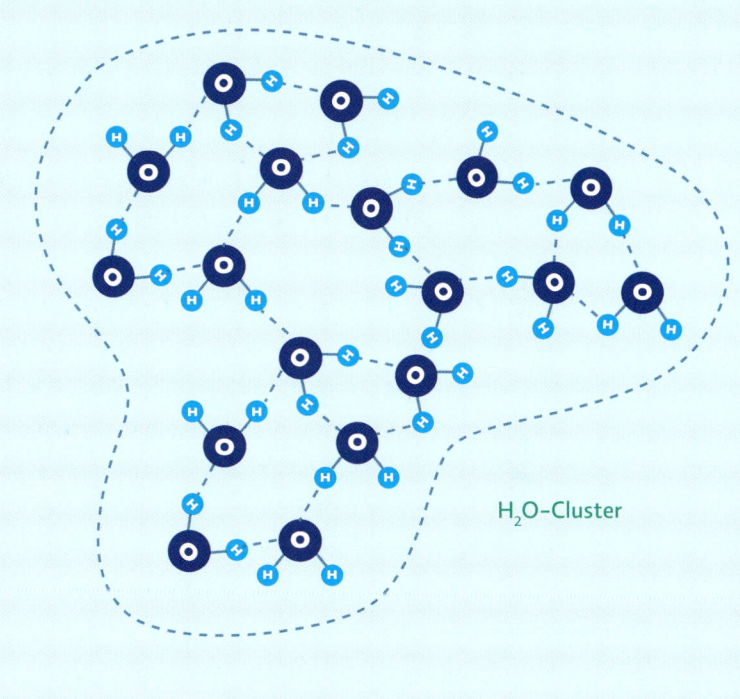

H_2O-Cluster

MECHANISCHE BELEBUNGSVERFAHREN

Zwei Forscher, die sich auf diesem Gebiet einen Namen gemacht haben, sind der Österreicher *Viktor Schauberger* und der Deutsche *Wilfried Hacheney. Schauberger* war es, der seine Erkenntnisse durch intensive Naturbeobachtungen – speziell des Wasserverhaltens wie auch der darin lebenden Tiere – fand und Qualitätsmerkmale beschrieb, die auch zu seiner Zeit noch nicht analytisch nachweisbar waren. So stellte er fest, dass ein im Bachlauf verwirbeltes Wasser andere Eigenschaften besitzt als dasselbe Wasser, das gerade am Berg aus einer Quelle fließt. Durch die Verwirbelung im Bachlauf und die unterschiedlichen Geschwindigkeiten der »Wasser-Fließfäden« durch die Reibung am Bachrand tritt nach seiner Auffassung eine Neustrukturierung des Wassers ein. Die Clusterbildung verfeinert sich von groben zu feinen Mustern und vergrößert dadurch seine innere Oberfläche und damit auch die Möglichkeit, Stoffe aus der Umgebung in das Wasser aufzunehmen. Darauf wird auch die reinigende Wirkung eines solchen Wassers im Körper zurückgeführt. Diese Neustrukturierungen sind in der Lage, vorhandene (schädliche) Informationen zu löschen, und sie führen das Wasser in seinen ursprünglichen und natürlichen Informationsstand zurück. Auch die Oberflächenspannung des Wassers wird dadurch verringert, womit eine größere Reinigungskraft des Wassers verbunden ist. Insgesamt spricht *Schauberger* von einer durch all diese natürlichen Vorgänge verursachten Regeneration des Wassers.

Im Haushalt lässt sich dieses Prinzip verhältnismäßig einfach durch Verwirbelung des Wassers nachvollziehen. Man kann sich behelfen durch das bereits beschriebene mehrmalige Ausgießen aus einer Flasche, der man einen kleinen Drall gibt. Dafür gibt es auch kleine Vorrichtungen, mit denen man zwei Flaschen verbinden kann, sodass das Wasser hin- und herströmt. Beim »Bio-wirbler« ermöglichen zwei elliptisch geformte, miteinander verbundene Glasbehälter aus informationsneutralem bleifreiem Kristallglas die Verwirbelung auf einfache Art. Für einen Liter benötigt man bei dreimaligen Hin- und Herfließen des Wassers etwa eine Minute (Bezugsquellennachweis beim Leserservice des Verlags). Dies kann z. B. eine schöne, meditative Tätigkeit am Morgen sein, die auch ein optischer Genuss ist. Wir beleben jeden Morgen die in unserem Haushalt täglich benötigte Trinkwassermenge, nachdem sie zuvor mit dem Umkehrosmose-Verfahren gereinigt wurde. Der Unterschied zwischen dem gereinigten und dem zusätzlich verwirbelten Wasser ist geschmacklich eindeutig festzustellen.

Es ist bekannt, dass man speziell beim Fasten reichlich trinken soll, um die »Entschlackung« des Körpers über die Nieren zu unterstützen. Manche Teilnehmer sind in Fastenseminaren das viele Trinken leid und lehnen speziell Wasser ab. Die Erfahrung zeigt, dass diese Personen das gleiche Wasser wieder gerne trinken, wenn es einer Verwirbelung unterzogen wurde. Auch hieran kann man erkennen, dass unsere Geschmacksnerven und unser Körper sehr sensibel auf die sensorische Qualität des Wassers reagieren.

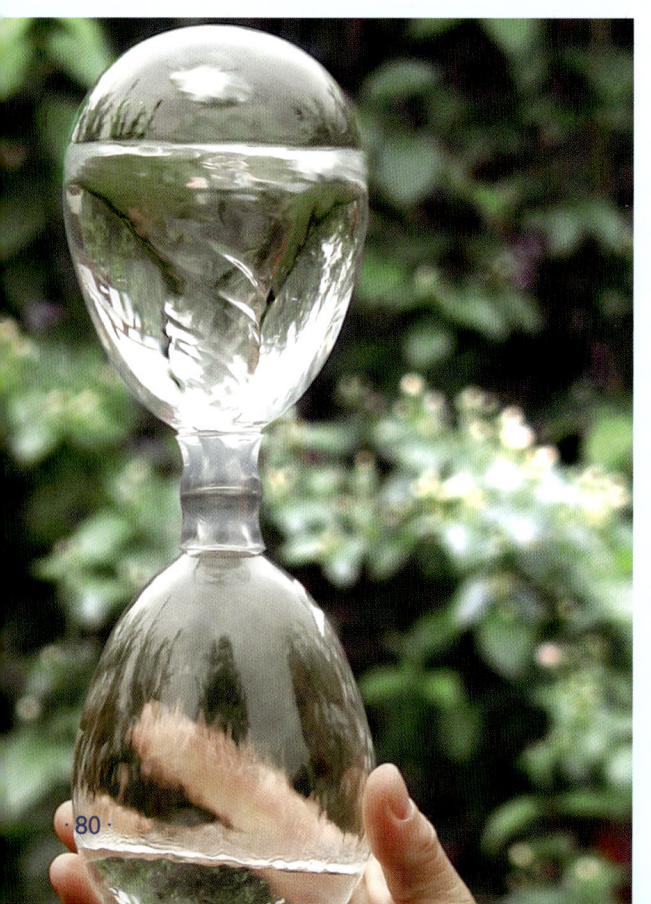

LEVITATION NACH HACHENEY

Bei diesem Verfahren wird das Wasser mithilfe der von *Hacheney* entwickelten und patentierten Geräten so verwirbelt, dass es starken Zentrifugal- und Zentripetalkräften sowie dazwischen einer kurzen Schwerelosigkeit unterzogen wird. Interessant ist, dass *Hacheney* als Ingenieur feststellte, dass Beton, der mit solcherart levitiertem Wasser hergestellt wurde, eine höhere Festigkeit bei sonst gleichen Herstellungseigenschaften aufweist. Er geht auch davon aus, dass durch dieses Verfahren die innere Oberfläche der Cluster wesentlich vergrößert wird und vorher vorhandene Informationen gelöscht werden können. Bei der Levitation wird vorhandener Luftsauerstoff in das Wasser eingearbeitet, wie dies auch in der Natur bei springenden Bachläufen geschieht. Dadurch

Mit einem Biowirbler können die in der Natur bei Bachläufen entstehenden Verwirbelungen nachempfunden werden.

erhält das Wasser zusätzlich noch eine frische Qualität, die man aber nicht mit dem im Handel angebotenen, mit Sauerstoff angereicherten Wasser (bei dem isolierter Sauerstoff künstlich einge-presst wird) vergleichen kann. Das *Hacheney*-Wasser zeichnet sich durch die gleichen vorteilhaften Eigenschaften aus wie das nach *Schauberger* verwirbelte Wasser.

Nachteilig für die Verwendung im Haushalt ist, dass die hierfür entwickelten Geräte relativ teuer sind. Sind sie aber einmal angeschafft, unterliegen sie praktisch keiner Wartung und erzeugen keine zusätzlichen Kosten. Die Lebensdauer ist praktisch unbegrenzt, vorausgesetzt, sie werden nur für vorher gereinigtes, entmineralisiertes Wasser genutzt.

BELEBUNG DES WASSERS DURCH NATURENERGIEN

Während die bisher beschriebenen Verfahren noch vielfach physikalisch nachvollziehbar sind, begibt man sich bei der Belebung von Wasser durch Naturenergien auf ein Gebiet, das vom heutigen Standpunkt deutlich schwerer nachvollziehbar ist. Dennoch wollen wir es nicht unbeachtet lassen, da Veränderungen nach der Behandlung mit diesen Methoden zumindest qualitativ mit den auf Seite 77 beschriebenen Prüfverfahren (nach *Prof. Emoto* und *Prof. Kröplin*) nachgewiesen werden können. Auch geschmacklich lassen sich Unterschiede sehr leicht nachvollziehen. Die folgenden Methoden stehen dabei zur Verfügung:

Da sind zunächst einmal jene Verfahren, die mit reinen Naturinformationen arbeiten. Dies sind z. B. Zylinder (Glasampullen), Platten oder andere Trägermaterialien, die natürliche Stoffe mit einer hohen positiven Informationsdichte enthalten. Typische Beispiele sind hierfür Wässer aus Heilquel-len wie vom französischen Wallfahrtsort Lourdes oder von der Heiligen Quelle des Ottilienberges in den Vogesen.

Das Prinzip dieser Geräte ist, dass Brauchwasser an ihnen vorbeifließt und dabei die Informationen des gewählten Materials übernimmt. Genauso kann man in einem Krug oder Glas gesammeltes Wasser auf entsprechende Platten stellen, aus denen dann die Information übernommen wird. Blindversuche haben auch hier ergeben, dass tatsächlich geschmackliche Unterschiede wahrzuneh-men sind. Als Ressourcen für diese gespeicherte Energie können neben Wasser auch Steine, Kristalle oder besondere Erde dienen. Alle diese Materialien werden in ihrer Energiestärke und Informations-dichte nicht verbraucht. Anlagen dieser Art sollten nicht als zentrale Hausanlagen eingebaut werden, da ansonsten das Lösen von Schadstoffen aus der Installation möglich ist, was natürlich eine Erhö-hung von Schadstoffen im Trinkwasser zur Folge hat. Am besten ist es, dieses Verfahren nur auf zuvor gereinigtes Wasser anzuwenden.

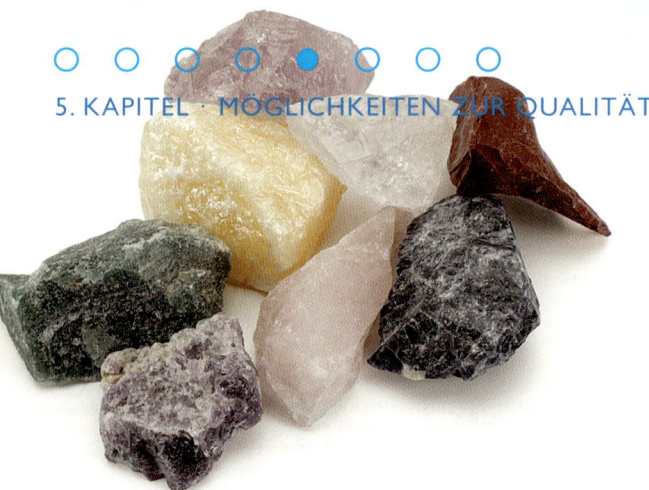

Kristalle zur Energetisierung von Wasser

KRISTALLE UND HALBEDELSTEINE

Als natürliche Informationsträger haben sich Kristalle und Halbedelsteine sehr verbreitet, die in die Wasserkaraffe gelegt werden. Es gibt eine Vielzahl von Büchern, die über deren Wirkung auf uns Menschen und da wiederum auf spezielle Organe oder auch auf Krankheitszustände berichten. Solche Wirkungen sind sicher da, sie sind jedoch wissenschaftlich noch nicht anerkannt. Teilweise werden ganze Halbedelsteinmischungen angeboten, um alles abdecken zu können. Da wir allerdings gar nicht genau wissen, was jeweils in unserem Körper speziell unterstützt werden sollte und welche Einflüsse uns vielleicht sogar hemmen, stehen wir diesen Mischungen eher kritisch gegenüber.

Ein Mineral, das materiell praktisch allgegenwärtig ist, ist Silizium und seine daraus gebildeten Steininformationen – die Gruppe der Quarze. Auf seiner Grundlage und mit ihm in Kontakt haben wir uns menschheitsgeschichtlich entwickelt und am besten daran adaptiert. Hierzu gehören Kristalle und Halbedelsteine wie Quarzkristalle, Amethyst und Rosenquarz. Abgesehen von diesen Steinen empfehlen wir bei anderen Steinen, sich vorher sehr genau mit deren Wirkungen und der individuellen gesundheitlichen Situation auseinanderzusetzen. Hat man »seinen« Stein gefunden, kann man ihn durchaus zusätzlich einsetzen.

KÜNSTLICHE INFORMATIONSTRÄGER

Es gibt zudem Belebungsmaterialien auf der Grundlage von Kohlenstoffverbindungen wie Kunststoffe, Silikate, aber auch Wässer mit Aluminium, auf die auf technischem und künstlichem Weg Informationen aufgebracht wurden. Auch hier werden die Informationen an das Wasser abgegeben. Wer zu dieser Methode tendiert, sollte sich – um kein Risiko einzugehen – beim Hersteller genauer erkundigen, welche Informationen jeweils aufgebracht wurden.

DAS GRANDER-VERFAHREN

Die von *Johann Grander* entwickelten Geräte werden fast ausschließlich als Hausanlagen installiert und betreffen somit die gesamte im Haus verbrauchte Wassermenge. Er kombiniert eine Informationsübertragung auf das Wasser mit einem starken magnetischen Feld, durch welches das Wasser fließen muss. Dadurch werden zwei Effekte erreicht: Zum einen wird durch das Magnetfeld der im Wasser gelöste Kalk zum Teil so verändert, dass sich kleine »Impfkristalle« bilden, an die sich weitere Kalkmoleküle zu sogenannten Kalkhaufen binden können, die im Wasser in Schwebe bleiben.

Dies hat den Vorteil, dass sich dieser Kalk nicht mehr in Haushaltsgeräten, in denen das Wasser erhitzt wird, festsetzt (Verkalkung) und sich das Wasser z. B. beim Duschen wesentlich weicher und angenehmer anfühlt. Man muss sich dabei aber im Klaren sein, dass sämtlicher mitgelieferter Kalk im Trinkwasser enthalten bleibt und sich im Körper eher schädlich auswirkt.

Zum anderen wird durch die Informationsaufbringung dieser *Grander*-Anlagen die Änderung der Clusterstrukturen geändert und die Reinigungsfähigkeit des Wassers durchaus erhöht. Beim Waschen können dadurch Waschmittel und Entkalker eingespart werden. Dadurch werden aber eventuell auch Stoffe aus der Hausinstallation gelöst, die eine zusätzliche Belastung des Trinkwassers zur Folge haben. Ideal einsetzbar ist die *Grander*-Anlage in Kombination mit einer nachgeschalteten Umkehrosmose-Anlage, die dann mit einer Verwirbelung dafür sorgt, dass das zur Verfügung stehende Trinkwasser höchste Qualität an Reinheit und Vitalität besitzt.

Tipps zur Entscheidungsfindung

Wenn Sie sich Gedanken über die Trinkwasserqualität in Ihrem Haus machen, dann sollten Sie zunächst einmal feststellen, welche Wasserqualität Ihnen vom Wasserwerk geliefert wird. Hier kann man eine Wasseranalyse vom Wasserwerk oder Gesundheitsamt anfordern, die aber leider nicht alle Analysewerte enthält. Außerdem kann auf dem Weg des Wassers durch die städtischen Wasserleitungen und ebenso von Ihrer Wasseruhr bis zum Zapfhahn noch einiges an Qualitätsänderungen passieren. Insofern ist es durchaus sinnvoll, eine Wasserprobe am Zapfhahn in der Küche zu entnehmen und genau analysieren zu lassen.

Um die Qualität Ihres Wassers besser beurteilen zu können, gibt es geeignete Testsets zur labortechnischen Wasseruntersuchung. Eine aktuelle Übersicht der Anbieter erhalten Sie kostenlos beim Leserservice des Verlags (Adresse s. Seite 159).

Die Frage ist dann, ob Sie nur Ihre Hausinstallation und die dort angeschlossenen Geräte schützen oder ob Sie zusätzlich etwas Gutes für Ihren Körper tun wollen. Für die Wasserentnahme in der Küche müssen Sie entscheiden, ob Sie zum Kochen, Trinken usw. vollkommen reines und vitales Wasser haben wollen – unsere Empfehlung – oder ob Sie sich nur auf die Beseitigung von belastenden Mineral- und Schadstoffen konzentrieren möchten. Dementsprechend sollten Sie die Auswahl der Wasserbehandlungsgeräte treffen.

Es lohnt sich immer, verschiedene Meinungen einzuholen, damit am Ende ein objektives Gesamtergebnis stehen kann. Wir haben immer wieder beobachtet, dass das Angebot eines Händlers jeweils als das auf dem Markt beste Gerät beschrieben wird. Bevor Sie Ihren Kauf besiegeln, sollten Sie auf jeden Fall das mit ihm hergestellte Wasser probiert haben, denn Sie werden dieses Wasser auf Dauer nur dann trinken, wenn es Ihnen auch wirklich schmeckt.

Kapitel 6
Eine Frage des Gleichgewichts: gesundes Wasser und ein ausgeglichener Säure-Basen-Haushalt

»Gesundheit ist der Lohn eines lebenslangen Bemühens um naturgemäßes Verhalten, für das sich der Einsatz lohnt.«

Hilmar Burggrabe

Die Signale unseres Körpers

Die moderne Medizin und Wissenschaft hat für viele der erst in den letzten 100 Jahren aufgetretenen Krankheitssymptome Medikamente entwickelt, die diese Symptome in vielen Fällen beseitigen oder zumindest lindern. Nur selten wird dabei nach den Ursachen bzw. der Bedeutung dieser Symptome gefragt. Ziel ist es vielmehr – auch im Sinne des Patienten –, diese unangenehmen Symptome möglichst schnell zu beseitigen. Auch der Patient wünscht dies so, was groteskerweise immer wieder auch dazu führt, dass ein Patient den Arzt wechselt, wenn dieser nicht bereit ist, gewissermaßen mit Kanonen auf Spatzen zu schießen. Ist Ihnen bei hoher Geschwindigkeit auf der Autobahn schon einmal das rote Warnsignal für den Ölstand im Motor angegangen? Vernünftigerweise fahren Sie mit gedrosselter Geschwindigkeit in die nächste Werkstatt und bitten den dortigen Mechaniker mit der Bemerkung »Die Ölwarnleuchte brennt«, nach dem Rechten zu sehen. Was würden Sie sagen, wenn dieser die Birne in der Ölwarnlampe herausdreht und Ihnen den Wagen mit dem Satz übergibt: »Sie können weiterfahren, die Warnleuchte brennt nicht mehr.« Sehr weit kämen Sie unter diesen Umständen mit dem Wagen nicht, denn der Motor würde seinen Geist aufgeben.

Das medikamentöse Abstellen von körperlichen, meist Schmerzsymptomen ohne die Hinterfragung der Ursachen für dieses Symptom und dessen Behandlung kommt dem Verhalten des Automechanikers sehr nahe und wir können sehr bald mit weiteren, nachfolgenden Symptomen rechnen. Der Vergleich mit einem Daubenfass soll dies weiter verdeutlichen: Ein Daubenfass besteht aus einzelnen Holzbrettern, die mit Metallreifen zusammengehalten sind. In den Brettern befinden sich oft Äste, welche die Eigenschaft haben, sich bei leerem Fass durch

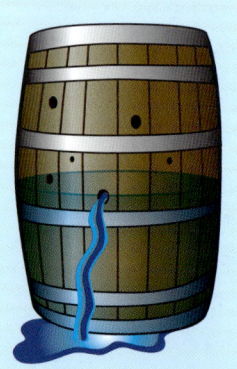

DAS PRINZIP DES DAUBENFASSES

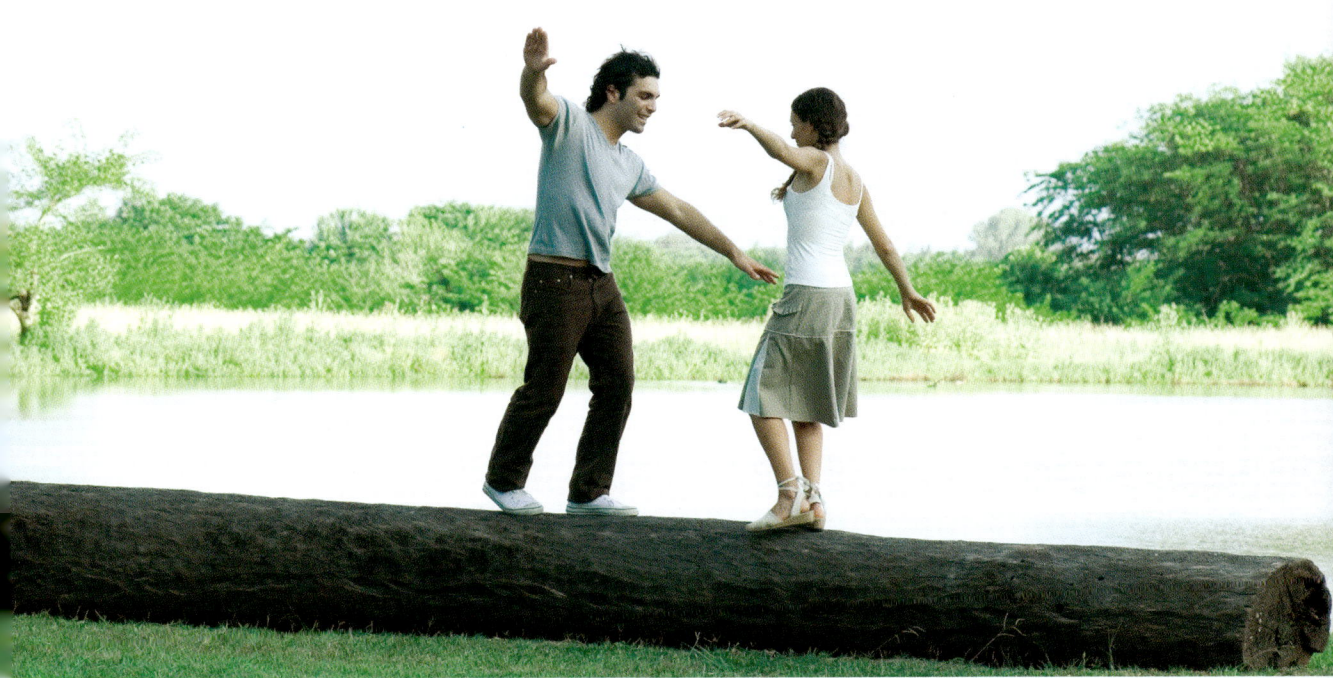

das Austrocknen des Holzes zu lösen. Sie fallen aus dem Brett heraus und hinterlassen Öffnungen, die je nach Daube in verschiedenen Höhen sichtbar werden (siehe Abbildung links). Füllen wir dieses Fass z. B. mit Wasser, gelingt dies nur bis zu dem untersten Loch, weil hier das Wasser ausläuft. Wenn wir dieses Fass mit unserem Körper und die Füllmenge mit Wasser mit der Belastung unseres Körpers, z. B. mit ausscheidungspflichtigen Stoffwechselendprodukten wie Säuren und Salzen oder auch exogenen* schädlichen Stoffen aus der Nahrung vergleichen, dann können wir dieses erste Loch als erstes Symptom, also Signal des Körpers, bei irgendeinem Organ wahrnehmen. Es gibt zwei Möglichkeiten, darauf zu reagieren. Die sinnvolle wäre, nach den Ursachen für das Ansteigen dieses Belastungsspiegels zu suchen und diese abzustellen, sodass das Symptom verschwindet und beim Vergleich mit dem Fass der Wasserspiegel sinkt. Die andere Möglichkeit wäre, einen Keil zu zimmern und diesen in das Loch zu treiben, damit das Leck im Fass verschwindet.

Auf den Körper bezogen bedeutet dies, dass wir medikamentös das spezielle Symptom beseitigen. Wir haben zunächst einmal Ruhe. Nun allerdings steigt der Wasserspiegel im Fass bzw. der Belastungsspiegel in unserem Körper an. Beim Fass wird das nächst höhere Loch die Füllmenge wieder begrenzen und beim Körper das nächste Symptom auftreten lassen. Stopfen wir immer wieder solche Löcher, werden immer mehr Symptome auftreten und das Fass zum Überlaufen bringen. Dies bedeutet oft einen für uns starken Einschnitt in unsere Gesundheit, der uns schließlich erwachen lässt.

Wie dieser Vergleich zeigt, ist es wirklich sinnvoll, Symptome – die Signale des Körpers – frühzeitig als solche zu erkennen und ernst zu nehmen, deren Ursachen zu finden und diese zu beseitigen.

---

* von außen in den Organismus gelangende Stoffe

Die Bedeutung des Säure-Basen-Gleichgewichts

Das Säure-Basen-Gleichgewicht hat während der letzten Jahrzehnte in den Gesundheitsdiskussionen, besonders im Bereich der Naturheilkunde, mehr und mehr an Bedeutung gewonnen. Die Erörterung dieses Themas ist in keiner Weise neu und zieht sich über praktische Erfahrungen und Lehren beginnend mit *Paracelsus* über den Arzt und Trennkostbegründer *William Howard Hay, Dr. Ragnar Berg, Dr. Enno Sander, Alfred Pischinger, Dr. Maximilian Bircher-Benner, Lothar Wendt, Hartmut Heine* und viele mehr bis in die heutige Zeit hinein. Dennoch gibt es immer noch Ärzte, die sich der teils in der Wissenschaft vertretenen Meinung anschließen, dass der Körper mit der Aufrechterhaltung seines Säure-Basen-Gleichgewichts keine Probleme habe und dies unabhängig von der gewählten Nahrungszufuhr sei. Sie nehmen mit dieser Aussage Bezug auf die Tatsache, dass

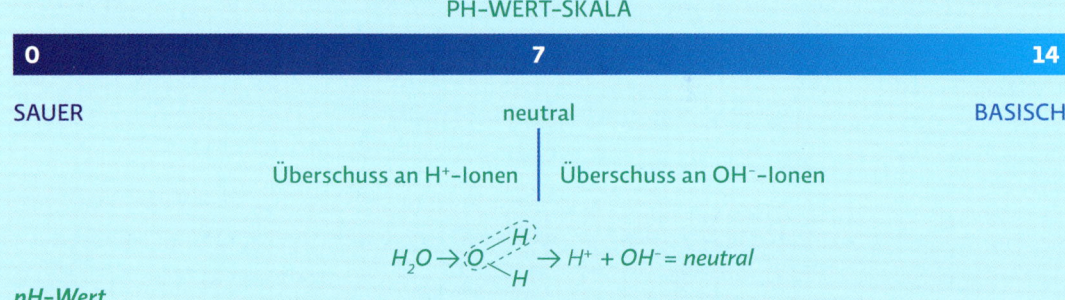

PH-WERT-SKALA

| 0 | 7 | 14 |

SAUER   neutral   BASISCH

Überschuss an H^+-Ionen   Überschuss an OH^--Ionen

$$H_2O \rightarrow O \underset{H}{\overset{H}{<}} \rightarrow H^+ + OH^- = neutral$$

pH-Wert

Er stellt den negativen Exponenten der Wasserstoffionenkonzentration einer Flüssigkeit dar (aus dem Lateinischen für potentia hydrogenii = Konzentration des Wasserstoffs) und ist ein Maßstab dafür, ob diese Flüssigkeit sauren oder basischen Charakter hat. Wie die Abbildung zeigt, bewegt er sich zwischen den Werten in der Größenordnung um 0 = sehr sauer über den Wert 7,0 = neutral bis hin zu 14 = sehr basisch. Wenn also der pH-Wert einer Flüssigkeit kleiner als 7 ist, ist sie sauer, wenn er größer als 7 ist, ist sie basisch. Die absolute Größe gibt Auskunft über die Stärke der Säure (je kleiner, desto saurer) oder der basischen Lösung (je größer, desto basischer). Ist ein Überschuss an H-Ionen in einer Flüssigkeit vorhanden, ist sie sauer, ist ein Überschuss an OH-Ionen vorhanden, ist sie basisch. Wird reines Wasser in Ionen aufgespalten – der Fachbegriff hierfür ist dissoziiert –, so ergibt sich folgendes Bild:

H_2O (ein Sauerstoff- ist mit zwei Wasserstoffatomen verbunden) $\rightarrow H^+$- und OH^--Ionen

H = Wasserstoff, O = Sauerstoff, H_2O = Wasser

Da sich hieraus gleich viele H^+- und OH^--Ionen ergeben, ist Wasser neutral. Gibt man zu einer sauren Lösung (Überschuss von H^+-Ionen) eine basische und gleicht damit den Wasserstoff-Überschuss aus, so wird diese Lösung schließlich neutral. Das ist im Grunde das Prinzip der Abpufferung von Säuren, bei der dann oftmals neutrale Salze entstehen, die vom Körper ausgeschieden werden. Diese Erläuterung möge als Basis der chemischen Vorgänge beim Säure-Basen-Gleichgewicht dienen.

sich der pH-Wert im Blut als Maßstab für seinen Säure-Basen-Zustand sehr konstant nur in den engen Grenzen von 7,35 bis 7,45 bewegt. Diese Feststellung des konstanten pH-Werts im Blut ist richtig und sogar lebenswichtig, da uns selbst kleinste Abweichungen über diese Grenzen nach oben oder unten ins Koma führen. Es gibt weitere Größen im Blut, die absolut konstant gehalten werden müssen, wie z. B. der Kalziumgehalt. Die Naturheilkunde sieht hierbei jedoch hinter die Kulissen und erkennt die Probleme dabei in den physiologischen Vorgängen des Körpers, mit denen er diese Konstanz erreicht. Sie sieht als einen wesentlichen Ort des Geschehens das Zwischenzell- oder Bindegewebe, das im wissenschaftlichen Bereich als Grundsubstanz definiert wird. Mit der Klärung dieser lebenswichtigen Vorgänge ergeben sich auch die Möglichkeiten, durch die auf den Körper helfend eingewirkt werden kann. Hierauf wird im Einzelnen in diesem Buch eingegangen.[35, 37]

Symptome der Übersäuerung

Die Symptome der Übersäuerung bzw. die Signale unseres Körpers für ein gestörtes Säure-Basen-Gleichgewicht teilen wir in drei Bereiche ein: zunächst Störungen, dann Beschwerden und schließlich Krankheiten.

STÖRUNGEN

Zu diesem ersten Bereich zählen wir Auffälligkeiten wie:

- immer wieder auftretende Blähungen
- wiederholt auftretende Verstopfung oder auch Durchfall
- Magenbrennen und Erbrechen
- Sodbrennen
- Schluckauf
- Darmentzündungen
- Hämorrhoiden und Einrisse im Darmausgang
- chronische Abgeschlagenheit und Müdigkeit
- häufige Kopfschmerzen (auch der Wetterempfindlichkeit zugeschriebene Kopfschmerzen)
- Gliederschmerzen
- gehäufte Infektionen

All diese Störungen sind jedoch kein Ärgernis, sondern vielmehr willkommene Fingerzeige des Körpers mit der Aufforderung, nach ihren Ursachen zu suchen und Änderungen in Form von besseren Voraussetzungen für unseren Körper zu schaffen. Hören wir nicht auf sie, so bringt uns die schleichende Weiterentwicklung der Symptome in den zweiten Bereich der Beschwerden.

BESCHWERDEN

Hierzu zählen:

- ein geschwächtes Immunsystem und daraus folgende ständige Erkältungskrankheiten oder anhaltende Infektionen

- brüchige Fingernägel und/oder ständiger Nagelpilz

- blasse und fahle Haut, chronische Hautentzündungen bis hin zu Hauteiterungen

- chronisches Hautjucken oder auch Hautquaddeln

- chronisches Zahnfleischbluten oder Parodonditis bis hin zu Karies

- Verdauungsstörungen mit Darmträgheit oder chronische Darmreizungen und Blähungen

- ständig saures Aufstoßen und/oder Magenschleimhautreizungen

- Hefepilzerkrankungen im Mund- oder Magen-Darm-Trakt

- ständig kalte Füße und/oder Hände

- ständige Kopfschmerzen bzw. Migräne

- Muskelverhärtungen oder Verspannungen vor allem im Bereich der Nacken-, Schulter- und Rückenmuskulatur

- stark überlastetes Nervensystem, leichte Reizbarkeit und Ermüdbarkeit, Antriebslosigkeit

- hohe Schmerzempfindlichkeit der Haut oder des Körpers

- chronische Schmerzzustände, für die auch nach intensivem diagnostischen Vorgehen keine Ursachen gefunden werden können

Wenn wir auch diesen Beschwerden nur mit Symptombekämpfung entgegentreten und nicht deren Ursache beseitigen, bewegen wir uns weiter in Richtung der dritten Gruppe: der Erkrankungen.

ERKRANKUNGEN

Hierzu zählen praktisch alle uns bekannten und plagenden Zivilisationskrankheiten, die sich besonders seit den 50er-Jahren des vergangenen Jahrhunderts als ernährungsabhängige Krankheiten in erschreckendem Ausmaß entwickelt haben. Dazu gehören:

- Gicht
- Allergien
- Blutgefäßbelastungen und Arterienverkalkung
- Diabetes mellitus
- Bindegewebserkrankungen
- Osteoporose
- Rheuma
- Neurodermitis
- Krebserkrankungen
- Herzinfarkt
- Gallen- und Nierensteine
- Magen-, Darmgeschwüre
- Schmerzsyndrome

Die Naturheilkunde geht davon aus, dass diese Krankheitsbilder eng mit der Frage des Säure-Basen-Gleichgewichts im Körper zusammenhängen. Diese Erkenntnis wird durch viele Forschungsergebnisse bekräftigt, die in Untersuchungen mit Betroffenen zeigten, dass die Risikofaktoren für diese Krankheiten in bemerkenswerter Weise positiv beeinflusst werden können bei Umstellung der Ernährung in Richtung einer basisch ausgeprägten Kost. Die Ernährungswissenschaft empfiehlt bereits heute eine abwechslungsreiche, genussreiche Vollwert-Ernährung als gesundheitsfördernd, obwohl sie sich mit der Lehre vom Säure-Basen-Gleichgewicht noch nicht identifiziert. Fest steht, dass eine solche Vollwert-Ernährung auf jeden Fall wesentlich basischer ausgerichtet ist als die heutzutage in der breiten Bevölkerung übliche Ernährung.[49, 51]

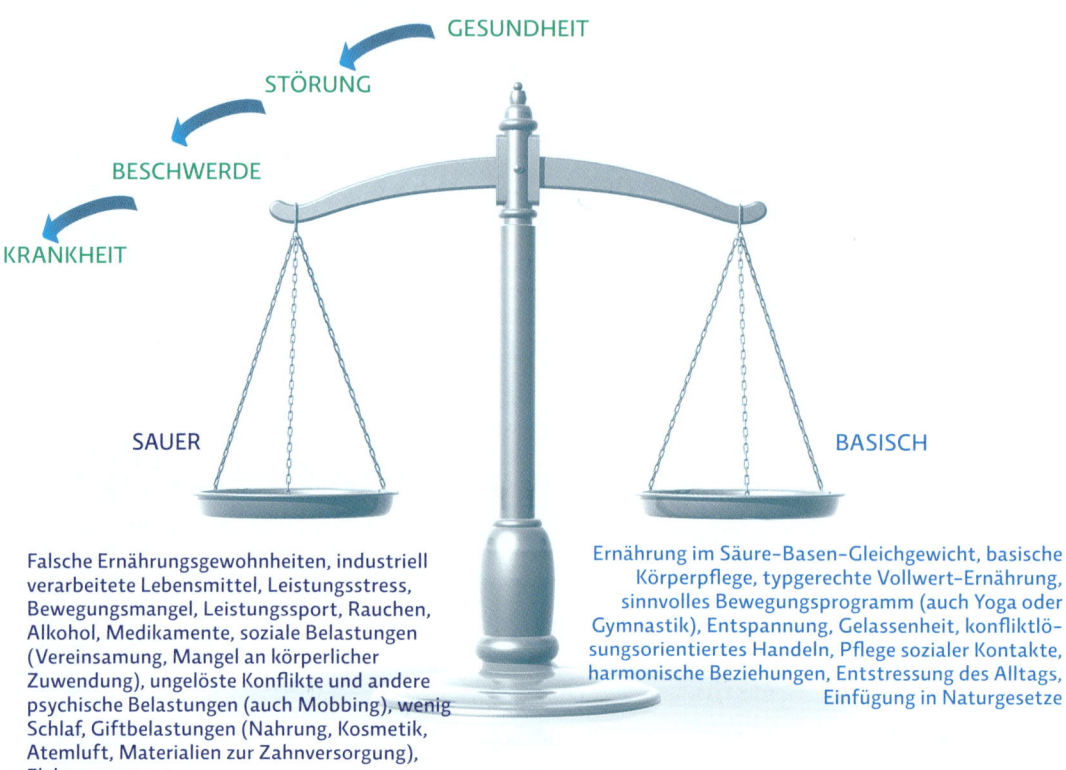

GESUNDHEIT

STÖRUNG

BESCHWERDE

KRANKHEIT

SAUER

BASISCH

Falsche Ernährungsgewohnheiten, industriell verarbeitete Lebensmittel, Leistungsstress, Bewegungsmangel, Leistungssport, Rauchen, Alkohol, Medikamente, soziale Belastungen (Vereinsamung, Mangel an körperlicher Zuwendung), ungelöste Konflikte und andere psychische Belastungen (auch Mobbing), wenig Schlaf, Giftbelastungen (Nahrung, Kosmetik, Atemluft, Materialien zur Zahnversorgung), Elektrosmog u. a.

Ernährung im Säure-Basen-Gleichgewicht, basische Körperpflege, typgerechte Vollwert-Ernährung, sinnvolles Bewegungsprogramm (auch Yoga oder Gymnastik), Entspannung, Gelassenheit, konfliktlösungsorientiertes Handeln, Pflege sozialer Kontakte, harmonische Beziehungen, Entstressung des Alltags, Einfügung in Naturgesetze

Der Begriff des Säure-Basen-Gleichgewichts soll noch einmal an dem Modell der Waage verdeutlicht werden: Bei einer Waage kommt es immer darauf an, was in die Waagschale hineingelegt wird. In diesem Modell legen wir in die linke Waagschale das saure Milieu und in die rechte das basische Milieu. Gleichgewicht herrscht dann, wenn der Waagebalken in der Horizontalen liegt. Dies heißt nicht, dass in jedem Bereich des Körpers ein neutraler Zustand herrscht, sondern der für den jeweiligen Bereich optimale Zustand, auf den im Folgenden genauer eingegangen wird. Verschiebt sich nun das Milieu im Körper insgesamt in Richtung sauer, wird die linke Waagschale schwerer und senkt sich aus dem Gleichgewicht nach links unten. Bei kleinen Abweichungen macht sich dies durch die bereits aufgeführten Störungen bemerkbar. Wie wir noch sehen werden, können wir dem durch unser Verhalten entgegenwirken: durch eine säuremindernde Nahrung oder durch eine Erhöhung der basisch wirkenden Nahrungszufuhr (vgl. Rezeptvorschläge ab Seite 131). Die Waagschalen können dann sehr bald wieder in ihre optimale Gleichgewichtsstellung zurückkehren. Wenn wir aber nicht auf diese Störungssignale reagieren, wird sich die linke Schale weiter senken und wir erreichen den Bereich der Beschwerden. Reagieren wir auch hierauf nicht, senkt sie sich weiter in den Bereich der Krankheit. An diesem Bild wird klar, dass die Krankheit in der Regel nicht aus heiterem Himmel auftaucht, sondern dass sich Vorboten zeigen, auf die wir reagieren können und somit dem Körper helfen, solche Fehlentwicklungen zu korrigieren.

Die auf der rechten, basischen Seite der Waage aufgeführten Begriffe und Aktivitäten scheinen uns fast selbstverständlich, sie sind es aber in keiner Weise. In unserer Kultur einer hochtechnisierten Welt haben wir uns leider oft von einer naturnahen, ausgleichenden und sinnvollen Lebensführung weit entfernt und sind uns dessen aber gar nicht bewusst. Viele Menschen überfordern ihren Körper ständig und nehmen dies nicht mehr wahr, weil es so selbstverständlich geworden ist und man oft auch glaubt, nichts mehr dagegen machen zu können. Da gibt es dann Rufer, die uns mahnen: »Zurück zur Natur!«

Zu diesen gehören wir jedoch nicht, denn es scheint nicht sinnvoll, das Räderwerk rückwärts drehen zu wollen. Wozu wir aber auffordern, ist: »Vorwärts zur Naturgesetzlichkeit.«* Es lohnt, sich mit den für alles Leben geltenden Naturgesetzen zu befassen, sie zu ergründen und dann seinen individuellen Standort innerhalb dieser natürlichen Ordnung zu finden. Das steht nicht unweigerlich im Gegensatz zu den technischen Entwicklungen, man erhält aber dadurch Maßstäbe, mit dieser sinnvoll umzugehen und dazu beizutragen, dass wir uns nicht – im großen Zusammenhang gesehen – unserer Lebensgrundlage als Menschen berauben. Die Umsetzung dieser Maxime ist je nach den vorhandenen Umgebungsbedingungen des Einzelnen individuell sehr unterschiedlich.

Einige wichtige, dazu gehörende Themenbereiche wie z. B. die typgerechte Ernährung, ein ausgeglichenes Säure-Basen-Gleichgewicht, ein sinnvolles Bewegungsprogramm oder auch das Fasten werden in den jeweiligen Kapiteln des Buches eingehend behandelt.

Die körpereigenen pH-Werte

Wie schon erwähnt, sind die pH-Werte im Körper nicht überall gleich und zum Teil auch variabel. Wir können heute die pH-Werte in den verschiedenen Körperregionen ziemlich genau eingrenzen. In der folgenden Abbildung sind hiervon einige aufgeführt. Es fällt auf, dass in einigen Bereichen wie der Bauchspeicheldrüse, der Galle, beim Schweiß oder auch beim Harn die Schwankungsbreite sehr groß ist, wohingegen in anderen Bereichen – wie dem Blut, dem Bindegewebe oder auch dem Darm – die Toleranzbreite sehr klein ist. Die Einhaltung dieser verschiedenen pH-Werte hat für den Ablauf der biochemischen Prozesse im Körper außerordentliche Bedeutung. Alle diese Prozesse werden von unseren Enzymen gesteuert; ohne solche Biokatalysatoren wären diese lebenserhaltenden biochemischen Vorgänge gar nicht möglich. Das Besondere daran ist, dass die Enzyme nur dann optimal arbeiten können, wenn in ihrer Arbeitsumgebung der für sie optimale pH-Wert vorliegt. Das ist für die Enzyme des Magens ein stark saurer pH-Wert von 1,5, dagegen für die im Darm arbeitenden Enzyme ein schwach basischer pH-Wert von 7,2. Das Blut kann seine vielfältigen Aufgaben nur

---

* Diese Maxime veröffentlichte *Dr. Hilmar Burggrabe* bereits im Jahr 1981 – sie gilt heute in gleichem Maße.

innerhalb der pH-Wertgrenzen von 7,35 bis 7,45, optimal bei 7,4 erfüllen, beim Gehirn sind die Grenzen mit 7,3 bis 7,4 ebenso eng gesetzt. Die Einhaltung dieser Werte ist absolut lebenswichtig. Sinkt der pH-Wert des Bluts z. B. unter 7,35 oder steigt er über 7,45, dann treten starke Befindlichkeitsstörungen bis hin zum Koma auf. Die Einhaltung dieser Werte ist also unerlässlich.

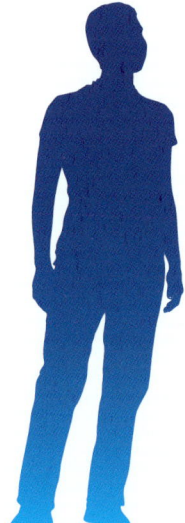

DIE UNTERSCHIEDLICHEN PH-WERTE IM KÖRPER

0 SAUER		7 neutral	BASISCH 14
Magensaft	1,2–2,0	Herzmuskel bei Herzstillstand	6,2–6,4
Nierensperre	4,0–4,4	Abendurin	6,8–7,4
Scheide	4,0–4,7	Körperzellen	~ 6,9
Schweiß	4,0–6,3	Bindegwebe	7,08–7,29
Dünndarm	~ 6,0	Zwölffingerdarm	~ 7,2
Haut	5,0–6,0	Gehirn	7,3–7,4
Stuhl	6,0–7,0	Blut	7,35–7,45
Muskelgewebe	6,1–6,9	Sekret der Bauchspeicheldrüse	7,5–8,5
Speichel	6,5–8,0	Sekret der Gallenblase	~ 7,1
Morgenurin	5,0–6,8	Fruchtwasser	~ 8,5

Die verschiedenen Grade der Übersäuerung

Alle Entwicklungen im Körper gehen stufenweise vor. Wir können also nicht von einem plötzlichen Umschalten des basischen Milieus in ein saures Milieu ausgehen. Dieser Prozess ist vielmehr eine langsame Veränderung in die eine oder andere Richtung. Schon deshalb, weil der Körper immer wieder versucht, durch seine Stoffwechselvorgänge korrigierend einzugreifen. Die Tatsache, dass dadurch Veränderungen sehr langsam, gewissermaßen schleichend stattfinden, führt dazu, dass wir sie kaum wahrnehmen und daher auch nicht früh genug darauf reagieren. An auftretenden Symptomen können wir das Fortschreiten der Verschiebung des Säure-Basen-Gleichgewichts kenntlich machen. In der Literatur teilt man üblicherweise diese Entwicklung in sechs Säuregrade (siehe folgende Absätze) ein.[89, 90, 92]

IDEALZUSTAND

Hier herrscht das optimale Gleichgewicht von Säuren und Basen. Durch Mahlzeiten bedingte Säure- und Basenfluten können ohne Probleme vom Körper ausgeglichen werden.

LATENTE AZIDOSE

Diese gewissermaßen noch versteckte Übersäuerung führt in der vorhandenen Regulierungsfähigkeit des Blutes nicht zu beängstigenden Symptomen. Die Speicherorgane des Körpers, hier besonders die Grundsubstanz (Bindegewebe), sind aber schon mit Säureresten angefüllt. Erste Anzeichen dieses Zustands sind unerklärliche Müdigkeit, Verstopfung und eventuell auch Magendrücken.

AKUTE AZIDOSE

Diese vorübergehende Übersäuerung wird meist durch Infektionskrankheiten ausgelöst. Denn durch die Gegenmaßnahmen des Körpers wie Fieber, Durchfall, Entzündungen usw. wird die Stoffwechsellage in Richtung sauer verstärkt. Die hierbei vermehrt auftretenden Eiweißreste der vom Immunsystem bekämpften Krankheitserreger als auch die Stoffwechselprodukte noch aktiver Erreger wirken hierbei säurebelastend. Daher kann man auch bei diesen Unpässlichkeiten seinen Körper in seinen Heilungsfunktionen unterstützen, indem Maßnahmen ergriffen werden, die das basische Milieu fördern. Nach überstandener Infektionskrankheit zieht sich die akute Azidose wieder zurück, sofern genügend Basenreserven vorhanden sind. Ist dies nicht der Fall, bleibt das Immunsystem geschwächt und die Gefahr neuer Infektionen mit wiederholten körpereigenen Gegenmaßnahmen ist groß.

CHRONISCHE AZIDOSE

Bei dieser chronischen Übersäuerung treten bereits stärkere Symptome und Krankheitsbilder auf, deren Entstehung oft »unbekannten Ursachen« zugeschrieben wird. Hierzu zählen z. B. der rheumatische Formenkreis wie auch chronische Schmerzzustände (z. B. Fibromyalgie).

LOKALE AZIDOSE

Diese örtliche Übersäuerung wird durch klare Symptome sichtbar wie z. B. Durchblutungsstörungen und damit verbunden kalte Füße und kalte Hände, verursacht durch die abnehmende Fließfähigkeit des Bluts. Auch Arteriosklerose bis hin zu Gefäßverschlüssen (Herzinfarkt, Schlaganfall, Nierenversagen usw.) werden hierdurch verursacht. In all diesen Fällen der lokalen Azidose wirken Umstellung auf basische Ernährung und Durchführung von Basenkuren oftmals »Wunder«.

SÄURETOD

Die endgültige Säurekatastrophe kann viele Gesichter haben – vom Nierenversagen über tödlichen Infarkt und Krebs bis hin zum Zuckerkoma.[57]

Die körpereigene Steuerung der unterschiedlichen pH-Werte

Wie der Körper es schafft, die teilweise sehr engen Grenzen der pH-Werte konstant zu halten, soll am Beispiel der Blut-pH-Werte erläutert werden. »Gut gekaut ist halb verdaut!«, sagt der Volksmund – und er hat vollkommen Recht! Dies meint aber nicht nur, dass wir die Nahrung im Munde gut zerkleinern, sondern auch, dass sie sich durch diese bessere Zerkleinerung länger im Mundbereich aufhält und es den in der Mundschleimhaut vorhandenen Sensoren ermöglicht, das Profil dieser Nahrung festzustellen, also wie sie sich aus Kohlenhydraten, Fetten und Eiweiß anteilig zusammensetzt. Diese Information wird an den Magen, den Darm und die innersekretorischen Drüsen wie die Bauchspeicheldrüse, die Leber und Galle weitergeleitet, sodass diese mit der Produktion und der Bereitstellung der entsprechenden Enzyme beginnen können.

Essen wir zu hastig und zu schnell, gelangt die Nahrung weitgehend unvorbereitet in den Magen-Darm-Trakt und die zu ihrer Verdauung notwendigen Enzyme können dann erst nachträglich von den dort ebenfalls vorhandenen Sensoren angefordert werden. Dies ist oft die Ursache für Verdauungsbeschwerden in Magen und Darm. Erhält z. B. der Magen rechtzeitig die Information, dass eiweißreiche Nahrung zu erwarten ist, beginnt er sofort mit der Produktion von Magensäure und stellt eiweißspaltende Enzyme zur Verfügung. Um diese Vorgänge genauer zu erklären, müssen wir auf eine chemische Gleichung Bezug nehmen, die wir auch später zur Erläuterung anderer Vorgänge noch benötigen. Die Produktion von Magensäure wird durch die in der Magenwand vorhandenen Belegzellen durchgeführt und läuft folgendermaßen ab:

$NaCl + H_2CO_3 \rightarrow HCl + NaHCO_3$
Kochsalz und Kohlensäure reagieren zu Magensäure (Salzsäure) und Natron (Natriumbikarbonat).

Was auf der rechten Seite dieser Formel steht, ist als Ganzes neutral (pH-Wert = 7,0). Seine Einzelbestandteile sind aber im Fall der Magensäure sehr sauer (HCl) und im Fall des Natrons ($NaHCO_3$) sehr basisch. Der Körper trennt diese beiden Bestandteile, indem die Belegzellen die Salzsäure in den Magen abgeben und dadurch ein sehr saures Milieu herstellen, das für die Eiweißverdauung benötigt wird. Das Natron (Natriumbikarbonat) geben die Belegzellen direkt ins Blut ab, sodass dort eine basische Verschiebung des pH-Wertes stattfindet und das Blut die Möglichkeit erhält, auftretende Säurebelastungen auszugleichen; man nennt dies abpuffern.

Dieser für das Säure-Basen-Gleichgewicht wichtige Mechanismus zählt zu den sogenannten Puffersystemen des Körpers. Neben diesem Bikarbonatpuffer, der den größten Anteil daran hat, sind in absteigender Folge ihres Anteils der Hämoglobinatpuffer, der Proteinatpuffer und der Phosphatpuffer zu nennen. Alle zusammen sorgen dafür, dass der pH-Wert des Bluts in seinen engen Grenzen von 7,35 bis 7,45 gehalten wird. Bei den weiteren Betrachtungen konzentrieren wir uns in erster Linie auf den Bikarbonatpuffer, weil man mit ihm bei Entgleisungen viele Vorgänge gut erklären kann, die wir als Störungen oder auch Beschwerden im Alltag wahrnehmen.

Die Salzsäure im Magen wird in erster Linie für die Verdauung von Eiweiß gebraucht. Wenn wir daher eine eiweißreiche Nahrung zu uns nehmen, wird automatisch viel Magensäure erzeugt. Dadurch kommen nach der obigen Beschreibung auch größere Mengen Basen in Form von Natron ins Blut. Eiweiß ist besonders bei tierischer Herkunft mit Zellkerneiweiß, Nukleinsäuren und Purinen belastet. Als Stoffwechselendprodukt bei der Verstoffwechselung von normalem Eiweiß entsteht im Körper Harnstoff, der als wasserlösliche Substanz über die Niere mit dem Harn ausgeschieden wird. Das alleine ist noch nicht besorgniserregend.

Das Endprodukt des Purinstoffwechsels ist die Harnsäure, die ebenfalls über die Niere entsorgt wird. Hier können Probleme auftreten, wenn die Niere mit der Ausscheidung der Harnsäure Schwierigkeiten bekommt. In diesem Fall steigt der Harnsäurewert im Blut, was bei Überschreitung der Lösungsfähigkeit zu schmerzhaften Symptomen (Beschwerden) bis hin zur Gichtkrankheit führen kann (vgl. Seite 89).

Eiweißreiche Nahrung, die ja immer mehr oder weniger auch mit Purinbelastung verbunden ist, führt also zu einer Säurebelastung des Bluts. Insofern ist es vom Körper optimal eingerichtet, dass bei der für die Eiweißverdauung im Magen notwendigen Magensäureproduktion gleichzeitig durch die Belegzellen immer auch ein Basenschwall ins Blut abgegeben wird, der die Säurebelastung abpuffern kann. Tierisches Eiweiß enthält gegenüber pflanzlichem Eiweiß in der Regel wesentlich mehr Purine und belastet dadurch den Stoffwechsel stärker in Richtung sauer.

Eine weitere Möglichkeit des Körpers, Säurebelastungen zu kompensieren, ist die Neutralisierung der Säuren durch Mineralstoffe, die mit den Säuren neutrale Salze bilden, die ebenfalls über die Niere ausgeschieden werden. Dieser Vorgang kann aber nur stattfinden, wenn im Körper genügend Mineralstoffe (Basen) vorhanden sind. Sie müssen mit der Nahrung zugeführt werden. Da sie in erster Linie in pflanzlicher Nahrung vorhanden sind, sollte diese deutlich bevorzugt werden, wenn wir uns im Säure-Basen-Gleichgewicht ernähren wollen.[49]

Die Nieren – Hauptausscheidungsorgane für Säuren

Wenn wir die Nieren genauer betrachten, können wir uns nur über die enorme Arbeitsleistung wundern, die diese Organe täglich vollbringen, ohne dass wir es eigentlich wahrnehmen. Sie filtern pro Tag etwa 1 500 Liter Blut – und zwar in zwei Stufen. Das Ergebnis der ersten Filterstufe sind bei einem 70 kg schweren Menschen ca. 180 Liter Primärharn, der neben den ausscheidungspflichtigen Stoffen auch noch Inhaltsstoffe aufweist, die in

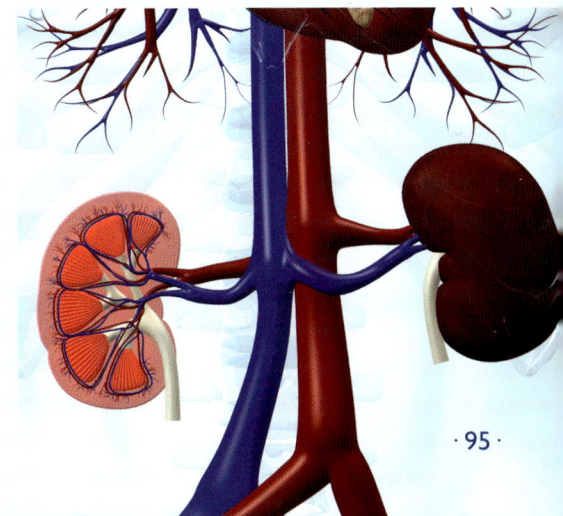

der zweiten Filterstufe rückresorbiert werden, wenn der Körper sie benötigt. Auf diese Weise steuern die Nieren auch den Mineral- und Vitaminhaushalt (wasserlösliche Vitamine*) und beeinflussen das Elektrolytgeschehen. In der zweiten Filterstufe werden aus den ca. 180 Litern Primärharn ungefähr 1,5 Liter Sekundärharn hergestellt, der mit dem Urin ausgeschieden wird. Die Nierenleistung – hinsichtlich der Menge der Ausscheidung – ist natürlich abhängig von der über das Trinken zugeführten Flüssigkeit. Hier wird empfohlen, täglich mindestens 1,5–2 Liter nicht belastende Flüssigkeit (Wasser, Tees, verdünnte Frucht- und Gemüsesäfte u. a.) zu konsumieren. Auf die Qualität dieser Getränke, speziell auch des Wassers, haben wir bereits in Kapitel 5 hingewiesen. Den Nieren geht es, was die Menge der ausscheidungspflichtigen Inhaltsstoffe des Urins betrifft, umso besser, je mehr Flüssigkeit ihnen dazu zur Verfügung steht.

Wenn wir davon sprechen, möglichst viel zu trinken, dann kommt immer wieder die Frage auf, ob man die Nieren damit nicht überlastet. Dies ist nicht der Fall; *Prof. Dr. med. Peter Deetjen* hat an der Universität Innsbruck, Institut für Physiologie und Balneologie, einen solchen Trinkversuch gemacht, bei dem die teilnehmenden Studenten in allen ihren Blut-, Herz- und Nierenparametern bei steigender Trinkmenge überwacht wurden. Der Versuch wurde bei 25 Litern pro Tag abgebrochen, obwohl bis dahin noch keine negative Beeinflussung von Nieren, Herzkreislaufsystem usw. zu beobachten war. Also keine Angst vor zu viel Trinken (gemeint sind hier natürlich die oben erwähnten Getränke, nicht jedoch Alkohol, Kaffee, schwarzer Tee, Heiltees usw.).

Auch die Ausscheidungsfähigkeit der Nieren ist in hohem Maße durch den in ihrem Milieu herrschenden pH-Wert beeinflusst. Das liegt daran, dass die höchste Löslichkeit speziell von Säuren in einer Flüssigkeit – und damit auch im Blut – bei einem pH-Wert von 7,4 gegeben ist. Zur Erinnerung: Das ist der pH-Wert, auf den das Blut in ganz engen Grenzen festgelegt ist. Nimmt der pH-Wert im ausscheidenden Nierenmilieu nur um 1,0 ab, verringert sich die Ausscheidungsleistung der Nieren für die im Urin enthaltenen Stoffe – auch der Säuren – auf ein Zehntel. Umgekehrt ist bei einer Erhöhung des pH-Werts um 1,0 die Ausscheidung zehnfach erhöht. Man sieht daran, dass über den pH-Wert eine sehr große Einflussmöglichkeit auf das Ausscheidungsverhalten der Niere gegeben ist. Was natürlich unmittelbar auf das Blut zurückwirkt.

Die rechte Abbildung soll das noch einmal veranschaulichen: Wir stellen uns einen Behälter mit einem Auslauf vor, der das Organ der Niere darstellt. In dem Behälter ist ein Flüssigkeitsspiegel sichtbar, der den Harnsäurespiegel in mg/100 ccm Blut (mg %) wiedergibt. Die Höhe dieses Harnsäurespiegels wird durch zwei Dinge beeinflusst: Einmal durch die mit unserer Nahrung zugeführte Purinmenge, deren Endabbauprodukt die Harnsäure ist, zum Zweiten durch die Harnsäure, die durch die körpereigenen Vorgänge der Zellerneuerung entsteht (hierbei werden Zellen ab- und

---

* Zu den wasserlöslichen Vitaminen gehören alle Vitamine der B-Gruppe und das Vitamin C.

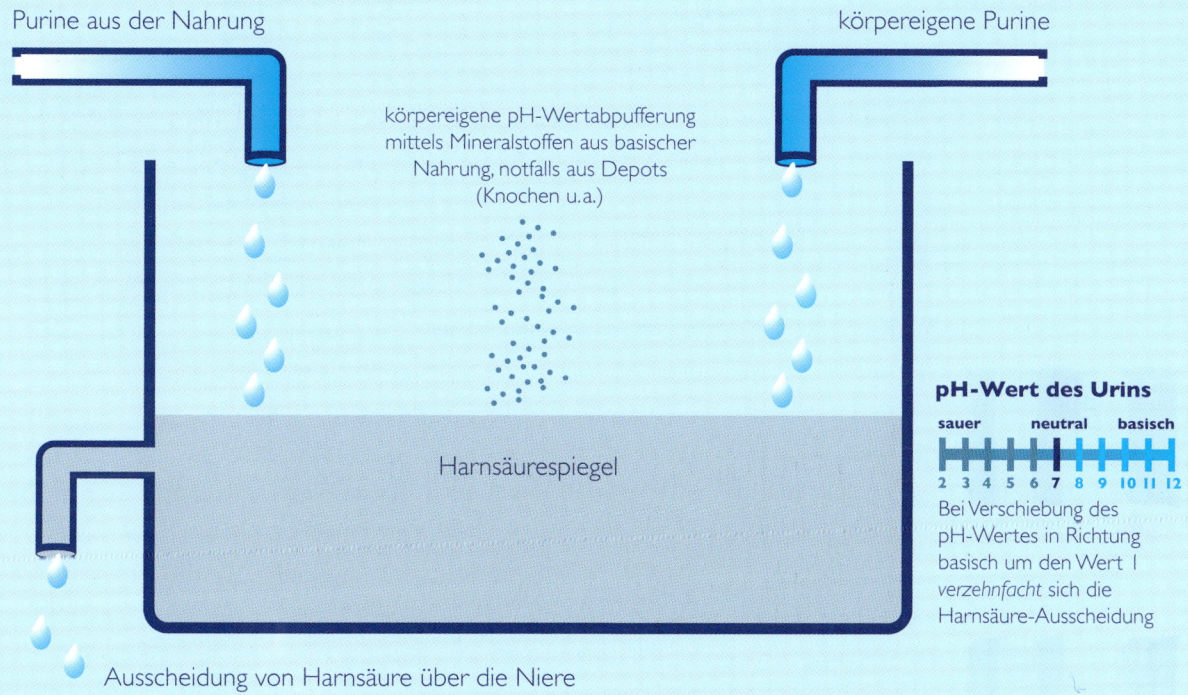

Purine aus der Nahrung

körpereigene Purine

körpereigene pH-Wertabpufferung mittels Mineralstoffen aus basischer Nahrung, notfalls aus Depots (Knochen u.a.)

Harnsäurespiegel

pH-Wert des Urins

sauer | neutral | basisch

2 3 4 5 6 7 8 9 10 11 12

Bei Verschiebung des pH-Wertes in Richtung basisch um den Wert 1 *verzehnfacht* sich die Harnsäure-Ausscheidung

Ausscheidung von Harnsäure über die Niere

wieder aufgebaut; ohne diesen Vorgang kann das Leben nicht erhalten werden). Erstaunlich ist nun, dass die Menge des Eiweißes und damit auch der Purine, die hierbei umgesetzt wird, fast zehnmal so groß ist wie die mit der Nahrung zugeführte empfohlene Eiweißmenge.

Dieser körperinterne »Turnover« beträgt nämlich etwa 400–500 g Eiweiß pro Tag. Daraus ist zu ersehen, dass unser Körper schon seit jeher mit einer sehr großen Harnsäuremenge umgeht und dass die heutigen Probleme auf diesem Gebiet (z.B. Gicht) nur durch eine zusätzliche große Belastung entstehen können. Interessant ist in diesem Zusammenhang, dass es nach dem Zweiten Weltkrieg keine gichtkranken Menschen gab. Damals gab es bis etwa in die 50er-Jahre des vergangenen Jahrhunderts keine Eiweißüberernährung, wie sie heute gang und gäbe ist. Wenn wir nun dieses Gefäß mit unserem Blut vergleichen, so gibt es nur zwei Möglichkeiten, den Harnsäurespiegel im Blut zu senken, da die Zufuhr aus dem körpereigenen Turnover eine Konstante darstellt und zumindest nicht über längere Zeit reduzierend durch Medikamente beeinflusst werden sollte. Diese Möglichkeiten sind einmal die Verringerung der Purinzufuhr über die Nahrung und zum anderen die Unterstützung der Ausscheidungsfähigkeit der Nieren. Im ersten Fall haben wir den größten Einfluss durch eine verringerte Aufnahme von tierischer Nahrung (weniger Harnsäureanfall im Blut) und im zweiten Fall dadurch, dass wir mehr pflanzliche und somit mineralstoffreiche Nahrung zu uns nehmen, was die Nierentätigkeit aktiviert (mehr Harnsäureausscheidung über die Niere). Im Grunde führt beides zu den Nahrungsempfehlungen, die wir Ihnen später mit der typgerechten Voll-wert-Ernährung geben (vgl. Seite 117).

Der Regulations- und Steuerbereich des Körpers für das Säure-Basen-Gleichgewicht ist bis hierhin jedoch immer noch nicht ausgeschöpft. Nehmen die Belastungen weiter zu und stoßen die bisher geschilderten Regelmechanismen an ihre Grenzen, so hält der Körper weitere Notmaßnahmen parat, die allerdings dann in den pathogenen, also krank machenden Bereich, hineinreichen. Forschungen der letzten Jahrzehnte[35, 36, 63, 85] und viele Erfahrungen naturheilkundlich arbeitender Ärzte und Heilpraktiker klären die im Folgenden erläuterten Zusammenhänge.

Die Rolle des Bindegewebes (Grundsubstanz)

Die untenstehende Abbildung zeigt ein Blutgefäß, das von der großen Hauptschlagader bis hin zu den kleinsten arteriellen Verzweigungen die Aufgabe hat, jede Zelle unseres Körpers zu erreichen, um sie mit allen Nährstoffen, mit Sauerstoff, Wasser, Mineralstoffen u. v. m. zu versorgen. Auf der anderen Seite übernimmt das Venengefäßsystem die Entsorgung der Zellen. Im oberen Bereich des Bildes sind einzelne Zellen z. B. von einem Organ gezeichnet und man erkennt schnell, dass es nicht

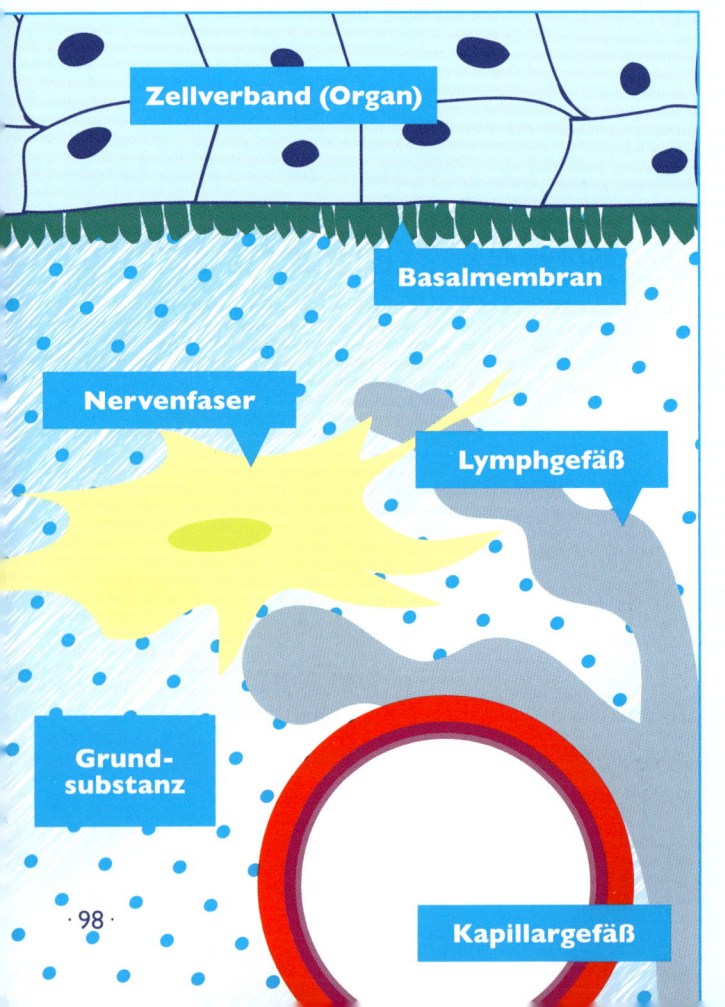

möglich ist, dass die versorgenden Gefäße sich nicht so sehr verzweigen und verkleinern können, um an einer Zelle andocken zu können. Denn die Gefäße selbst bestehen ja auch wiederum aus Zellen und man kann aus einer Zelle kein Rohr herstellen. Das bedeutet, dass sich irgendwann bei fortsetzender Verästelung die Ordnung des Gefäßsystems auflöst und seine Inhaltsstoffe an ein Zwischenzellgewebe übergibt, das *Prof. Hartmut Heine* als Grundsubstanz bezeichnet. Am anderen Ende dieser Grundsubstanz finden wir dann die Zellen z. B. von Körperorganen, die wiederum eine strenge und eigene, andere Ordnung aufweisen. In dieser Grundsubstanz sind verschiedene Strukturen mit definierten Aufgaben erwähnenswert. Biochemisch stellt die Grundsubstanz ein Netzwerk aus hochpolymeren Glykoprotein-Komplexen, also Zucker-Eiweiß-Verbindungen, dar. Hierzu zählen die Proteoglykane (PGs), die Glykosaminoglykane (GAGs) aber auch die Kollagene und Elastin wie auch das Fibronektin und Laminin. Durch dieses

Labels in image: **Zellverband (Organ)**, **Basalmembran**, **Nervenfaser**, **Lymphgefäß**, **Grundsubstanz**, **Kapillargefäß**

»Molekularsieb« muss der gesamte Stoffwechsel von der Kapillare bis zur Zelle – und umgekehrt – hindurch. Aufgrund der hier gebildeten Netzstruktur der Grundsubstanzkomponenten haben diese Auswahlcharakter, d.h. sie halten bestimmte durchfließende Stoffe zurück und lassen andere durch. Daher wird die Grundsubstanz von manchen auch als »Vor-Niere« bezeichnet. Hinzu kommt, dass diese Speicherfähigkeiten hat, dass sie also wie ein Schwamm Stoffe aufnehmen kann, um sie dann später bei entsprechend anderen Bedingungen wieder abzugeben. Das ist eine ganz wesentliche Funktion im Zusammenhang mit dem Säure-Basen-Gleichgewicht, auf die wir später noch zu sprechen kommen (vgl. Seite 100 ff.).

Interessant ist, dass im Bereich der Grundsubstanz viele Nervenbahnen enden (oder beginnen) und dass sie auch von Lymphbahnen durchzogen wird. Letztere haben die Aufgabe, Stoffwechselendprodukte im Zellbereich zu entsorgen, also abzutransportieren. Die Nervenenden sorgen dafür, dass alle Informationen über den Zustand dieses Gewebes sehr schnell über das zentrale Nervensystem zum Gehirn gelangen. Der Körper weiß gewissermaßen noch vor dem Auftreten von Symptomen an eventuell betroffenen Organen, dass krank machende und belastende Unordnung im Vorfeld manifester Erkrankungen bereits vorhanden ist. Er reagiert darauf durch entsprechende Symptome, z.B. Schmerz im Gewebe bis hin zu Weichteilrheuma.

Die Grundsubstanz ist in der Lage, alle vier Grundnahrungsstoffe zu speichern:

- Kohlenhydrate werden als Glukose (Traubenzucker) und Galaktose (Schleimzucker),

- Proteine (Eiweiße) in Form von Eiweißgruppen,

- Fette als Kohlenhydrate mit Säureresten (Fettsäuren),

- Wasser in dem Bereich der Proteoglykane gespeichert

- und Fette sowie Eiweiße werden auch als Lipoproteine (Fett-Eiweiß-Verbindungen) zwischengelagert.

Wasser ist dabei auch in diesem Bereich das wichtigste Nahrungsmittel: Bei ungenügender Zufuhr durch unzureichendes Trinken kann sich die Wasserbindefähigkeit der Proteoglykane nicht richtig entfalten, wodurch der Molekularsiebcharakter der Grundsubstanz erheblich gestört wird bzw. zum Erliegen kommen kann. Diese Speicherung ist reversibel, also umkehrbar. Die Grundsubstanz kann Dinge aufnehmen, also speichern, und bei entsprechenden Bedingungen auch wieder abgeben, also entspeichern. Sie dient dem Körper in Notzeiten gewissermaßen als Zwischenlager. Wird dieser Speicher dabei aber überbeansprucht, so kann er zum Endlager werden und seine eigentliche ausleitende Funktion nicht mehr erfüllen. Das führt dann zum Zusammenbruch der Regelfunktion und zu Krankheitssymptomen.

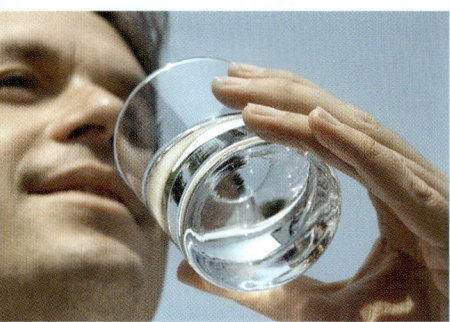

Abhilfe für einen über längere Zeit stattfindenden schleichenden Vorgang der Übersäuerung:

1.) Weniger Säurebelastung durch Nahrung.

2.) Weniger tierische, mehr pflanzliche Nahrung.

3.) Unterstützung der Nierenausscheidung (viel trinken, Basenzufuhr).

4.) Stressentlastende Lebensführung.

Der Säure-Basen-Regelmechanismus – vom Idealzustand bis zur manifesten Krankheit

Um den gesamten Regelmechanismus im Säure-Basen-Bereich des Körpers besser zu verstehen, werden hier die aufeinander folgenden Regelvorgänge in den verschiedenen Organbereichen bei zunehmender Säurebelastung dargestellt (siehe folgende Abbildung). Eine solche zunehmende Säurebelastung **1.** ist bei den heutigen Lebensanforderungen und der üblichen Ernährung durchaus realistisch. Durch das Verständnis dieser Vorgänge wird dann auch klar, was jeder in Richtung einer positiven Unterstützung und Entlastung des Körpers auf den verschiedensten Gebieten tun kann. Hier aber zunächst einmal die vereinfachte Entwicklungsdarstellung bei fortschreitender Entgleisung des Säure-Basen-Gleichgewichts im Körper: Die hoffentlich gut gekaute und eingespeichelte Nahrung kommt in den Magen. Die Belegzellen in der Magenwand stellen Salzsäure her, die sie in das Mageninnere abgeben. Bei dieser biochemischen Reaktion wird auch Natriumbikarbonat (Natron) frei, das die Belegzellen in die Blutbahn **2.** abgeben. Dies bedeutet, dass nach jeder Mahlzeit im Blut ein Basen-Schwall auftritt. Er ist dort willkommen, um die Säurebelastung aus der Verdauung und Verstoffwechselung unserer Nahrung abzupuffern (vgl. Seite 94). Der Nahrungsbrei wird durch die Magensäure zunächst sehr sauer und liegt in einem pH-Wertbereich von 2 bis 5 (wichtig u.a. für die Eiweißverdauung). Der Mageninhalt wird erst dann in den anschließenden Zwölffingerdarm abgegeben, wenn sich der pH-Wert durch komplexe Reaktionen der Magensäfte mit den Nahrungsbestandteilen in die Nähe von neutral (pH = 7) entwickelt hat. Im Zwölffingerdarm werden der von der Leber produzierte Gallensaft und das Sekret der Bauchspeicheldrüse hinzugegeben, die beide stark basisch sind und dadurch den Speisebrei ins schwach Basische (pH = 7,2) für die weitere Verdauung verschieben. Ist die aus der Nahrung im Körper erfolgende Säurebelastung größer als es dieser Mechanismus bewältigen kann, nutzt der Körper die mit der Nahrung zugeführten Mineralstoffe (speziell aus pflanzlicher Nahrung) zur weiteren Abpufferung **2.** . Die dabei entstehenden neutralen Salze werden über die Niere ausgeschieden. Mangelt es an Mineralstoffen – was bei der heute üblichen Ernährung häufig der Fall ist –, so benutzt der Körper als Notlösung das im Blut befindliche Kalzium zur Neutralisation.

Dieses im Umlauf befindliche Kalzium stellt aber nur etwa 1% des gesamten Kalziumvorrats im Körper dar, die restlichen 99% sind in den Knochen, Zähnen usw. gebunden. Dennoch hat dieses eine Prozent Kalzium lebenswichtige Aufgaben: Es ermöglicht eine gute Reizleitung in den Nervenbahnen, beeinflusst den Herzrhythmus und die Blutgerinnung und ist zudem für den Aufbau der Zellmembranen wichtig. Dies ist der Grund, warum der Kalziumgehalt im Blut absolut konstant gehalten wird. Lebenswichtige Vorgänge würden in Gefahr kommen, wenn sein Wert sinkt. Wird zusätzlich Kalzium für die Aufrechterhaltung des pH-Werts im Blut benötigt, holt sich der Körper über hormonelle Steuerungen das benötigte Kalzium aus den Knochen, die einen sehr großen Vorrat von diesem Mineral beinhalten. Dies hat zur Folge, dass die Knochendichte abnimmt, was sich in der Krankheit Osteoporose ausdrückt **6.** . Wenn auch dieses Verhalten im Hinblick auf unsere Knochen nachteilig ist, so hat es doch seinen lebenserhaltenden Sinn, weil die Steuerfunktion des im Umlauf befindlichen Kalziums von 1% insgesamt in der akuten Notsituation lebenswichtiger ist als das Kalzium in den Knochen. Denn auch mit entmineralisierten Knochen lässt es sich noch leben – wenn auch mit Beschwerden, also Signalen.

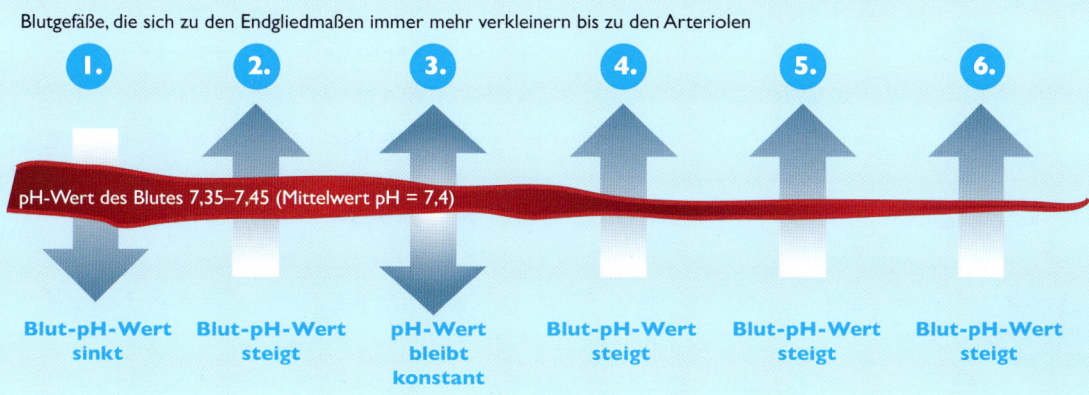

Blutgefäße, die sich zu den Endgliedmaßen immer mehr verkleinern bis zu den Arteriolen

1.	2.	3.	4.	5.	6.

pH-Wert des Blutes 7,35–7,45 (Mittelwert pH = 7,4)

Blut-pH-Wert sinkt	Blut-pH-Wert steigt	pH-Wert bleibt konstant	Blut-pH-Wert steigt	Blut-pH-Wert steigt	Blut-pH-Wert steigt

1.) Säurebelastung durch Stoffwechselendprodukte, Stress, Bewegungsmangel usw.

2.) Abpufferung durch Puffersysteme des Körpers, z.B. Natron von Belegzellen der Magenwand und durch Mineralstoffe.

3.) Wenn Abpufferung nicht ausreicht, Zwischenlagerung im Zwischengewebe.

4.) Falls Zwischengewebe nicht wieder entlastet wird, wird es zum Endlager. Folge: mangelnde Ver- und Entsorgung, Schmerzen (> Rheumatischer Formenkreis), Blutdruckerhöhung u.a.

5.) Falls auch das Zwischengewebe in seiner Ausgleichskapazität erschöpft ist, produzieren die Belegzelllen des Magens Natron. Abfallprodukt: Salzsäure. Folge: Sodbrennen, Magenreizung, Magenschleimhautentzündung etc.

6.) Parallelen 3.)–5.) Heranziehen von Kalzium (Ca) aus den Knochen zur Abpufferung (Missbrauch des Ca als Notmaßnahme). Folge: u.a. Osteoporose.

Parallel entlastet der Körper das Blutsystem noch dadurch, dass er Stoffe wie Eiweiß, Kohlenhydrate, Fette und auch Säureverbindungen in das Bindegewebe bzw. in die Grundsubstanz zwischenspeichert **3.** . Dies ist zunächst noch unproblematisch, solange bei einer kurzfristig eintretenden Entlastung des Bluts dann auch automatisch die Grundsubstanz entlastet wird, indem sie die gespeicherten Substanzen wieder an das Blut abgibt und diese dann über die Niere, den Darm, die Lunge usw. ausgeschieden werden. Läuft aber die Speicherung nur in Richtung der Grundsubstanzbelastung, so wird diese Transitstrecke oder auch extrazelluläre Matrix, wie sie *Prof. Hartmut Heine* (Universität Witten-Herdecke) nennt, mehr und mehr undurchlässig und es treten neben den dort entstehenden Schmerzen Probleme mit der Versorgung der dahinterliegenden Organzellen auf **4.** . Eine Hilfsmaßnahme des Körpers ist, dass er in seiner Not durch einen erhöhten Blutdruck versucht, durch diese gewissermaßen verstopfte Transitstrecke noch mit den lebenswichtigen Nahrungsinhaltsstoffen für die nachgeordneten Zellen hindurchzukommen. Obwohl erhöhter Blutdruck ein Risikofaktor ist, wirkt er hier sinnvoll lebenserhaltend, da ohne seine Hilfe sonst wichtige Lebensbereiche nicht mehr richtig versorgt werden könnten. Eine wirkliche Entlastung des Körpers und Hilfe, also Ursachenbeseitigung, schafft hier nur die Entsorgung dieser ausscheidungspflichtigen Stoffe, worauf wir später noch bei der praktischen Umsetzung eingehen (vgl. Seite 112 ff.).

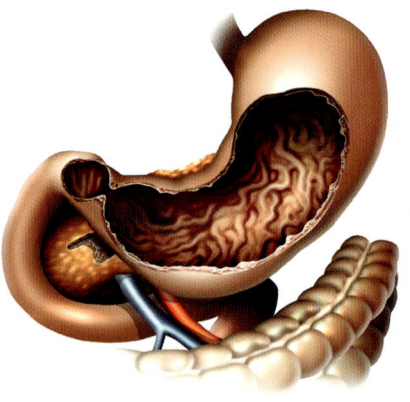

NATRONPRODUKTION: Das von den Belegzellen des Magens gebildete Natron hilft dem Blut, seinen pH-Wert konstant zu halten.

Ein weiterer Mechanismus, bei dem schon die rote Lampe angehen müsste (um beim Bild des Autos zu bleiben), ist die lebenserhaltende Notlösung des Körpers, dass er mit den Belegzellen im Magen zusätzliches Natron herstellt, das in die Blutbahn abgegeben dem Blut hilft, seinen pH-Wert konstant zu halten **5.** . Dabei entsteht gewissermaßen als Abfallprodukt Salzsäure, die im Magen einen Magensäureüberschuss bewirkt. Da der Magen die Magensäure nicht einfach in den Darm abgeben kann, entlässt er sie nach oben in die Speiseröhre. Tritt dieses Sodbrennen ständig auf, so ist dies ein Zeichen dafür, dass die Steuerung des Säure-Basen-Gleichgewichts im Köper am Ende ist. Natürlich könnte man durch Medikamente die Belegzellen beruhigen, sodass sie weniger Magensäure herstellen. Das bedeutet aber, dass damit der vom Körper gewollte lebenserhaltende Effekt der Abpufferung eines zu hohen Säurepotenzials im Blut durch das dann weniger bereitgestellte Natron gedrosselt wird. Notwendig wäre hier die reichliche Zufuhr von Mineralstoffen über die Nahrung, sodass der Körper diese zur Neutralisierung der Säurebelastung im Blut nutzen kann. Die Einnahme von Natron oder anderen entsprechenden Medikamenten bei Sodbrennen bedeutet wiederum nur die Beseitigung des Symptoms durch Neutralisierung der Salzsäure im Magen; sie ist keine Lösung des eigentlichen Problems. Mit dieser

Betrachtung wird klar, wie komplex und gegenseitig beeinflussbar die lebenserhaltenden Steuerungen des Körpers ablaufen.

Bei unserem Verhalten gegenüber unserem Körper sollten wir die grundlegende Einstellung gewinnen, dass der Körper selbst stets optimal lebenserhaltend steuert. Es fällt oft schwer, einzusehen, dass Schmerzzustände ihren Grund in einer optimalen Steuerung haben. Wenn wir einmal von erblichen Faktoren absehen, die nur einen Anteil von etwa 10 % darstellen, sollten wir in solchen misslichen Zuständen Signale erkennen, mit denen der Körper uns mitteilen will, dass er in Not ist. Es ist dann unsere Aufgabe, die Ursachen für diesen Zustand zu erkennen und an deren Beseitigung zu arbeiten. Gelingt uns dies, werden die Selbstheilungskräfte des Körpers das Gleichgewicht wieder herstellen und dafür sorgen, dass auch die störenden Signale wieder verschwinden. Gelingt es uns, dieses Vertrauen in unseren Körper zu entwickeln, werden wir viel achtsamer mit uns umgehen und eine wesentlich höhere Lebensqualität erlangen können.

»Die erschreckende Tatsache ist, dass wir 70 % unserer Organleistung verlieren können, ohne selbst etwas zu spüren.«

Dr. Michael Spitzbart

So kommen Sie ins Gleichgewicht!

Viele, die sich mit dem Säure-Basen-Gleichgewicht befassen, reden bei den Einflussfaktoren in erster Linie von unserer Nahrung. Diese ist durchaus ein großer, aber bei Weitem nicht der einzige Faktor. Es sind vielmehr die gesamten Lebensumstände, die hierauf Einfluss nehmen. Einige Punkte aus dem »Waagenmodell« (Seite 90) werden hier verdeutlicht und mögliche Hilfen angesprochen. Da wären zunächst einmal die von außen auf uns einwirkenden Einflüsse, die uns in Richtung sauer belasten:

ERNÄHRUNGS- UND ESSGEWOHNHEITEN

Dabei geht es nicht nur um die Frage, was wir essen (z.B. zu viel tierische Lebensmittel, die im Körper Säuren freisetzen, zu wenig basisch wirkende, pflanzliche Lebensmittel), sondern auch darum, wie und in welcher Umgebung wir unsere Nahrungsmittel zu uns nehmen. Essen mit Ablenkungen, Nebenbeschäftigungen wie laufendes Radio, Fernsehen usw., Essen unter Druck und Hektik ohne Konzentration auf das, was wir da tun, Essen nebenbei – dies alles macht sauer. Wie sieht es aus mit dem Essen während der Arbeit? Was ist mit unseren Kindern, die vor dem Schulweg keine Zeit zum Frühstücken hatten und dann unterwegs irgendein Fast Food verspachteln? Auch hier liegen Ursachen zum Sauerwerden. Sie erinnern sich: »Gut gekaut ist halb verdaut.«

Jede Veränderung unserer Nahrung, sei es durch industrielle Fertigung oder auch im Haushalt, bedeutet in den allermeisten Fällen einen Verlust von basisch wirkenden Stoffen. Auch der Reifegrad von Früchten und Gemüse beeinflusst diese Verhältnisse. Allgemein gilt: je reifer, desto basischer. In diesem Zusammenhang lohnt es, den Satz von *Prof. Dr. Werner Kollath** als Maßstab für das eigene Handeln zu nehmen: »Lass die Nahrung so natürlich wie möglich.«

MINERALSTOFFPRÄPARATE

Es taucht immer wieder die Frage auf, ob die Einnahme von Mineralstoffpräparaten sinnvoll ist. Sie bieten keinen dauerhaften Ersatz für eine mineralstoffarme, minderwertige Ernährung, wie sie heute leider sehr verbreitet ist. Dennoch kann es bei akuten Symptomen eines verschobenen Säure-Basen-Haushalts wichtig sein, eine kurmäßige Einnahme von ca. drei Wochen Dauer zwei- bis dreimal im Jahr durchzuführen. Die Qualität der Produkte spielt dabei eine wichtige Rolle, denn ob ein Präparat** wirksam ist oder nicht, hängt ganz entscheidend davon ab, in welcher Weise die Mineralstoffe dem Körper angeboten werden. Nur organisch gebundene Mineralien – wie sie auch in der lebendigen Natur vorkommen – können optimal verwertet werden.

GIFTE

Gifte in jeglicher Form verursachen dem Körper Stress. Stress bedeutet Verengung, Spannung, schlechte Sauerstoffversorgung und schlechte Entsorgung von Stoffwechselendprodukten; und dies alles führt zu einer Verschiebung des Gleichgewichts in Richtung sauer. Dabei ist es gleich, ob diese Gifte dem Körper über die Nahrung, über die Haut, über die Atemluft oder über den Mund (z. B. durch Zahnfüllungen) zugeführt werden. Er versucht sie zunächst mit allen Mitteln wieder loszuwerden. Falls dies nicht gelingt, lagert er sie als exogene, also von außen kommende Gifte im Gewebe ein, was wiederum eine Belastung in Richtung sauer bedeutet.

BEWEGUNGSMANGEL

Dieser führt zu mangelhafter Sauerstoffversorgung des Gewebes und damit zu einer Säurebelastung. Ein Gegenpol kann mit moderater Gymnastik und Bewegung an frischer Luft gesetzt werden. Manche meinen, dass sie durch sehr viele Sportaktivitäten unter Einbeziehung von Leistungsdruck dem Körper etwas Gutes tun und ihren Bewegungsmangel damit ausgleichen könnten. Doch alle Sportarten, die uns in den anaeroben Bereich, d. h. in einen Sauerstoffmangelzustand, führen, machen sauer. Die bei der sportlichen Betätigung entstehenden sauren Stoffwechselendprodukte***

---

* Pionier der Vollwertkost, der den Begriff 1942 einführte.

** Eine Liste mit aktuellen Präparaten und Bezugsquellenhinweisen kann kostenlos beim Leserservice des Verlags angefordert werden.

*** linksdrehende Milchsäure im Muskelgewebe

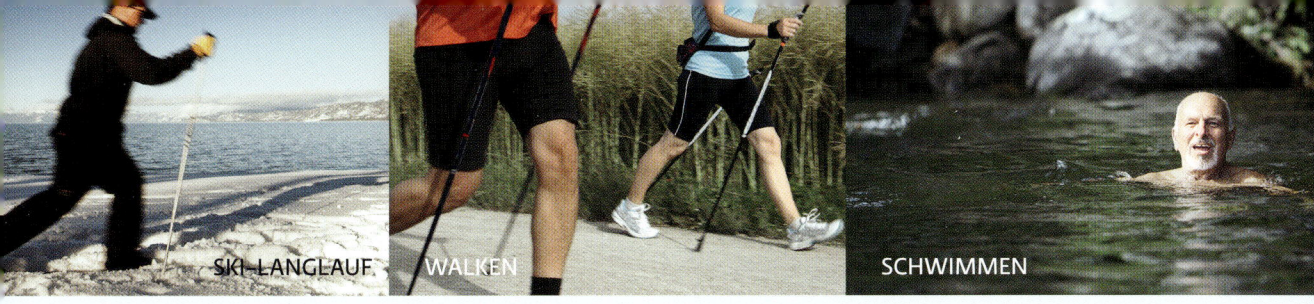

SKI-LANGLAUF   WALKEN   SCHWIMMEN

können dann nicht mehr kompensiert werden (z. B. Marathonlauf unter zeitlichen Vorgaben, ebenso Radrennen – im Grunde alle Sportarten, bei denen der Leistungsdruck sehr hoch ist).

Sinnvolle Sportarten im Sinne des Säure-Basen-Gleichgewichts sind jene Ausdauersportarten, die im aeroben Bereich (Sauerstoffüberschussbereich) stattfinden. Ein individuell anwendbarer Maß-stab für solche sportlichen Betätigungen ist, dass Sie während dieser Aktivitäten noch stets durch die Nase ein- und ausatmen können. Diese Methode hilft zudem, unabhängig vom Alter, den Puls in sinnvollen Belastungsgrenzen zu halten.

PSYCHISCHER STRESS

Auch psychische Belastungen und Vergiftungen verursachen Stress und lassen uns im wahrsten Sinne des Wortes sauer werden. Dazu gehören ungelöste Konflikte, aber auch Leistungsstress und Mobbing in Beruf oder Schule.

SONSTIGE BELASTUNGEN

Sauer wirken auch Rauchen, Alkohol und außerdem die meisten allopathischen Medikamente. Häufig noch unberücksichtigt ist die Belastung durch den sogenannten Elektrosmog. Hiermit sind elektromagnetische Felder gemeint, die gewollt oder ungewollt aus unserer Umgebung auf uns einwirken. Hierzu zählen auch jene Wechselfelder, die z. B. von ganz normalen Stromleitungen in un-serem Haushalt oder auch von Elektrogeräten ausgehen und denen wir für längere Zeit ausgesetzt sind. Es ist daher durchaus sinnvoll, sich nachts durch eine Netzfreischaltung für das Schlafzimmer vor solchen Feldern zu schützen. Dies ist eine in jedem Haushalt vom Elektriker einfach einzubauen-de Vorrichtung, die uns während der Schlafenszeit in unserer Ruhephase vor den stressauslösenden elektromagnetischen Feldern des Stromnetzes schützt. Der Aufwand ist nicht groß und einen Versuch wert; auch Handy und schnurloses Telefon gehören zu solchen Belastungen.

Nicht nur von außen, sondern auch vom Körper selbst können Belastungen des Säure-Basen-Gleichgewichts entstehen:

DARM

Wie schon auf Seite 91 erwähnt, müssen für die verschiedenen Körperbereiche enge pH-Werte eingehalten werden, um die optimale Funktion der Organe zu gewährleisten. Dies gilt auch für den Darm. Im Bereich des Zwölffingerdarms sollte der pH-Wert beispielsweise um 7,2 liegen, was durch die basische Gallenflüssigkeit und die Sekrete der Bauchspeicheldrüse erreicht wird, welche die restlichen Säuren des Mageninhalts neutralisieren. Nur dann können die dort arbeitenden Enzyme den Verdauungsbrei richtig aufschließen und zur weiteren Verdauung vorbereiten. Im Bereich des Dünndarms, in dem dann auch die Aufnahme der Nährstoffe aus dem Darm erfolgt, ist wiederum ein leicht saurer Bereich gefordert, in dem die dort ansässigen Darmbakterien optimal arbeiten können. Fäulnisprodukte wie z. B. Ammoniak (eine starke Base) wirken zerstörend auf diese physiologisch arbeitenden Bakterien und bieten pathogenen, d. h. krank machenden Keimen eine Grundlage. Die gesunde Darmflora wird dann massiv gestört.

Eine Störung dieses komplexen Gleichgewichts macht sich in Form von Durchfällen (wenn der Darm seinen störenden Inhalt loswerden will) oder durch Verstopfungserscheinungen (wenn die Aktivität der Peristaltik durch diese Verschiebung herabgesetzt oder sogar gelähmt wird) bemerkbar. Wir erreichen dann den sensiblen Bereich der Verdauungsstörungen, der Unverträglichkeiten bis hin zu Allergiereaktionen, die von hier ausgelöst werden. Damit verbunden ist meist eine Schwächung des Immunsystems, was zur Folge hat, dass Infektionskrankheiten diese Menschen ständig belasten.

FETTSTOFFWECHSEL

Ein zweites Beispiel ist die Entgleisung des Fettstoffwechsels, wenn für ihn zu wenig Kohlenhydrate zur Verfügung stehen (Fette verbrennen im »Feuer« der Kohlenhydrate). Dann entstehen »halb verbrannte« Fettsäuren, die sogenannten Ketone, die üblicherweise über die Nieren ausgeschieden werden. Zu viele Ketone verschieben die pH-Werte im Nierenmilieu in Richtung sauer, was die Ausscheidungstätigkeit der Nieren behindert. Man spricht dann von Ketoacetose. Tritt dies in verstärktem Maße auf, so hilft sich der Körper dadurch, dass er die Ketone über die Lunge abatmet, was sich durch einen Acetongeruch bemerkbar macht. Diese Erscheinung trifft man oft bei Diabetikern (Störung des Kohlenhydratstoffwechsels) und sie kann auch bei einem totalen oder Null-Fasten auftreten, wovon wir aus diesem Grund im Laienbereich abraten.

NIEREN

Weitere Belastungen des Säure-Basen-Gleichgewichts können natürlich auch durch eine nachlassende Ausscheidungstätigkeit der Nieren auftreten, da sie in der Eliminierung der Säuren eine Schlüsselposition einnehmen Die Frage ist nur, ob das Nachlassen der Nierenleistung eine Folge von jahrelanger Überlastung der Nieren mit zu großen Mengen ausscheidungspflichtiger Stoffwechselendprodukte oder ob es tatsächlich organbedingt ist. Unabhängig von der Antwort auf diese Frage wirkt eine Verringerung der Säurebelastung des Körpers in jedem Falle positiv, da sie auf der einen Seite die Nieren entlastet und ihnen auf der anderen Seite die Möglichkeit zur Regeneration gibt, wenn sie weniger unter Stress gesetzt werden. Nicht umsonst sagt der Volksmund: »Das ist mir an die Nieren gegangen.« Die Nieren freuen sich über jede basische Komponente, die ihnen zugeführt wird und natürlich über reichlich Flüssigkeit, die ihre Arbeit erleichtern. Hier sind auch basisch wirkende Kräutertees zu nennen, die durch ihre spezielle Zusammensetzung die Ausscheidungs- und Entgiftungsleistung der Nieren unterstützen können.

MUSKELARBEIT

Ein weiteres Beispiel ist die Energiegewinnung in den Muskelzellen, bei der linksdrehende D(-)-Milchsäure als Abfallprodukt entsteht, die ausgeschieden werden muss. Tritt hier ein Stau auf, äußert sich das durch verstärkte Muskelverspannungen und den bekannten Muskelkater, der so weit fortschreiten kann, dass auch Haarrisse in den Muskeln entstehen können. Er wird am besten durch die Förderung der Durchblutung im Muskelbereich behandelt, was durch lokale Wärmebehandlung, durch mildes weiteres Training oder auch durch Förderung des Abtransports der D(-)-Milchsäure aus dem Muskelbereich durch vermehrte Zufuhr von Basen unterstützt werden kann.

Diese Theorie wird bestärkt durch eine Beobachtung, die wir immer wieder beim Fasten machen: Richtig durchgeführtes Fasten nach der Methode Balance-Fasten nach *Hilmar Burggrabe*® sowie Fasten nach *Dr. Otto Buchinger* und *Dr. med. Hellmut Lützner* stellen eine ausgezeichnete und bewährte Entsäuerungsmaßnahme dar. Muskelkater tritt ab dem dritten oder vierten Fastentag selbst bei Fastenden nicht mehr auf, die üblicherweise schon auf kleinere ungewohnte Anstrengungen mit Muskelkater reagieren. Dass dies selbst bei großen Herausforderungen funktioniert, zeigt das Extrembeispiel der Besteigung des höchsten Bergs Spaniens mit Fastenden an ihrem vierten Fastentag: der »Teide« auf Teneriffa mit einer Höhe von 3 718 Metern. Selbst bei untrainierten Teilnehmer/innen, die sich für die Tage nach der Tour schon vorsorglich für weitere Unternehmungen abmeldeten, weil sie den Muskelkater erwarteten, trat dieser nicht auf, obwohl wir einen Höhenunterschied von 1 500 Metern bei steilen Aufstiegen in dem mühsam zu begehenden Vulkangestein zu bewältigen hatten. Das waren echte »Aha-Erlebnisse« für die ganze Gruppe!

LUNGE

Ein im Säure-Basen-Bereich ebenfalls wichtiges Ausscheidungsorgan ist unsere Lunge. Sie ist verantwortlich für eine ausreichende Sauerstoffversorgung des Körpers (Sauerstoff wirkt basisch) und auf der anderen Seite für eine genügende Ausscheidung des bei allen Energiegewinnungsprozessen im Körper anfallenden Kohlendioxids, was in wässriger Lösung als Kohlensäure vorliegt. Eine intensive Atmung, speziell Ausatmung, ist also stets förderlich für die Beeinflussung des Säure-Basen-Gleichgewichts in Richtung basisch. Man erreicht

Selbsttest für Sport im aeroben Bereich

Eine sichere Verhaltensregel ist, dass bei Anstrengungen – welcher Art auch immer – diese nur so weit gehen sollten, dass man noch durch die Nase ein- und ausatmen kann. Bei Beachtung dieser Regel wird auch die Herzfrequenz (Pulszahl) auf Bereiche beschränkt, die für den Kreislauf ungefährlich sind.

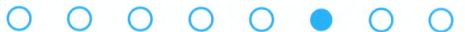
diesen Effekt einer besseren Durchatmung am effektivsten und leichtesten durch ein ausreichendes Bewegungsprogramm im Bereich der Dauerbelastung, bei der dem Körper genügend Sauerstoff für die Verbrennungsvorgänge in den Zellen zur Verfügung steht (aerobe Sauerstoffversorgung). Beim Leistungssport kippen diese Verhältnisse oftmals um, es entsteht dabei Sauerstoffmangel (anaerober Zustand), der säurebildend im Organismus wirkt.

LEBER

Ein außerordentlich wichtiges, geradezu das zentrale Organ im Säure-Basen-Geschehen ist unser größtes inneres Organ: die Leber. Sie hat die Aufgabe, Nährstoffe und Mineralien zu verteilen oder auch zu speichern sowie anfallende Giftstoffe aus dem Körperstoffwechsel zu entsorgen. Sie ist zudem unsere Energiezentrale, die bei Bedarf Fette in Kohlenhydrate und umgekehrt umwandeln kann. Sie reagiert wie ein Messgerät sehr empfindlich auf den Säurewert des Organismus. Da sie für die Herstellung der basischen Galle (2 l/Tag) große Mengen an Basen, insbesondere Natriumbikarbonat, benötigt, ist sie auf ausreichenden Nachschub angewiesen. Dieser ist nur gewährleistet, wenn auf der einen Seite genügend Mineralstoffe mit der Nahrung zugefügt werden und diese auf der anderen Seite nicht in zu großem Maße für die Abpufferung der Säure-Basen-Werte verbraucht werden, bevor sie überhaupt in die Leber gelangen.

Tagsüber ist die Leber in erster Linie mit Verdauungsprozessen, Energiegewinnung und Verteilung der Nährstoffe beschäftigt und speichert zudem genauso wie die Grundsubstanz (Bindegewebe) Stoffwechselendprodukte zwischen. In der Nacht konzentriert sich die Leber hauptsächlich auf die Entgiftung und Ausscheidung der Stoffwechselendprodukte, die dann morgens idealerweise mit dem Urin und den Ausscheidungen des Darms entsorgt werden. Auch hier helfen wir ihr vor allem durch reichliches Trinken von unbelasteten Flüssigkeiten (vgl. Seite 48 ff.).

Wenn wir die Arbeitszeiten der Leber betrachten, so können wir ihre Arbeit auch dadurch unterstützen, dass wir Rhythmen in unsere tägliche Nahrungsaufnahme bringen. Das heißt, Mahlzeiteneinnahme zu in etwa gleichen Zeiten des Tages, nämlich morgens, mittags und abends (hier übrigens spätestens um 19 Uhr). Wir schaffen ihr damit im Tagesrhythmus wohltuende Ruhepausen, die sich sehr gut auf den gesamten Organismus auswirken.

HAUT

Auch die Haut ist als wesentliches Ausscheidungs-, aber auch Aufnahmeorgan im Säure-Basen-Geschehen wirksam. Ihre Aktivität kann durch Trockenbürsten, durch Kalt- und Warmwasserreize (z. B. Kneippsche Güsse) und durch entsprechende Bäder mit Zusätzen unterstützt werden. Hier haben sich besonders Basenbäder bewährt, denen z. B. 100 g Natriumbikarbonat oder eine sonstige Basenmischung für ein mindestens halbstündiges Vollbad zugegeben wird. Diese Bäder wirken

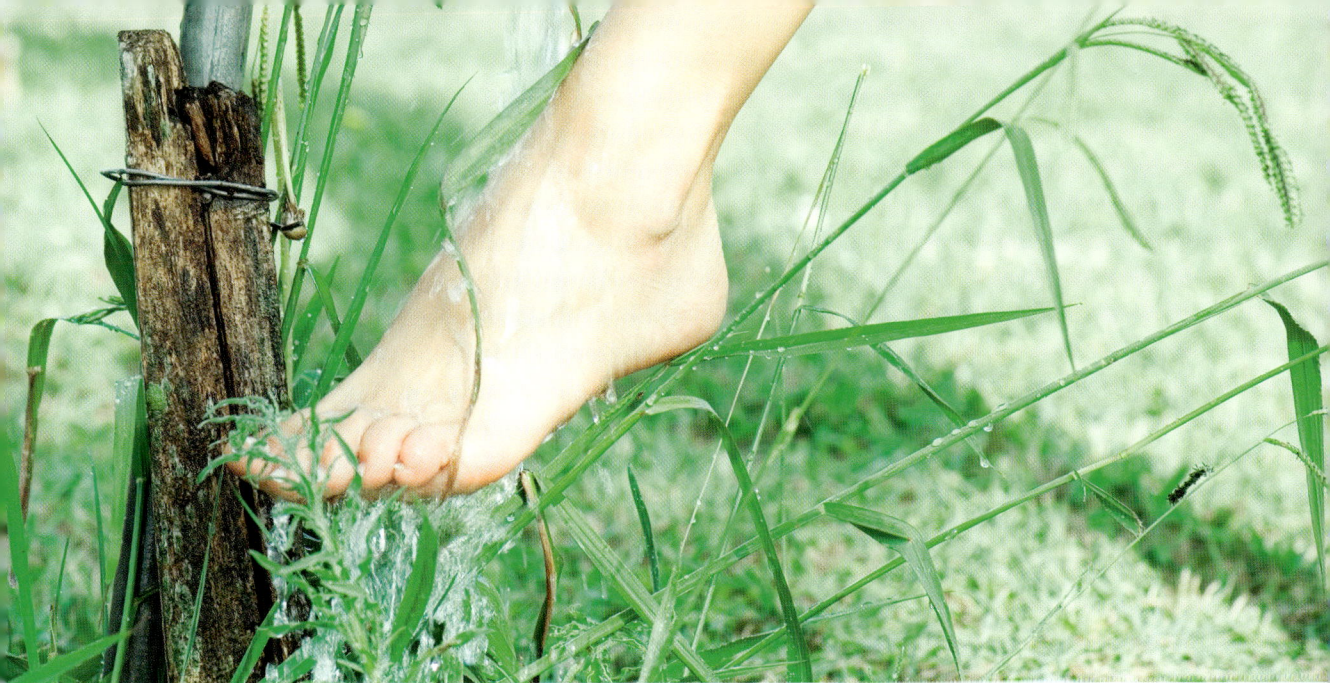

einerseits entlastend durch die Ausscheidung saurer, im Hautbereich gespeicherter Stoffwechselendprodukte (Bindegewebe), andererseits aber durch die Aufnahme von basischen Valenzen* aus
dem Badewasser in den Körper. Auch Zusätze von Kräuterextrakten haben sich in diesem Zusammenhang sehr bewährt. Zu erwähnen sind an dieser Stelle noch basisch wirkende Pflegeprodukte,
welche die Haut in ihrer Arbeit unterstützen und entlasten.

Es steht uns also eine breite Palette von Maßnahmen zur Verfügung, um unser Säure–Basen-
Gleichgewicht günstig zu beeinflussen.

Einfluss des vegetativen Nervensystems auf das Säure-Basen-Wechselspiel im Körper

Unser allgemeines Wohlbefinden wird in erster Linie vegetativ gesteuert. Generell unterscheiden wir
zwei Bereiche unseres Nervensystems – das motorische Nervensystem, das verantwortlich ist für
die Steuerung unseres Bewegungsapparats und dabei den Befehlen aus dem jeweiligen Gehirnbe-
reich gehorcht. Der zweite Bereich ist das sogenannte vegetative Nervensystem, das verantwortlich
ist für die Steuerung unserer inneren Organe. Hier haben wir kaum Einflussmöglichkeiten durch
Entscheidungen, die wir im Gehirn treffen. Wir sollten davon ausgehen, dass dieses vegetative
Nervensystem stets lebenserhaltend steuert, also Lösungen findet, die optimal für den Erhalt unserer Lebensfähigkeit sind. Für viele Menschen ist dies, wie bereits erwähnt, nicht so leicht nachvollziehbar, da z. B. ein Schmerz als negativ und damit nicht als Verbesserung der Lebensqualität
empfunden wird. An dieser Stelle müssen die Bedingungen, die wir dem Körper für die Einrichtung

---

* Valenzen definieren die chemische Wertigkeit einer Verbindung, hier: basisch.

seines Lebens bieten, mit einbezogen werden. Sind diese ungünstig, so sollten wir den Schmerz als ein positives Signal annehmen, der uns darauf hinweist, dass wir über unsere Lebensbedingungen nachdenken und sie vielleicht auch ändern sollten. In diesem Zusammenhang ist die Frage interessant, welchen Einfluss eine Verschiebung des Säure-Basen-Gleichgewichts in Richtung sauer oder basisch auf die Reaktion des vegetativen Nervensystems hat. Es steuert nicht nur Herzschlag und Verdauung, Körpertemperatur, Schlaf, Atmung und Nierentätigkeit, sondern auch unsere Spannkraft und Fröhlichkeit, unsere Energie und Leistungsbereitschaft – also alle wichtigen Körperfunktionen, die nicht willentlich beeinflusst werden können. Aber ganz autark, also unabhängig von Kopf und Körper, arbeitet auch dieses System nicht. Denn jede seelische Stimmung, jede Aufregung, jeder Stressimpuls wirkt auf die Tätigkeit des vegetativen Nervensystems.

Um diese Steuerung optimal erfüllen zu können, teilt sich das vegetative Nervensystem in zwei Bereiche auf: Auf der einen Seite steht der Sympathikus, der für Aktivität, Anspannung und Leistung verantwortlich ist, auf der anderen Seite arbeitet der Parasympathikus, der als Gegenspieler für Ruhe, Ausgeglichenheit und Erholung sorgt. Konkret heißt das: Der Sympathikus lässt Stresshormone wie Adrenalin und Noradrenalin frei, er beschleunigt den Herzschlag und die Atmung, erhöht den Blutdruck und bereitet den Körper auf Höchstleistungen vor. Er ist sowohl an entzündlichen Vorgängen beteiligt als auch an Erschöpfungs- und an vielen Krankheitszuständen, ebenso wie an Übersäuerung.

Der Parasympathikus ist verantwortlich für Beruhigung. Er steuert die gesamte Verdauung, er lässt den Magensaft und die übrigen Verdauungssäfte fließen, er verlangsamt den Herzschlag und die Atmung und ist außerdem für die Tränen- und die Speicheldrüsentätigkeit verantwortlich. Eine wesentliche Erkenntnis liegt nun darin, dass saure Stoffwechsellagen den Sympathikus unterstützen, während basische Stoffwechsellagen dem entgegenwirken und den Parasympathikus in seiner Aktivität unterstützen. Das hat logischerweise Auswirkungen auf die entsprechenden Aktivitäten dieser Nervensysteme. Im Grunde kann man sagen, dass Säuren den Körper stressen, wofür der Sympathikus verantwortlich ist, der dann angeregt wird. Diese Anregung führt durch die ausgeschütteten Stresshormone zu Verengung und Spannungszuständen im Körper, die dann durch die schlechtere Versorgung unserer Zellen eine weitere Verschiebung des Säure-Basen-Gleichgewichtes in Richtung sauer bewirken. Hier ist leicht ein Teufelskreis zu erkennen, bei dem Säure durch Säure verstärkt wird, was sich auch im emotionalen und psychischen Bereich bemerkbar macht – denken Sie nur an die Redewendung »Bist Du sauer?«. Davon sind vor allem jene Menschen betroffen, die ständig auf Hochtouren laufen und »überdreht« sind.

Eine basische Stoffwechsellage dagegen verstärkt eine allgemeine positive Gemütsstimmung – daraus folgt ein entspannterer Geist, der sich mehr mit positiven Gedanken abgeben kann und dadurch der Übersäuerung des Körpers entgegenwirkt.

Die Wirkung von Säuren und Basen im Körper

Die folgende Tabelle[72] stellt die Auswirkungen von Säuren und Basen auf verschiedene Körper–befindlichkeiten gegenüber:

Wirkung auf	bei Übersäuerung	bei basischer Lage
vegetatives Nervensystem	Anregung des Sympathikus	Anregung des Parasympathikus
Stimmung	gedrückt, misslaunig, depressiv	gehoben, fröhlich, gute Laune
Blutdruck	erhöht sich	sinkt
Atmung	beschleunigt sich	beruhigt sich
Blutzucker	erhöht sich	wird herabgesetzt
Stoffwechsel	wird angekurbelt	verlangsamt sich
Körper-temperatur	erhöht sich	vermindert sich
Hormone	vermehrte Ausschüttung von Adrenalin, Thyroxin und Östrogen	Anstieg des Insulins und des Gal-lenwirkstoffs Cholin
Entzündungen	Anfälligkeit erhöht	Anfälligkeit vermindert
Lymphgewebe	vergrößert sich	verringert sich
Schlaf	Neigung zu langen Wachphasen, Neigung zu Schlafproblemen	normale Müdigkeit, gesundes Schlafbedürfnis
Leistungsfähig-keit	antriebslos, schlapp, rasche Ermüdung	Spannkraft, erhöhte Ausdauer
Wirkung des Sonnenlichts	empfindlich gegen UV-Strahlen	weniger empfindlich gegen UV-Strahlen

An dieser Zusammenstellung erkennen wir, dass alle Aktivitäten des Sympathikus durch Säurezustände verstärkt und alle Aktivitäten des Parasympathikus durch Säurezustände geschwächt werden (vgl. Seite 110). Die Reaktionen bei Übersäuerungszuständen empfinden wir als negativ und wir erfahren diese Empfindungen als eine Verschiebung unseres Waagemodells (s. Seite 90) in Richtung Störungen, Beschwerden und schließlich Krankheiten. Für die basische Körperlage gilt genau das Gegenteil.

Auch die Arbeit der Leber (vgl. Seite 108) ist stark von Übersäuerung beeinflusst. Als größtes biochemisches Organ unseres Körpers ist sie für die Vorbereitung der Entgiftung verantwortlich. Sie filtriert gewissermaßen die ausscheidungspflichtigen Stoffe aus dem Blutkreislauf heraus und entscheidet, je nach Wasser- oder Fettlöslichkeit, über den Ausscheidungsweg; im ersten Fall über die Niere, im zweiten Fall über den Darm. Sie gibt dann diese Stoffe der von ihr produzierten Gallenflüssigkeit mit. Die Galle ist für die Ausscheidungswege des Körpers unerlässlich. Die Leber lässt sich am besten unterstützen durch leichte Bitterstoffe, wie sie z. B. in einigen Heilkräutern wie Wermut, Enzian, Löwenzahn, Schafgarbe u. a., aber auch in Artischocken enthalten sind. Leider haben wir uns in den letzten Jahrzehnten mehr und mehr von dem Geschmack »bitter« entfernt, indem wir alles Bittere bei der Nahrung wegschneiden. Ein Beispiel hierfür ist das Chicoreeherz oder auch die Verwendung von Löwenzahnblättern im Salat. Es ist sinnvoll, auch bitter schmeckende Bestandteile zu verzehren, da sie eine milde und doch sehr wirkungsvolle Anregung für die Leber darstellen.

ZURÜCK ZUR SÄURE-BASEN-BALANCE

Wir alle befanden uns einmal im Säure-Basen-Gleichgewicht und haben dieses – meist unwissentlich – durch unsere Lebens- und Essgewohnheiten gestört. Wollen wir in diesen Gesundheitszustand mit hoher Lebensqualität zurückkehren, so ist dies zwar nicht von heute auf morgen möglich, denn es bedarf zumindest über eine begrenzte Zeit besonderer Anstrengungen, es lohnt sich aber spürbar. Es ist wichtig, sich bei einem solchen Weg nicht zu hohe Ziele zu setzen, sondern ihn stufenweise mit kleinen Schritten zu gehen. Dabei ist es wichtig, dass wir eine solche Änderung unserer Lebensweise zunächst einmal zeitlich auf z. B. vier Wochen begrenzen und während dieser Zeit genau beobachten, was an positiven Veränderungen in und mit uns stattfindet. Diese Veränderungen geben uns wiederum die Energie, eine zweite Periode durchzuhalten und schließlich aus den motivierenden Erfahrungen Dinge selbstverständlich in unseren Alltag zu übernehmen, die dann auch gar nicht mehr als Belastung in Form von quälendem Verzicht oder Ähnlichem empfunden werden. So nehmen wir schließlich ohne Zwang neue Lebensgewohnheiten an, für die uns unser Körper mit einer höheren Lebensqualität belohnt, die wir in das Genusserlebnis der einzelnen veränderten Verhaltensweisen mit einbeziehen können. Mit der Zeit ergibt sich ein neuer, uns in jeder Weise beglückender Lebensstil.

Wenn wir im Folgenden zehn Gebote einer Entsäuerungskur formulieren, so sollten Sie sich zunächst einmal das heraussuchen, was Sie ohne Probleme auch vier Wochen durchhalten können, um sich danach vielleicht für einen nächsten Schritt zu entscheiden. Die zehn Gebote sind dabei keine Kompromisse, sondern klare Entscheidungen, auf die Ihr Körper auch in ebenso klarer Weise antwortet.

ZEHN GEBOTE EINER VIERWÖCHIGEN ENTSÄUERUNGSKUR

1. Vier Wochen keinen Alkohol.

2. Vier Wochen lang nicht Rauchen.

3. Regelmäßig konsequenter Sport: z. B. entsprechende körperliche Arbeit (jeden Tag eine Zeit lang Garten umgraben oder Holz hacken) oder dreimal wöchentlich 30 – 60 Minuten Ausdauertraining (darf auch öfter sein). Für Anfänger: jeden Tag ½ Stunde beschleunigt gehen mit allmählich ansteigendem Tempo und einem Tagespensum von ca. vier Kilometern.

4. Einmal pro Woche saunieren. Massagen verstärken die Wirkung der Sauna.

5. Jeden Tag ca. 2–2 ½ Liter trinken, vorzugsweise ein gutes Quellwasser oder ein reines, mit Umkehrosmose aufbereitetes Trinkwasser (vgl. Seite 68 ff.).

6. Abendessen möglichst vor 19 Uhr, aber nie nach 19.30 Uhr.

7. Nicht nach 23 Uhr zu Bett gehen.

8. Regelmäßige, d. h. tägliche Darmentleerung, der mit natürlichen Mitteln nachgeholfen werden kann (z. B. Leinsamenkörner oder Flohsamenschalen; beides mit viel Flüssigkeit einnehmen, damit es seine positive Wirkung entfalten kann).

9. Über vier Wochen ein wöchentliches Basenbad.

10. Über vier Wochen (als Kurmaßnahme, nicht zum Dauergebrauch) dreimal tägliche Einnahme organisch gebundener Mineralstoffe (in Reformhäusern, Bioläden und Apotheken erhältlich).

Die Bedeutung des Fastens

Das Fasten gehört zum Bereich der Ernährungstherapien. Viele Menschen haben schon das Zitat von *Hippokrates** gehört: »Lasst eure Nahrung eure Heilmittel sein und eure Heilmittel eure Nahrung!« Hier wird dann meist der Punkt gesetzt, obwohl dieses Zitat nicht vollständig ist. *Hippokrates* sagte zu seiner Fortsetzung noch Folgendes: »Noch wirkungsvoller für den Körper aber ist es, sich für eine bestimmte Zeit der Nahrung vollständig zu enthalten (zu fasten) und hierdurch die Selbstheilungskräfte des Körpers voll zu entfalten.« Unserer Erfahrung nach ist die intensivste und physiologisch am besten bewährte Form das Fasten nach *Dr. Otto Buchinger* und *Dr. med. Hellmut Lützner*.[54] Für eine begrenzte Zeit wird dem Körper nur flüssige »Nahrung« in Form von Kräutertees, Wasser, Gemüsebrühen und verdünnten Frucht- oder Gemüsesäften zugeführt, jedoch keinerlei feste Nahrung. Der Körper erhält dadurch freie Kapazitäten zur Lösung anstehender Probleme, da das Blut durch das Fasten ja nicht mehr von exogenen, d. h. von außen kommenden, Stoffen belastet wird. Dadurch wird es dem Körper ermöglicht, sich von zwischen- oder endgelagerten Stoffwechselendprodukten im Bindegewebe bzw. in der Grundsubstanz zu befreien, was wir als Entgiftung bezeichnen. Wenn auch beim Einstieg in das Fasten Flauten bis hin zu Krisen durch eine starke Entgiftungsreaktion entstehen können, so bedeutet eine sieben- bis 14-tägige Fastenzeit (für Gesunde) eine spürbare Entlastung, auch im Säure-Basen-Bereich, die zu Erleichterung, Wohlgefühl und besserer Lebensqualität führt. Wenn Sie das erste Mal fasten, empfehlen wir eine Fastenkur unter fachgerechter Anleitung gut ausgebildeter Fastenleiter**. Unsere Erfahrung nach werden selbst nach dem Studium von Fachbüchern immer noch Fehler in der Durchführung gemacht, welche die Qualität des Fastens sehr mindern können. Richtig durchgeführt kann auch Fasten zum Genuss werden! Mit dem Balance-Fasten[17] nach *Hilmar Burggrabe*® ist es auch mit der Beschreibung von Fehlerquellen genau definiert.

Die richtigen Lebensmittel

Bei der Frage, wie jeder seinem Körper durch die Auswahl der richtigen Ernährung helfen kann, das Säure-Basen-Gleichgewicht aufrechtzuerhalten, sind in der umfangreichen Literatur zum Thema sehr widersprüchliche und den Leser verunsichernde Informationen zu finden. Daher möchten wir Ihnen viel mehr durch die Aufführung einiger Grundgedanken helfen, sich eigene individuelle Maßstäbe durch achtsame Selbstbeobachtung und Erfahrung mit der Zeit zu erarbeiten. Als eklatantes Negativbeispiel sehen wir z. B. die Gegenüberstellung von pH-Werten verschiedener Körperflüssigkeiten mit den pH-Werten ausgesuchter Lebensmittel. Jeder, der sich auch nur etwas mit den biochemischen Vorgängen unseres Körpers auskennt, wird bestätigen, dass der saure oder basische

---

* altgriechischer Arzt, 400 v.Chr.

** Eine Liste mit entsprechenden Anbietern in Ihrer Nähe erhalten Sie kostenlos beim Leserservice des Verlags.

Geschmack eines Lebensmittels nichts damit zu tun hat, wie dieses bei den im Körper stattfindenden Stoffwechselvorgängen wirkt. Andere Veröffentlichungen stellen regelrechte Hitlisten bereit, die dem Verbraucher bei seiner Lebensmittelauswahl behilflich sein sollen. Auffallend ist hierbei, dass bei diesen verschiedenen, sich teilweise widersprechenden Listen keine Angaben darüber gemacht werden, auf welche Annahmen sich diese Tabellen stützen. Eine große Gefahr besteht hier darin, dass gerade in dem Bereich sechs bis acht, also schwach sauer bis schwach basisch, Lebensmittel mit exakten Zahlen von z. B. 6,8 als sauer eingeteilt werden, was den Verbraucher dazu führt, sie zu meiden, obwohl sie in unserer Ernährung einen durchaus wertvollen Platz einnehmen sollten. Generell muss hierbei berücksichtigt werden, dass selbst bei einem Lebensmittel Verschiebungen in seiner Wirkung eintreten können, die in Abhängigkeit von Reifezustand, Anbauart (z. B. biologisch oder konventionell), Bearbeitungsart usw. zu finden sind. Zudem wird die Wirkung im Körper durch unser Essverhalten beeinflusst. Konzentrieren wir uns auf die Einnahme unserer Mahlzeiten (dies wirkt basisch) oder essen wir in Hektik mit viel Ablenkung z. B. durch Medien (dies wirkt sauer).

Schließlich kann ein im Grunde basisches Nahrungsmittel sehr schnell durch Kombination mit einem anderen Nahrungsmittel sauer wirken. Man nennt dies Basenumkehr. Ein Beispiel hierfür ist ein schwach basisches Frischkornmüsli, das durch Zugabe von isolierten Kohlenhydraten in Form von Marmelade, aber auch Honig oder einer Menge süßer Weintrauben, sehr schnell ins Saure verschoben werden kann. Individuelle Bekömmlichkeiten spielen außerdem noch eine wesentliche Rolle. Auch die Essenszeiten müssen berücksichtigt werden: Wenn jemand abends schwere Mahlzeiten oder abends – an sich basisch wirkende – Rohkost nicht gut verträgt, kann dies mit einer im Stoffwechsel stattfindenden Verschiebung in Richtung sauer (Basenumkehr) zusammenhängen, zumal abends auch die Verdauungssäfte weniger aktiv sind.

Aus all diesen Überlegungen ist zu ersehen, dass es keine Patentlösung geben kann, sondern dass hier die Eigenbeobachtung wichtig ist, die mit der Zeit zu einer individuellen basenbetonten und durchaus genussreichen Ernährung führt.

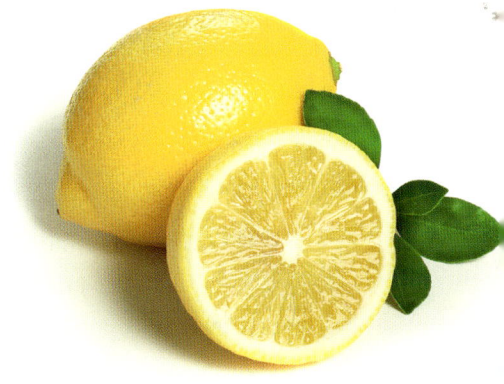

Sauer schmecken, basisch wirken

Bestes Beispiel ist hierfür der frisch gepresste Zitronensaft, der zwar deutlich sauer schmeckt, ernährungsphysiologisch aber basisch im Körper wirkt. Einen Anhaltspunkt können hier die sogenannten PRAL-Werte (von »potential renal acid load«) geben, die nicht den pH-Wert des Lebensmittels beschreiben, sondern seine Wirkung im Stoffwechsel auf den Organismus. Das PRAL-Verfahren berücksichtigt die Metabolisierung (Verstoffwechselung) eines Lebensmittels und die Aufnahme seiner Nährstoffe aus dem Darm und kann somit einen Anhaltspunkt bei der Beurteilung eines Lebensmittels hinsichtlich seiner Auswirkung auf den Säure-Basen-Haushalt geben. Dennoch muss auch hierbei immer die Summe der Faktoren (siehe weiter unten) berücksichtig werden, um ein ganzheitliches Bild zeigen zu können.[33]

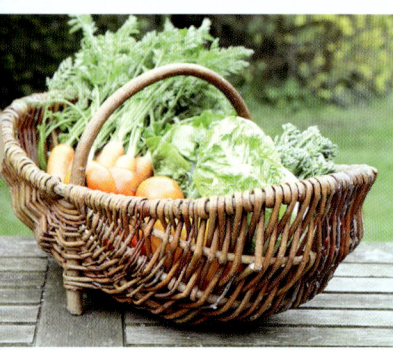

Eine kleine Hilfestellung

Generell wirkt ein Lebensmittel im Körper umso basischer, je mehr Mineralstoffe und je weniger Eiweiß es enthält; also pflanzliche Kost wie Obst und Gemüse. Dagegen wirkt ein Lebensmittel umso saurer, je weniger Mineralstoffe und je mehr Eiweiß es enthält; hierzu zählen die tierischen Produkte, ganz besonders Fleisch- und Fleischprodukte. In der folgenden Übersicht wurden Lebensmittel in die drei Rubriken basisch wirkend, etwa neutral wirkend und sauer wirkend eingeteilt:

basisch wirkend	etwa neutral wirkend	sauer wirkend
alle Gemüse (Ausnahme: Rosenkohl und Artischocke)	Mandeln	alle Fleisch- und Wurstsorten
Pilze	Haselnüsse	alle Fische und Meeresfrüchte
Kartoffeln	Vollkornknäckebrot	Milchprodukte:
weiße Bohnen	Vollkornzwieback	alle Hartkäse, Quark, H-Milch
alle Obstsorten	Vollkornnudeln	Weißmehl und Weißmehlprodukte
Sojaprodukte auf Tofugrundlage	Vollkornbrot	geschälter Reis
Rohmilch (auch Ziegen- und Schafsmilch)	Butter und süße Sahne/Rahm	Erd-, Para-, Walnüsse
Molke	alle Kombinationen aus basischen und sauren bzw. säurebildenden Nahrungsmitteln	Rosenkohl
Kräutertees		Artischocken
lang gezogener Schwarztee		Dosengemüse
Nahrungsaufnahme in Ruhe, Dankbarkeit und Achtsamkeit		konserviertes Obst (auch Marmelade)
		Schokolade und Süßwaren aller Art
		Kaffee
		kurz gezogener Schwarztee
		Alkoholika
		hastige Nahrungsaufnahme

Die typgerechte Ernährung

Die typgerechte Ernährung[83] ist die konsequente Weiterentwicklung der gesunden Vollwert-Ernährung, auf die sie sich bezieht. Ihr Grundgedanke besteht darin, dass nicht jeder Mensch dem anderen gleicht und dadurch auch nicht jedes Lebensmittel für jedes Individuum in gleicher Weise zu empfehlen ist. Bei richtiger Umsetzung und dem achtsamen Umgang mit sich selbst kann die typgerechte Ernährung die basische, gesundheitsfördernde Komponente unterstützen.

Stichwortartig sind für Sie auf den nächsten Seiten die Charakteristika dieser Typen und die entsprechenden Ernährungsempfehlungen zusammengetragen. Daraus ersehen Sie, um nur ein Beispiel zu nennen, dass ein Frischkornmüsli für den Empfindungstyp nicht geeignet ist, sehr wohl aber für den Bewegungstyp. So beobachten wir immer wieder Empfindungstypen, die jeden Morgen Frischkornmüsli essen und feststellen, dass es ihnen nicht bekommt. Sie haben Verdauungsbeschwerden, essen es aber trotzdem, weil sie gehört haben, dass dies die wertvollste Form eines Frühstücks sei – frisch hergestellt aus Getreide und Obst. Solche Empfindungstypen sollten dieses Getreidegericht besser einem Wärmeprozess unterziehen, wodurch es für sie wesentlich bekömmlicher wäre, ohne dass es allzu viele Inhaltsstoffe verliert.

> **Bei der typgerechten Ernährung werden drei Typen unterschieden:**
> 1. Der Empfindungstyp.
> 2. Der Bewegungstyp.
> 3. Der Entspannungstyp.

Sie können Ihren Typ mithilfe des folgenden Testformulars bestimmen. Bitte überlegen Sie bei der Beantwortung der Fragen nicht lange, sondern antworten Sie spontan, was die zuverlässigsten Ergebnisse dieses Tests ergibt. Falls es sich herausstellt, dass Sie bei mehreren Typen über die Grenzzahl 60 kommen (dann sind Sie ein Mischtyp), gelten die gegebenen Empfehlungen gewichtet mit der tatsächlich erhaltenen Punktzahl.

Seminare gesundes Leben sowie Seminare zur Basenküche, zum Basenfasten und zur typgerechten Ernährung werden veranstaltet von der Akademie Gesundes Leben, Telefon +49 (0) 6172 / 300 98 22, Fax +49 (0) 6172 / 300 98 19 www.akademie-gesundes-leben.de, .

FRAGEBOGEN

Die Fragebögen und zugehörigen Informationen sind mit freundlicher Genehmigung dem Buch »Typgerechte Ernährung« von Marlis Weber und Bernd Küllenberg entnommen.

Hier können Sie testen, ob Sie Empfindungs-, Bewegungs-, Entspannungstyp oder Mischtyp aus zwei oder sogar drei dieser Typen sind. Ermitteln Sie die jeweilige Gesamtpunktzahl in den Antwortvarianten A, B und C.

Liegen Sie in einer der Kategorien bei einer Punktzahl über 60, tendieren Sie stark zu dem dort zugeordneten Typ. Je höher die Punktzahl, desto stärker entsprechen Sie dem Typ. Mischtypen liegen in mehreren Kategorien bei 60 Punkten oder höher. Bitte tragen Sie die jeweils oben angegebene Punktzahl in die Spalte ein und zählen Sie diese am Schluss zusammen.

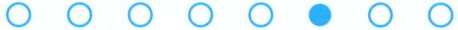
Test A	trifft nicht zu (1 Punkt)	trifft eher nicht zu (2 Punkte)	teils, teils (3 Punkte)	trifft eher zu (4 Punkte)	trifft voll zu (5 Punkte)
1. Ich handle schnell.					
2. Ich kann einmal Gelerntes schlecht über lange Zeit behalten.					
3. Ich bin lebhaft und begeisterungsfähig.					
4. Ich kann Neues schnell aufnehmen.					
5. Ich habe einen leichten Gang.					
6. Ich handle spontan.					
7. Mein Knochenbau ist leicht und feingliedrig.					
8. Meine Haut neigt zu Trockenheit.					
9. Ich bin eher schlank und nehme schwer zu.					
10. Ich ertrage kaltes Wetter weniger gut als andere Menschen.					
11. Ich gelte bei meinen Freunden als sehr gesprächig.					
12. Meine Stimmungen wechseln schnell.					
13. Meine Bewegungen sind rasch und aktiv.					
14. Ich reagiere eher gefühlsbetont.					
15. Ich bin geistig rege und sprudle vor Ideen über.					
16. Meine Energie kommt in plötzlichen Schüben.					
17. Ich bin leicht erregbar.					
18. Auf mich selbst gestellt, habe ich unregelmäßige Ess- und Schlafgewohnheiten.					
19. Ich fühle mich rastlos.					
20. Ich kann mich schwer entscheiden.					
Gesamtpunktzahl					

Test B	trifft nicht zu (1 Punkt)	trifft eher nicht zu (2 Punkte)	teils, teils (3 Punkte)	trifft eher zu (4 Punkte)	trifft voll zu (5 Punkte)
21. Ich handle gewöhnlich langsam und ohne Hektik.					
22. Ich nehme leichter zu und schwerer ab als andere.					
23. Ich bin von Natur aus ruhig und gesetzt; ich gerate selten aus der Fassung.					
24. Sport ist nicht so sehr mein Fall.					
25. Ich bin eher sparsam.					
26. Ich brauche mindestens acht Stunden Schlaf, um mich am Tag wohlzufühlen.					
27. Ich habe einen guten Schlaf.					
28. Ich rege mich selten auf.					
29. Ich kann einmal Gelerntes über lange Zeit behalten.					
30. Ich neige zu Körperfülle.					
31. Kaltes und feuchtes Wetter ist mir zuwider.					
32. Mein Energiepegel ist ausgeglichen.					
33. Ich habe eine weiche und glatte Haut.					
34. Ich habe einen kräftigen Körperbau.					
35. Ich bin von Natur aus sanftmütig.					
36. Ich bin sehr ordnungsliebend.					
37. Ich habe eine gute Ausdauer und Widerstandskraft.					
38. Ich gehe langsam und gemessen.					
39. Ich neige zur Langschläferei und komme morgens nur langsam in Gang.					
40. Ich gehe bei allen Tätigkeiten langsam und methodisch vor.					
Gesamtpunktzahl					

Test C	trifft nicht zu (1 Punkt)	trifft eher nicht zu (2 Punkte)	teils, teils (3 Punkte)	trifft eher zu (4 Punkte)	trifft voll zu (5 Punkte)
41. Ich halte mich für sehr effizient.					
42. Ich bin bei allem, was ich tue, sehr genau und ordentlich.					
43. Ich habe einen starken Willen und kann mich gut durchsetzen.					
44. Bei heißem Wetter fühle ich mich eher als andere Menschen unwohl oder müde.					
45. Bei sportlichen Tätigkeiten schwitze ich leicht.					
46. Auch wenn ich es nicht immer zeige, bin ich schnell gereizt oder verärgert.					
47. Meine Haut wird schnell rot.					
48. Ich neige zu Haarausfall.					
49. Ich neige zu Sommersprossen.					
50. Ich habe einen kräftigen, athletischen Körperbau.					
51. Ich bin sehr freiheitsliebend.					
52. Ich verliere leicht die Geduld.					
53. Ich neige zum Perfektionismus.					
54. Ich brause schnell auf, vergesse aber auch schnell wieder.					
55. Ich bin bei der Durchsetzung meiner Ziele sehr beharrlich.					
56. Ich empfinde die Temperatur in einem Raum eher als zu warm.					
57. Ich bin schon morgens fit.					
58. Ich bin nicht immer so tolerant wie ich sein sollte.					
59. Ich brauche Herausforderungen in meinem Leben.					
60. Ich bin anderen Menschen gegenüber kritisch eingestellt.					
Gesamtpunktzahl					

DIESER TYP SIND SIE:

- **wenn 60 oder mehr Punkte in Test A erreicht wurden = Empfindungstyp**
- **wenn 60 oder mehr Punkte in Test B erreicht wurden = Entspannungstyp**
- **wenn 60 oder mehr Punkte in Test C erreicht wurden = Bewegungstyp**

Wenn Sie in mehreren Testbereichen (A, B und/oder C) 60 Punkte oder mehr erreicht haben, sind Sie ein Mischtyp mit entsprechender Gewichtung auf demjenigen Typ, bei dem Sie am meisten Punkte aufaddiert haben. Sie haben als Mischtyp mehr Freiheiten, aber auch mehr Verantwortung.

Wenn Sie Ihren Typ herausgefunden haben, können Sie überprüfen, ob das Testergebnis Ihren Eigenschaften entspricht. Ein paar Tipps, Ihren ganz persönlichen Typ betreffend, finden Sie natürlich auch.

Pauschale Aussagen widersprechen dem Konzept der typgerechten Ernährung, es werden vielmehr genetisch bedingte Faktoren wie Körperbau, Stoffwechsel und Psyche bei der Wahl des richtigen Diät- und Fitnessplans mitberücksichtigt.

EMPFINDUNGSTYP

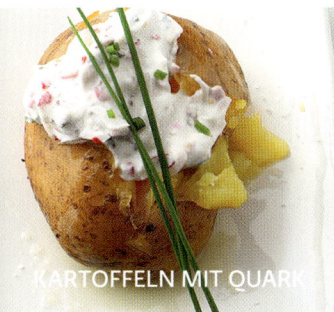

KARTOFFELN MIT QUARK

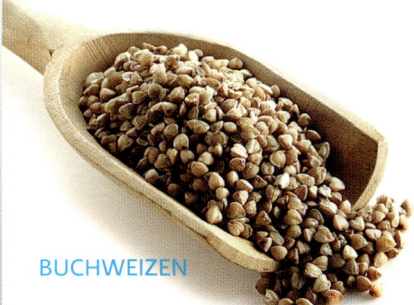

BUCHWEIZEN

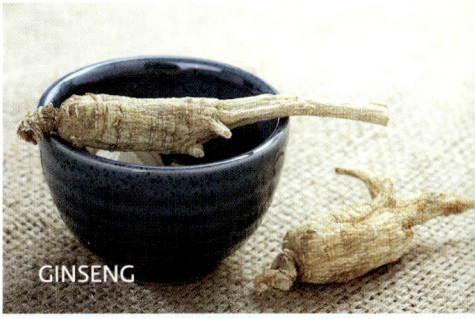

GINSENG

Sie zeichnen sich durch eine besondere Feinfühligkeit, Sensibilität und Kreativität aus. Sie benötigen verfeinerte Lebensbedingungen, um sich voll entfalten zu können. Gegenüber Ihren Mitmenschen zeigen Sie sich mitleidig und hilfsbereit, neigen zum Grübeln und zu Besorgnis. Sie handeln rasch und schnell und sind leicht erregbar. Neue Informationen greifen Sie rasch auf, vergessen diese aber auch relativ schnell wieder. Sie lieben warme und helle Räume. Wind, Wetter sowie feindlichen Einflüssen setzen Sie wenig Widerstand entgegen, starke Kälte und Hitze vertragen Sie schlecht. Ihr Körperbau ist leicht, zart und feingliedrig. Sie neigen zu Appetitlosigkeit, Verdauungsstörungen und trockener Haut. Sie ermüden schnell, neigen zu Nervosität und Hyperaktivität, Ihre geistige Energie kommt in Schüben.

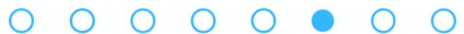
Gemeinhin werden dem Empfindungstyp die Eigenschaften kalt und trocken, die Jahreszeit Herbst sowie das Element Luft zugeordnet.

Geeignete Diäten: Molke-Reis-Vitalkur, Suppendiät, Kartoffelquarkdiät.

Essverhalten: auf die Bekömmlichkeit der Lebensmittel achten – immer auf den Körper hören, langsam und konzentriert essen, die Mahlzeiten ritualisieren.

Fitnesstipps: Joggen, Walking, Fahrradfahren, Gymnastik, Yoga, Tai Chi, Tanzen.

Geeignete Nahrungsergänzungen: Vitamin C, Kieselsäure, Buchweizenkrauttee, Buchweizendragees, Vitamin D, Kalzium, bitterstoffhaltige Tees und Pflanzenextrakte, Molkur, Ginsengtonikum.

ENTSPANNUNGSTYP

Sie gehören zu den »Bewahrern« und sind Neuem gegenüber nicht sofort aufgeschlossen. Sie nehmen Informationen langsam auf, haben aber ein gutes Langzeitgedächtnis. Im ausgeglichenen Zustand sind Sie liebevoll und tolerant. Bei Frauen sind ausgeprägte mütterliche Eigenschaften charakteristisch. Aus der Fassung sind Sie nur schwer zu bringen, über Entscheidungen brüten Sie relativ lange.

Ihr Körperbau ist kraftvoll, eher untersetzt und füllig mit Tendenz zum Übergewicht. Sie lieben gutes Essen und Trinken, haben jedoch eine langsame Verdauung. Sie neigen eher zu gemütlichen, ruhigen Bewegungen mit gewissem Hang zur Trägheit, körperliche Aktivitäten gehören nicht zu Ihren erklärten Lieblingsbeschäftigungen. Schlafprobleme sind Ihnen fremd. Sie neigen zu tiefem und langem Schlaf. Kälte vertragen Sie gut, Wärme und Hitze dagegen sehr schlecht.

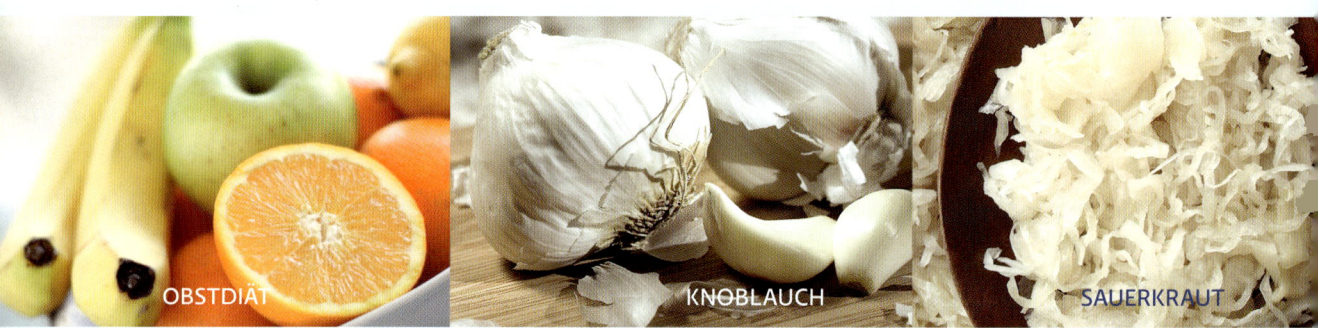

OBSTDIÄT KNOBLAUCH SAUERKRAUT

Gemeinhin werden dem Entspannungstyp die Eigenschaften feucht und kalt, die Jahreszeit Winter sowie das Element Erde bzw. Wasser zugeordnet.

Geeignete Diäten: Fastenkur mit Frischpflanzensäften, Teilfastenkur, Saftdiät, Sauerkrautdiät, Rohkostdiät (Obst oder Gemüse).

Essverhalten: nach Möglichkeit nur zu den Hauptmahlzeiten essen, Heißhunger vermeiden, auf Naschen verzichten, gut kauen, möglichst nicht hungrig einkaufen gehen.

Fitnesstipps: flotte Spaziergänge, Walking, Stretching, Joggen, Schwimmen, Golfen, jede Bewegung, die Spaß macht.

Geeignete Nahrungsergänzungen: Obstessig, Knoblauch, Buchweizenkraut- oder Misteltee, Chrom, Zink, kaliumreiche Tees, Pu-Erh-Tee, Vitamin E.

BEWEGUNGSTYP

Sie sind äußerst dynamisch, zielstrebig, konfliktfreudig und durchsetzungsfähig. Für Ihre guten Führungsqualitäten sind Sie bekannt. Sie suchen Herausforderungen und haben einen Hang zum Perfektionismus. Im ausgeglichenen Zustand sind Sie zufrieden, warmherzig und großzügig. Sie haben einen scharfen, analytischen Verstand und verschwenden ungern Zeit für nutzlose Tätigkeiten. Leicht werden Sie ungeduldig. Generell sind Sie schnell reizbar. Effizienz steht bei Ihren Entscheidungen im Vordergrund. Sie neigen zu einer Überbeanspruchung Ihres Körpers. Eine Tendenz zur Säurebelastung ist gegeben.

Ihr Körperbau ist mittel bis stark, wohlproportioniert. Sie sind ein heller Hauttyp, eventuell sehr sonnenempfindlich. Sie neigen zu starkem Hunger und Durst, haben eine gute Verdauungskapazität und wenig Probleme mit der Verträglichkeit der Nahrung.

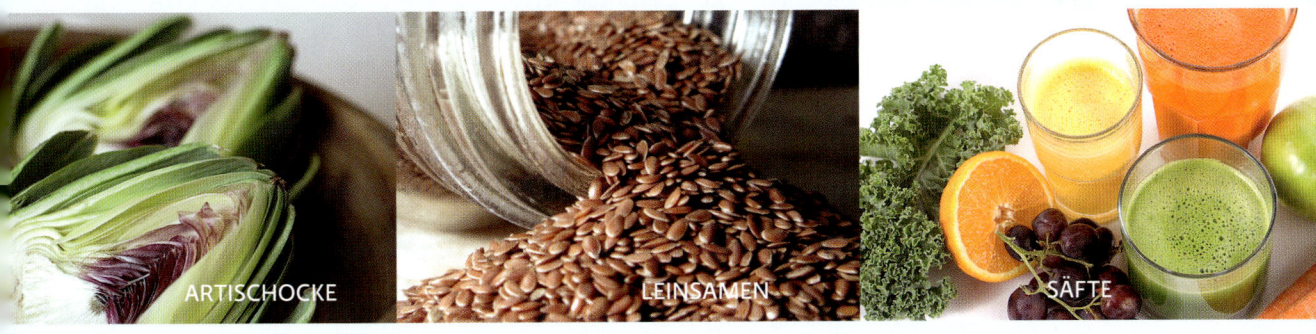

ARTISCHOCKE   LEINSAMEN   SÄFTE

Gemeinhin werden dem Bewegungstyp die Eigenschaften heiß und trocken, die Jahreszeit Sommer sowie das Element Feuer zugeordnet.

Geeignete Diäten: Fitnesskur mit Säften, Rohkostdiät, Suppendiät, standardisierte Formuladiäten.

Essverhalten: Planen Sie immer genügend Zeit für das Essen ein, versuchen Sie sich bewusst darauf zu konzentrieren, lernen Sie es zu genießen und lassen Sie für diese Zeit den Alltag außen vor.

Fitnesstipps: funktionelle Zweckgymnastik, Rückenschule, Wandern, Fahrradfahren.

Geeignete Nahrungsergänzungen: Magnesium, Antioxidanzien wie die Vitamine C, E, β-Carotin, Selen, bitterstoffhaltige Frischpflanzensäfte wie Artischocke oder Mariendistel, Kartoffelsaft, Leinsamen, Heilerde.

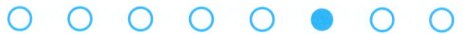

MISCHTYPEN

Mischtypen haben es sogar ein klein wenig besser als reine Bewegungs-, Empfindungs- oder Entspannungstypen. Bei den Typkombinationen können die Stärken des einen Typs die Schwächen des anderen sehr gut ausgleichen. Für Mischtypen gelten jeweils die Empfehlungen für die Grundtypen, aus denen der Mischtyp sich zusammensetzt. Folgen Sie Ihrem Gefühl und Ihren Vorlieben bei der Auswahl der Kur- und der Ernährungstipps.

Die Auswertung Ihres Typentests enthält für jeden Typen Ihrer Persönlichkeit eine Punktzahl. Diejenige Typenart, bei der die höchste Punktzahl genannt ist, ist die für Sie dominierende.

Hinweis: Es kann sein, dass ein Mensch seine Typanteile phasenweise unterschiedlich stark auslebt – mal überwiegt der Bewegungsfaktor, ein anderes Mal sind die Empfindungen oder der Entspannungsfaktor ausschlaggebend. Je genauer Sie sich dabei selbst beobachten, desto eindeutiger werden Sie die für Sie richtigen Gewichtungen herausfinden. Auch hier wird Ihnen Ihr Körper die Achtsamkeit danken, die Sie ihm entgegenbringen!

Empfindungs-Bewegungs-Typ: Leicht und feingliedrig, eher sehnig und knochig, aber muskulöser als der Empfindungstyp. Bewegt sich viel und gern. Im Vergleich zum Empfindungstypen dynamischer und willensstärker. Physisch und psychisch belastbarer und beständiger. Profitiert von der guten Verdauung des Bewegungstyps. Übergewicht so gut wie ausgeschlossen.

Empfindungs-Entspannungs-Typ: Diese Kombination ist in der Praxis eher selten anzutreffen, da die Einzeltypen gegensätzliche Reaktionsmuster und körperliche Merkmale zeigen. Menschen mit dieser Typenkombination lassen sich als Entspannungstypen charakterisieren, denen die Körperfülle fehlt, meist schlank. Aufgrund des Anteils vom Entspannungstypen zeichnen sie sich durch eine innere Ruhe und Ausgeglichenheit aus, wie sie beim reinen Empfindungstypen nicht vorkommt. Die Verdauungsleistung ist meist eher schwach, es kann zu leichtem Übergewicht kommen.

Bewegungs-Entspannungs-Typ: Die Körperfülle des Entspannungstypen vereinigt sich mit der Athletik und Muskelkraft des Bewegungstyps, daher ist er im Prinzip der geborene Schwerathlet. Innere und äußere Stabilität kombiniert mit Kraft und Dynamik ergibt eine robuste Konstitution und hieraus resultierende hervorragende Gesundheit. Je mehr Bewegungsanteil, desto besser die Verdauungsleistung, umso seltener treten Gewichtsprobleme auf.

Empfindungs-Bewegungs-Entspannungs-Typ: Seltener Typ mit einer sehr ausgeglichenen, fröhlichen Wesensart und mit einem großen Repertoire an Reaktionsweisen. Erfreut sich normalerweise einer guten Gesundheit, bei der Ernährung kann frei nach persönlichem Geschmack und Bekömmlichkeit der Speisen entschieden werden

Selbsttest: Wie sauer bin ich?

Jeder möchte gerne erfahren, ob er sich mehr im sauren oder im basischen Bereich des Säure-Basen-Gleichgewichtes befindet. Wir sollten ehrlich und kritisch genug uns selbst gegenüber sein, die bereits aufgezählten Symptome und Signale ernst zu nehmen und durchaus als Maßstab für den eigenen Status anzuerkennen. Auch wenn wir geneigt sind, Hinweise des Körpers zu verdrängen, ist ihre Wahrnehmung wichtig, um die weitere Entwicklung und den Gesund-heitszustand des Körpers günstig beeinflussen zu können.

Eine bewährte und verbreitete Methode ist die Messung der pH-Werte im Urin. Wir müssen uns im Klaren darüber sein, dass wir hier allerdings nur die ausgeschiedenen Säure- bzw. Basenvalenzen messen. Diese können, wenn wir die Messung sorgfältig und richtig durchführen, Aufschluss über den Zustand unseres Körpers geben.

DIE EINFACHSTE METHODE: Überprüfen Sie Ihren pH-Wert mit Urin-Teststreifen (erhältlich z. B. in Apotheken).

Um zuverlässige Werte zu erhalten, ist folgendes Vorgehen genau zu beachten: Am Tage vor der ersten Messung das Essverhalten im üblichen Bereich belassen und nicht durch Veränderungen oder Einnahme von speziellen Medikamenten, Basenpulvern usw. beeinflus-sen. Nur drei Mahlzeiten einnehmen und keine Zwischenmahlzeiten verzehren (auch nicht in Form von Obst oder Süßigkeiten und dergleichen). Die Messungen müssen jeden Tag zum gleichen Zeit-punkt durchgeführt werden und hängen von den Zeiten der Mahlzeiteneinnahme ab.

Als Beispiel:

7 Uhr   Einnahme des Frühstücks
13 Uhr   Einnahme des Mittagessens
18.30 Uhr   Einnahme des Abendbrotes

Wir empfehlen allgemein, viel zu trinken. Die Flüssigkeitsaufnahme sollte während dieser Mess-phase zwischen den Mahlzeiten aber nur aus Wasser oder ungesüßtem Tee bestehen, da sonst die Messwerte beeinflusst werden können.

Nach diesem Beispiel ergeben sich folgende Zeiten für die Messungen:

1. **Messung** morgens um 7 Uhr vor dem Frühstück
2. **Messung** vormittags um 10 Uhr
3. **Messung** um 13 Uhr vor dem Mittagessen
4. **Messung** nachmittags um 16 Uhr
5. **Messung** um 18.30 Uhr vor dem Abendessen
6. **Messung** um 22 Uhr vor dem Schlafengehen

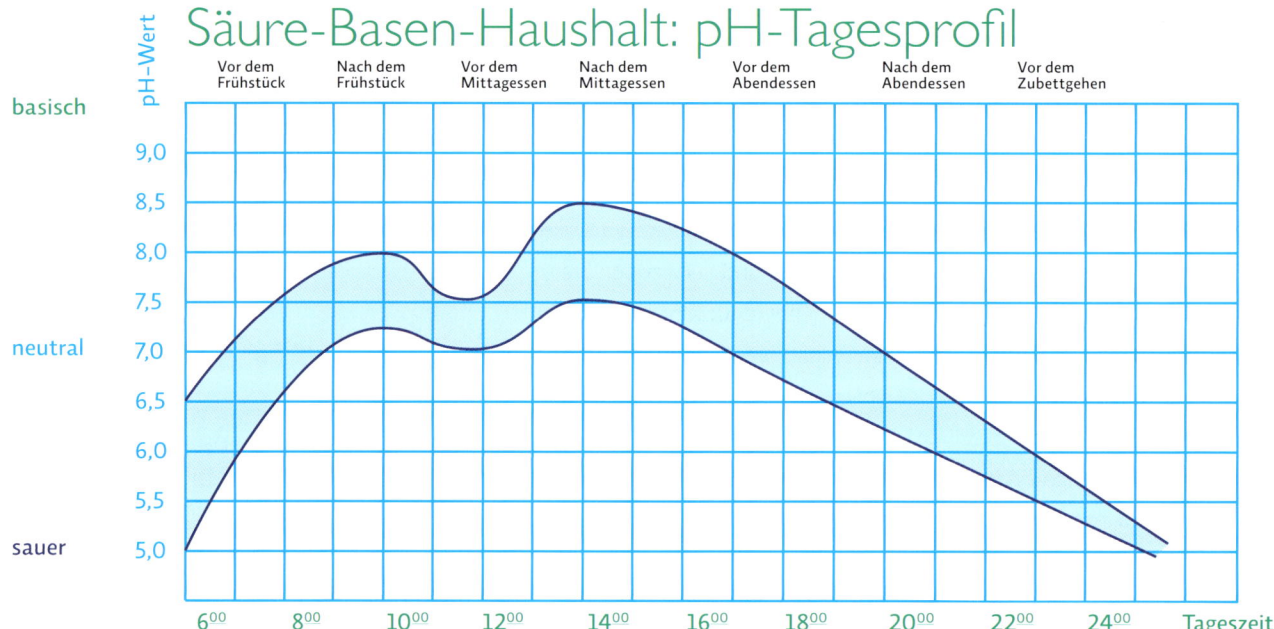

Diese Werte tragen Sie am besten in ein Schema ein (vgl. obige Abbildung). Es ist klar, dass diese Werte von Tag zu Tag durchaus variieren können, da ja nicht nur die Ernährung, sondern auch Einflüsse von Stress und sonstigen Verhaltensweisen hier mitwirken. Ein einzelner Messwert hat praktisch keine Aussagekraft. Hierfür ist es vielmehr notwendig, den Mittelwert aller sechs Tageswerte zu bilden (das ist die Summe aller Werte, die dann durch sechs geteilt wird). Beim gesunden Menschen liegt die Kurve innerhalb des farbig angelegten Bereichs, der Mittelwert sollte in der Nähe von 7,0 (neutral) liegen. Es ist empfehlenswert, eine solche Messreihe eine ganze Woche lang durchzuführen, um Tagesabweichungen zu eliminieren. Diese Messungen erlauben einen Vergleich der Reaktionen unseres Körpers auf die zugeführte Kost.

Ganzheitliche Lebensgestaltung

Unser Körper ist ein perfekt organisierter Organismus, der kompliziert erscheinenden Gesetzen (Naturgesetzen) folgt und dessen Intelligenz ihn stets lebenserhaltend steuert. Hinzu kommt, dass auch unsere mentalen und seelisch geistigen Bereiche, unsere Psyche, Einfluss auf seine Steuerung nehmen. Lassen Sie sich vertrauensvoll auf diese Steuerungen und Reaktionen des Körpers ein und verwenden Sie nicht zu viel Kopfenergie, um alles Geschehen deduktiv oder logisch zu deuten. Gelassenheit und Vertrauen zu unserem Körper, verbunden mit achtsamer Wahrnehmung seiner Signale und unsere wohlwollende Reaktion darauf, sind ein gutes Rezept für eine ganzheitliche Lebensgestaltung. Jede kopflastige Verbissenheit ist hier eher von Nachteil, zu empfehlen ist vielmehr ein spielerischer Umgang mit all diesen Zusammenhängen.

Unser Körper kann in seinen Reaktionen mit denen eines Mobiles (siehe Abbildung) verglichen werden. Setzen wir nur einen Baustein eines solchen frei schwebenden Mobiles durch einen kleinen Windhauch in Bewegung, so beeinflusst dieser kleine Impuls das gesamte System bis zu seinem obersten Element. Die Reaktion, die dadurch entsteht, können wir in ihrer Komplexität nicht vorhersagen, obwohl sie exakt physikalischen Gesetzen folgt. Das Interessante bei diesem Bild ist, dass trotz der aufgebrachten Störung, wenn wir den Windhauch als solche bezeichnen wollen, die Gesamtheit immer im Gleichgewicht bleibt, auf diesen Impuls innerlich reagiert und ihn so verar-

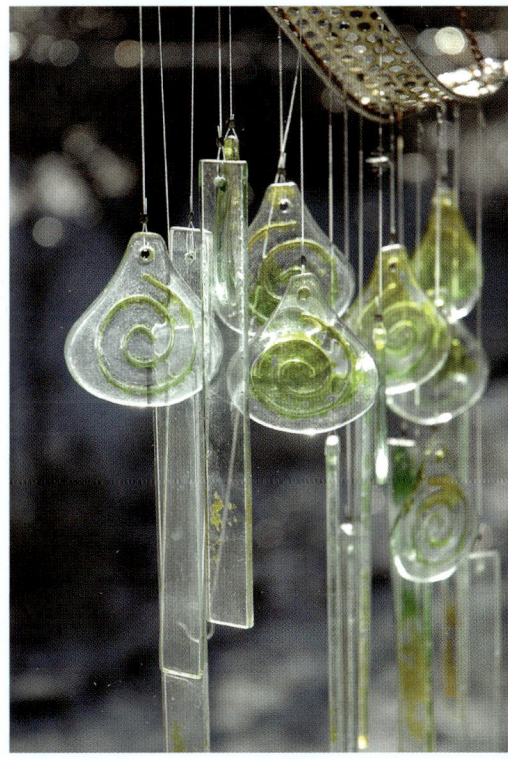

UNSER KÖRPER GLEICHT EINEM MOBILE ODER WINDSPIEL: Wird nur ein Baustein in Bewegung versetzt, hat dies Auswirkungen auf das gesamte System.

beitet. Solange die Störung für das Mobile im Rahmen ist, kann es sie verkraften und in Harmonie bleiben. Erst wenn die Störung überhand nimmt, z. B. durch zusätzliches Anhängen eines größeren Gewichts, ist dies nicht mehr kompensierbar. Beim Säure-Basen-Gleichgewicht des Körpers sieht es genauso aus: Bleiben die Belastungen im Rahmen, kann er durch sein eigenes Steuerungssystem alles in einem dynamischen Gleichgewicht halten und das ist das Ziel.

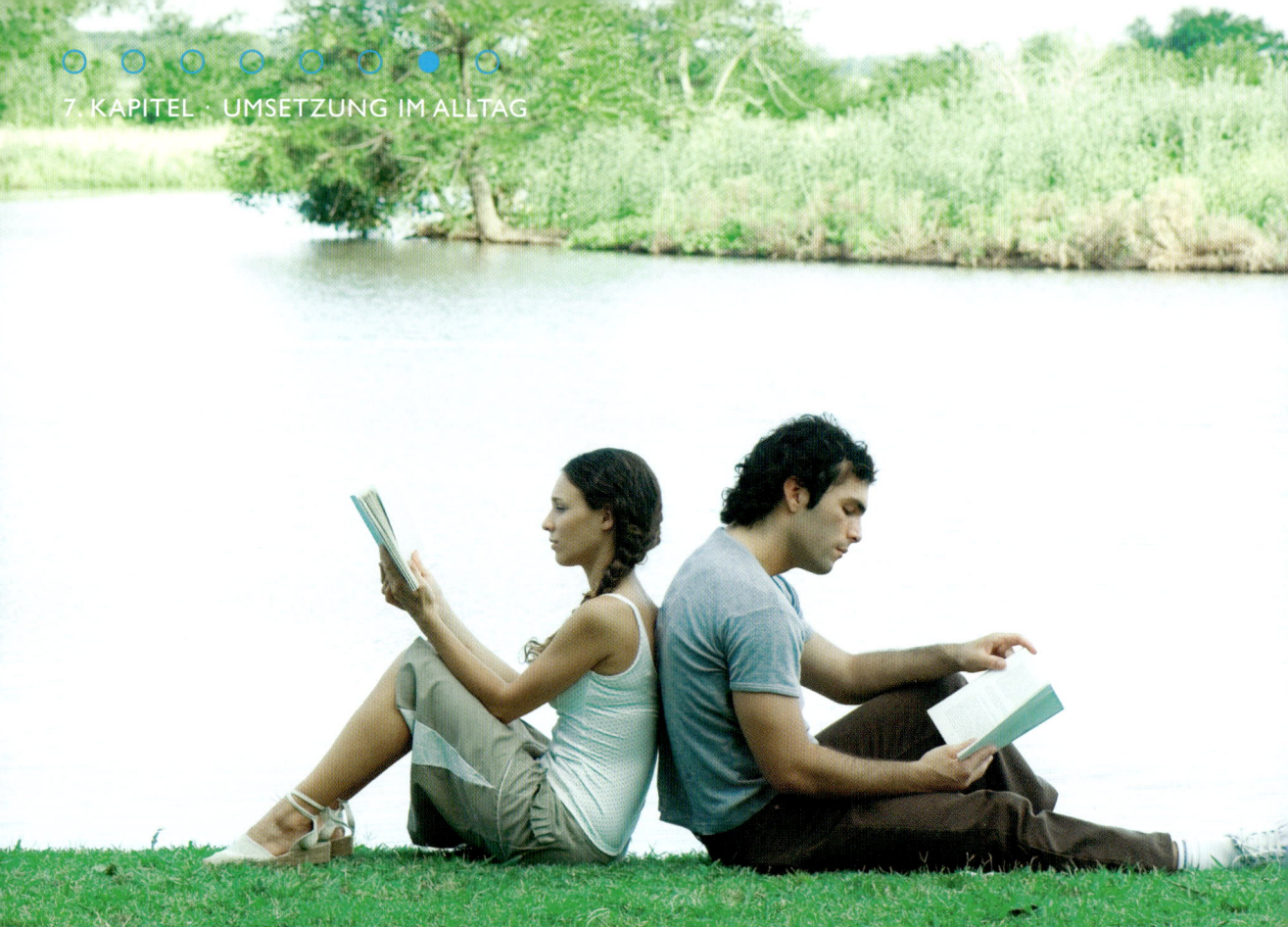

Kapitel 7
Umsetzung im Alltag

Wie in den vorangegangenen Kapiteln beschrieben, ist der menschliche Organismus an ein mineralarmes, sauberes und lebendiges Trinkwasser sowie an eine basenüberschüssige Ernährungsweise
angepasst. Gesundes Trinkwasser und eine eher basische Ernährung sind neben artgerechter Bewegung, freudvoller Aktivität, erholsamem Schlaf und geistig-seelischer Ausgeglichenheit die Garanten
für eine erfolgreiche Gesundheitsvorsorge und damit für eine optimale Lebensqualität.
Um es für Sie konkret zu machen, hier zum Abschluss kurz und bündig unsere Tipps für den Alltag:

FLÜSSIGKEITSAUFNAHME

Empfehlenswert ist mineralarmes, auch von Schadstoffen freies und lebendiges Trinkwasser. Dieses
wird durchaus von verschiedenen Firmen als original Quellwasser angeboten (hier bitte auf Abfüllung in Glasflaschen achten), hat aber seinen Preis. Langfristig günstiger ist die eigene Aufbereitung
im Haushalt und da wiederum schneidet die Umkehrosmose-Anlage sowohl von der Reinigungs-

leistung als auch vom Preis pro hergestelltem Liter Trinkwasser am besten ab. Das gefilterte Wasser sollte, sofern das Gerät über keine Belebungsstufe verfügt, anschließend verwirbelt und/oder in einer Karaffe mit Halbedelsteinen der Quarzgruppe (Bergkristall, Rosenquarz, Amethyst) in eine natürliche Clusterstruktur zurückversetzt werden. Den Geschmack dieses Wassers kann man mit Worten wie »samtig-weich«, »abgerundet« oder »leicht« am besten beschreiben – Wanderer werden an den Genuss von Wasser aus einem klaren Bach oder See im Hochgebirge erinnert. Auf jeden Fall sind die empfohlenen zwei Liter Wasser täglich damit leicht und mit Genuss zu schaffen. Auch weitere Vorteile werden Sie feststellen: Mit diesem Wasser zubereitete Tees und Kaffee bieten sich Ihnen glasklar ohne schillernde Haut auf der Oberfläche genussvoll an und schmecken wie auch Brühen oder Suppen intensiver. Das lästige Kistenschleppen entfällt, obendrein haben Sie weniger Müll und Abgase produziert und damit etwas Gutes für Umwelt- und Klimaschutz getan.

SÄURE-BASEN-GLEICHGEWICHT

Wenn Sie die in diesem Buch geschilderten Zusammenhänge verinnerlicht haben, dann besteht die Herausforderung für Sie nicht nur darin, Empfehlungen und Rezepte umzusetzen, sondern auch darin, bewusster mit sich und Ihrer Umwelt umzugehen, Körpersignale wahrzunehmen, zu akzeptieren und auf sie zu reagieren. Das bedeutet, mit Ihrem Körper ins Gespräch zu kommen. Und vergessen Sie nicht: Gesundheit und gute Lebensqualität machen Spaß! Wäre das nicht der Fall, dann läuft etwas falsch und Sie sollten korrigieren, bis Sie in jeder Weise, auf allen Ebenen im Gleichgewicht sind. Wir wünschen Ihnen, dieses in Leichtigkeit und ohne Verkrampfung zu erreichen.

Und wenn Sie sich noch einen zusätzlichen Impuls zur Erreichung dieses Ziels geben und Ihren Körper von Altlasten befreien wollen, dann gönnen Sie sich ein- oder zweimal im Jahr eine Fastenkur für Gesunde nach *Dr. Buchinger* und *Dr. Lützner*.

Wie Sie in Ihrer Küche leicht die Theorie in die Praxis umsetzen können, zeigen die Rezepte von *Hermine Gronau* im folgenden Kapitel. Wir wünschen Ihnen ein vitales und gesundes Leben!

Ihr Hilmar Burggrabe und Markus Strauß

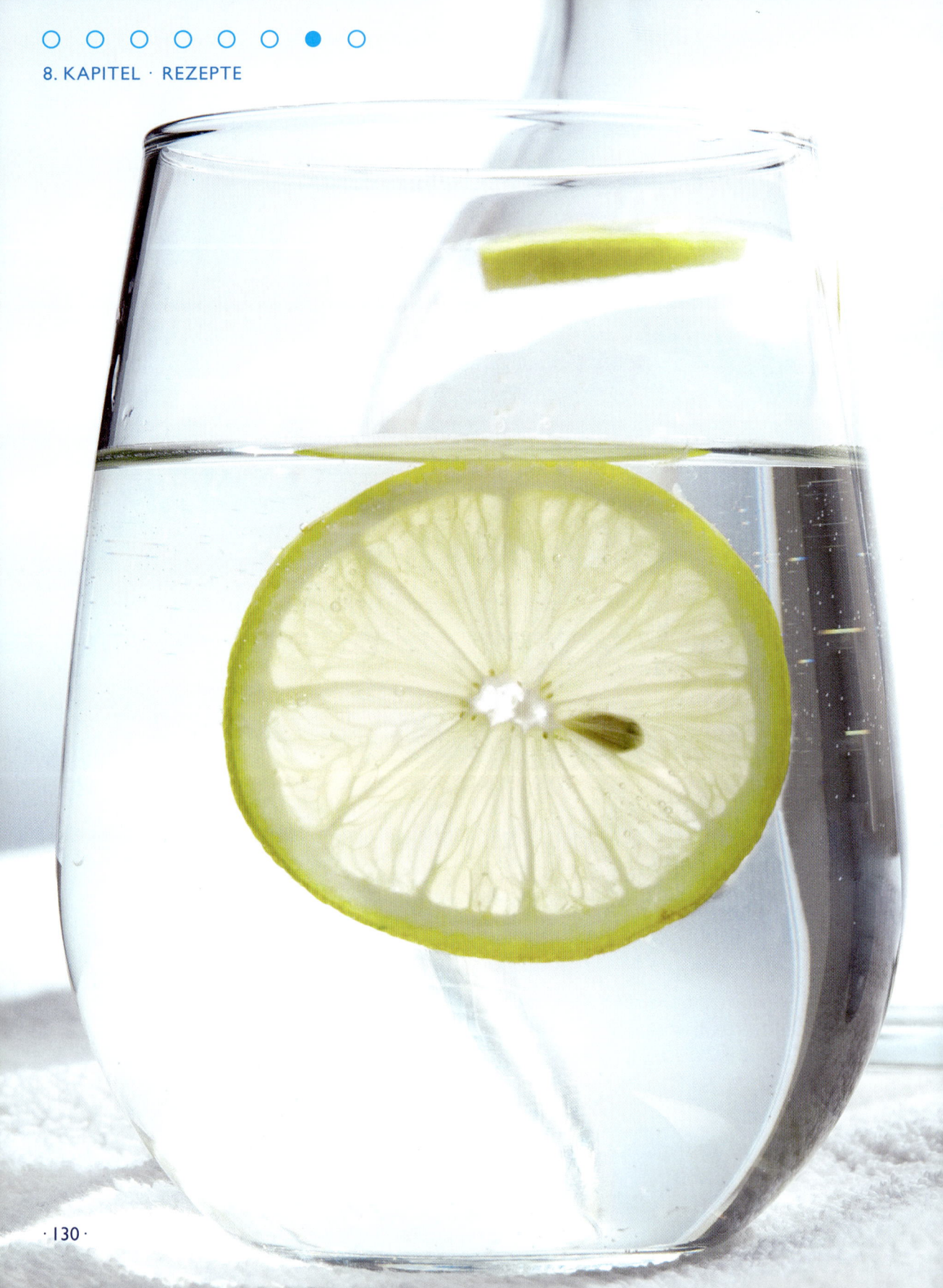

Kapitel 8
Rezepte fürs Säure-Basen-Gleichgewicht

Abkürzungen

EL = Esslöffel   TL = Teelöffel   Trp. = Tropfen   Msp. = Messerspitze

g = Gramm   mg = Milligramm   l = Liter   ml = Milliliter   cm = Zentimeter

Trinkkuren

Trinkkuren regen den Stoffwechsel an und unterstützen den Körper bei der Ausscheidung von ihn belastenden Stoffwechselendprodukten. Eine besonders gute Wirkung wird erreicht, wenn bereits morgens nach dem Aufstehen, jedoch vor dem Frühstück, eines der nachfolgend genannten Getränke in kleinen Schlucken getrunken wird. Die aufgeführten Trinkkuren wirken alle stark basisch:

- 1 Glas Wasser oder
- 1 Glas Wasser mit 1 EL Zitronensaft oder
- 1 Glas Wasser mit 20 Trp. Molkur* oder
- 1 Glas Wasser mit 2 TL naturtrübem Apfelessig oder
- 1 Glas Apfelessig-Honig-Getränk oder
- basische Gemüsebrühe

APFELESSIG-HONIG-GETRÄNK

200 ml   Wasser
1–2 TL   naturtrüber Apfelessig
1 TL   Honig, kalt geschleudert

---

* Milchsäurekonzentrat, erhältlich im Reformhaus oder in der Apotheke

Empfehlungen zur kurmäßigen Anwendung für ca. drei Wochen:

• Apfelessiggetränk: dreimal täglich vor den Hauptmahlzeiten in kleinen Schlucken

• Apfelessig–Honig–Getränk: dreimal täglich vor den Hauptmahlzeiten in kleinen Schlucken

• Gemüsebrühe: über den Tag verteilt in kleinen Schlucken trinken

GEMÜSEBRÜHE

ergibt ca. 1 ¼ l Brühe

1 ½ l	Wasser
250 g	Kartoffeln
250 g	Sellerie oder Weißkohl oder Blumenkohl oder Tomaten
250 g	Möhren oder Rote Bete oder Kohlrabi oder Zucchini oder Kürbis
	Kräuter nach Geschmack, z. B. Petersilie, Liebstöckel, Schnittlauch

1 Gemüse gründlich säubern und waschen, nicht schälen (!) und in kleine Würfel (ca. 1 × 1 cm groß) schneiden.

2 Klein geschnittenes Gemüse mit kaltem Wasser aufsetzen und ca. 45 Minuten leicht köcheln lassen.

3 Gemüse absieben und die klare Gemüsebrühe mit fein gehackten Kräutern abschmecken.

4 Gemüsebrühe in kleinen Schlucken über den Tag verteilt trinken, entweder leicht angewärmt oder kalt.

Tipp: Bevorzugen Sie Kartoffeln und Gemüse nur aus kontrolliert ökologischem Anbau.

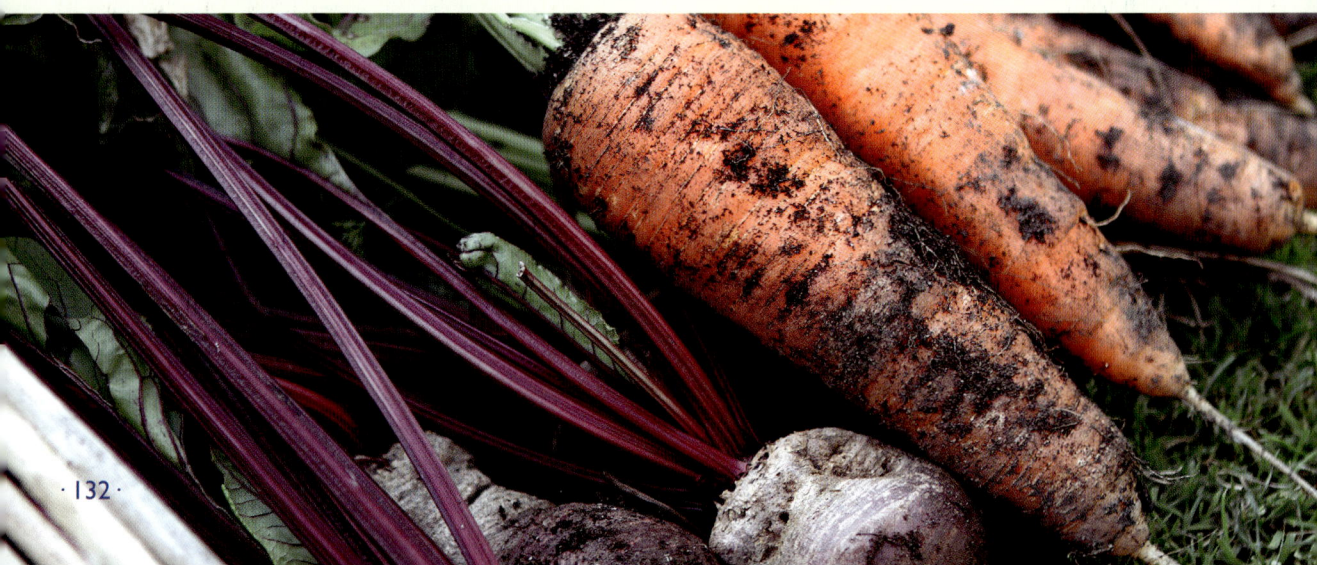

Frühstücksideen

Diese sowie alle folgenden Rezepte sind für vier Personen berechnet.

WARMER GETREIDEBREI

75 g	Dinkelvollkornmehl oder –schrot, möglichst frisch gemahlen oder geschrotet
75 g	getrocknete Apfelstückchen
3 TL	Rosinen
3	Dörrpflaumen
¾ l	Wasser
1 Prise	natürliches Meersalz
	Zimt, Vanille und Orangensaft

1 Trockenfrüchte einige Stunden in wenig Wasser einweichen, anschließend klein schneiden.

2 Dinkelvollkornmehl bzw. –schrot in das Wasser einrühren, die eingeweichten Trockenfrüchte mit Flüssigkeit zugeben, unter ständigem Rühren einmal aufkochen und anschließend ca. 15 Minuten quellen lassen.

3 Mit Meersalz, Zimt, Vanille und Orangensaft abschmecken.

FRISCHKORNMÜSLI

8–10 EL	Getreide, frisch geschrotet (z. B. Weizen, Gerste oder Roggen)
8–10 EL	Wasser, Molke oder Buttermilch
2	Äpfel
1	Banane, geschält
1 TL	Zitronensaft
	Zimt, Vanille, Honig, Apfel- oder Agavendicksaft
	Sonnenblumen- oder/und Kürbiskerne

Tipp:
Anstelle von Äpfeln kann jedes Obst der Jahreszeit verwendet werden. Niemals Milch oder Fruchtsaft für dieses Rezept verwenden.

1 Das geschrotete Getreide einige Stunden in etwa der gleichen Menge Wasser, Molke oder Buttermilch einweichen und abgedeckt an einen kühlen Ort stellen.

2 Einen Apfel fein reiben, den anderen in kleine Würfel schneiden. Die Banane mit der Gabel fein zerdrücken und mit Zitronensaft beträufeln.

3 Das Obst zum eingeweichten Getreide geben, mit den Gewürzen abschmecken, evtl. süßen und mit den Kernen bestreuen.

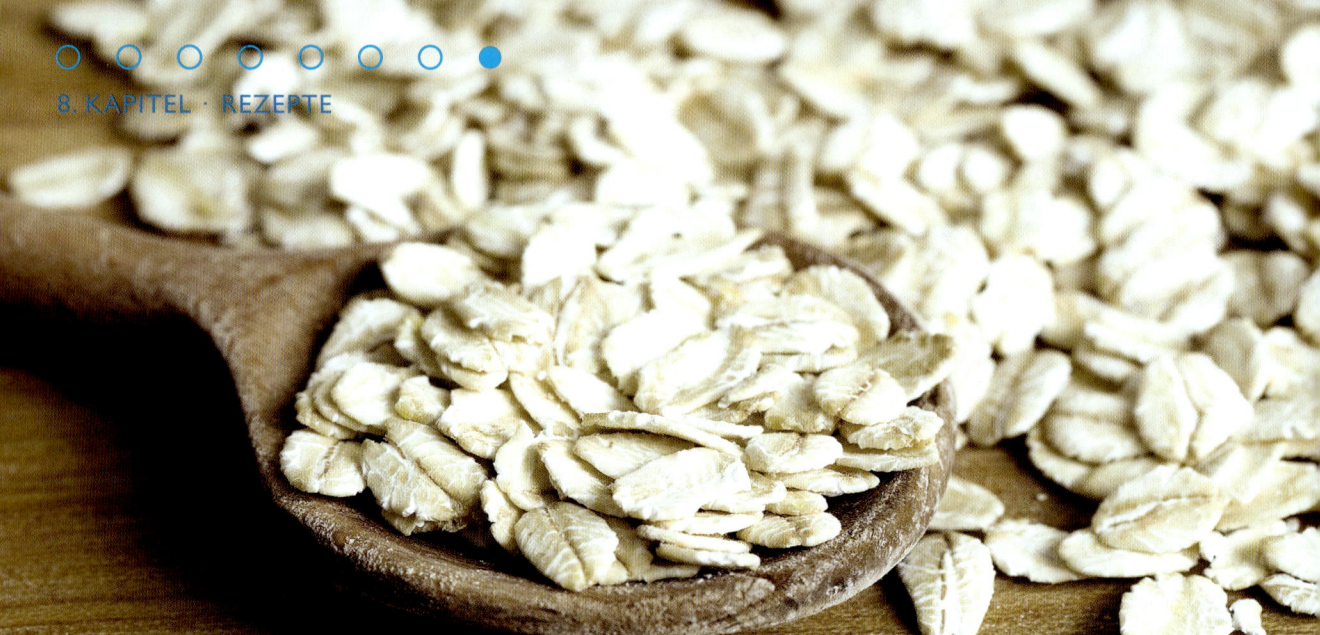

FLOCKENMÜSLI

8–10 EL	Haferflocken, evtl. selbst geflockt
1–2	Bananen, geschält
200 g	Früchte nach Saison, z. B. Apfel, Birne, Pfirsiche, Erdbeeren usw.
1 TL	Zitronensaft
	Vanille, Zimt
	Honig oder Apfeldicksaft

1 Bananen mit einer Gabel fein zerdrücken, Zitronensaft zugeben, mit den Haferflocken verrühren.

2 Früchte waschen, klein schneiden und unter die Haferflocken mengen.

3 Mit den Gewürzen abschmecken und nach Bedarf süßen.

Tipp: Anstelle von frischen Früchten können auch Trockenfrüchte verwendet werden. Diese sollten jedoch einige Stunden in wenig Wasser eingeweicht werden. Durch ihren erhöhten Fruchtzuckergehalt kann dann auf ein Nachsüßen verzichtet werden.

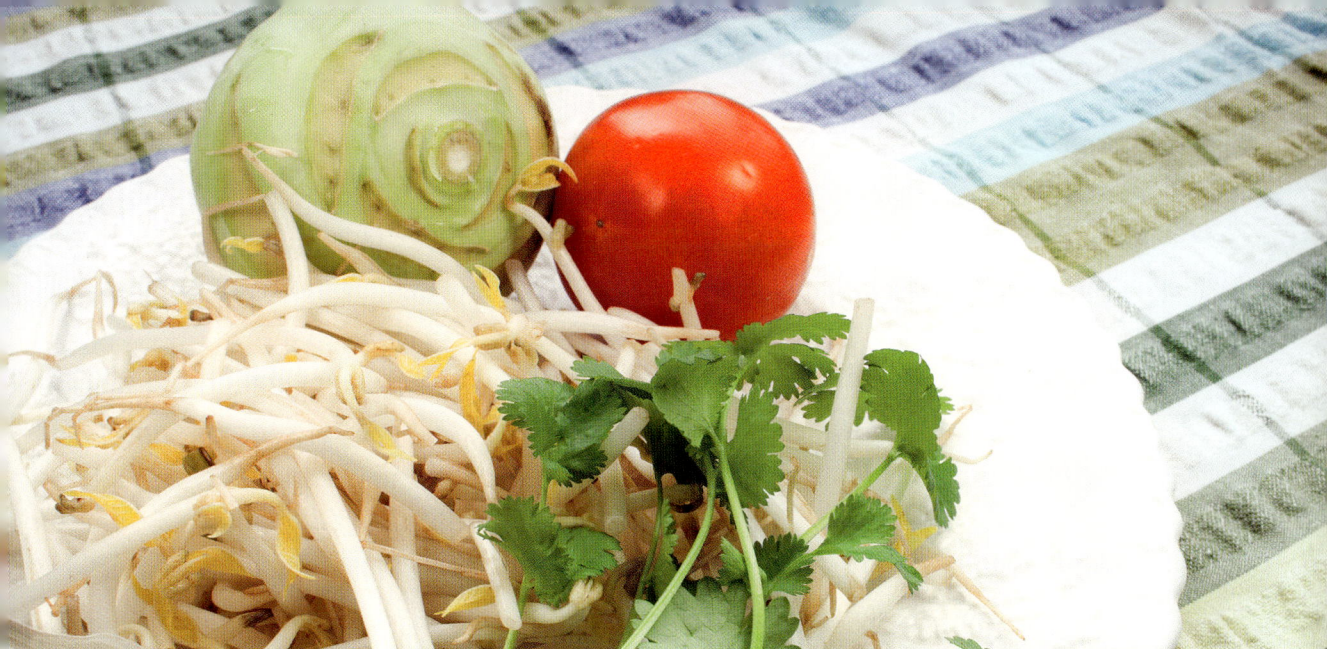

Frische Salate

BUNTER FRISCHKOSTTELLER

3–4	Tomaten
1–2	junge Kohlrabi mit Grün
	frische Sojasprossen

Dressing:

4 EL	kaltgepresstes Olivenöl
2 EL	Kräuteressig
	natürliches Meersalz, Pfeffer
½–1 TL	Kräuter, z. B. Basilikum, Schnittlauch oder Koriander, fein gehackt
½	Zwiebel
1	Tomate

1 Stielansätze der Tomaten entfernen und die Tomaten in Scheiben schneiden.

2 Kohlrabi schälen und das zarte Grün aufbewahren. Kohlrabi in sehr dünne Scheiben schneiden oder hobeln und kreisförmig abwechselnd mit den Tomatenscheiben auf einem flachen Teller anrichten.

3 Aus Olivenöl, Essig, Kräutern und Gewürzen die Salatsauce bereiten und gleichmäßig über das Gemüse verteilen.

4 Zwiebel fein hacken, das Kohlrabigrün klein schneiden und die Tomate klein würfeln. Alles miteinander vermischen und ebenfalls über das Gemüse geben.

ENDIVIENSALAT MIT FRÜCHTEN

1	Endiviensalat
1	Banane
2	Ananasscheiben; alternativ: 1 Orange
1	Apfel
1	Birne

Dressing:

3–4 EL	süße Sahne/Rahm
1–2 EL	Zitronensaft
2 EL	Ananas- bzw. Orangensaft
	Agavendicksaft
	frischer Ingwer, fein gehackt
	Curry und Salz

1   Endiviensalat halbieren und Strunk herausschneiden. Den Salat in Streifen schneiden und waschen.

2   Banane und Orange schälen. Banane in Scheiben schneiden, das restliche Obst klein würfeln.

3   Salat und Früchte miteinander vermengen.

4   Sahne halb steif schlagen. Die übrigen Zutaten verrühren und darunterheben.

5   Das Dressing vorsichtig unter die Salatstreifen und Obststückchen mengen.

Tipp: Anstelle von süßer Sahne kann auch Sojajoghurt verwendet werden.

SAUERKRAUTSALAT MIT TROCKENFRÜCHTEN

8	getrocknete, entsteinte Pflaumen
8	getrocknete, entsteinte Aprikosen
500 g	frisches Sauerkraut

Dressing:

100 ml	süße Sahne/Rahm
100 ml	Crème fraîche
1 EL	Walnussöl/Baumnussöl
	Kräutersalz und Pfeffer

1   Pflaumen und Aprikosen klein würfeln und einige Stunden in so viel Wasser einweichen, dass die Fruchtstückchen gerade bedeckt sind.

2   Sauerkraut klein schneiden und unter das eingeweichte Trockenobst mischen. Den Salat gut durchziehen lassen.

3   Sahne mit Crème fraîche und Walnussöl verrühren, mit den Gewürzen abschmecken. Dressing mit dem Salat vermischen und nochmals durchziehen lassen.

BUNTE FRISCHKOST MIT APFEL-SESAM-DRESSING

3–4	kleine Möhren
½	Zucchini
1	kleiner Kohlrabi
1	Apfel

Dressing:

1	Apfel
1–2 TL	Zitronensaft
1–2 EL	natives Sesam- oder Sonnenblumenöl
1 EL	Apfeldicksaft
	Pfeffer, Salz und Curry
4 TL	Sesamsamen
	glatte Petersilie

1   Gemüse und Apfel waschen, konventionell angebaute Produkte besser schälen, in gleichmäßige Würfel schneiden und alles miteinander vermengen.

2   Apfel für das Dressing waschen, evtl. dünn schälen und das Kerngehäuse entfernen. Den Apfel fein reiben, mit Zitronensaft, Öl, Apfeldicksaft, Pfeffer und Salz abschmecken.

3   Frischkost mit dem Dressing vermengen.

4   Sesam in einer heißen Bratpfanne ohne Fett leicht rösten und abkühlen lassen.

5   Petersilie waschen, trocknen, fein hacken, mit dem abgekühlten Sesam vermengen und über die Frischkost streuen.

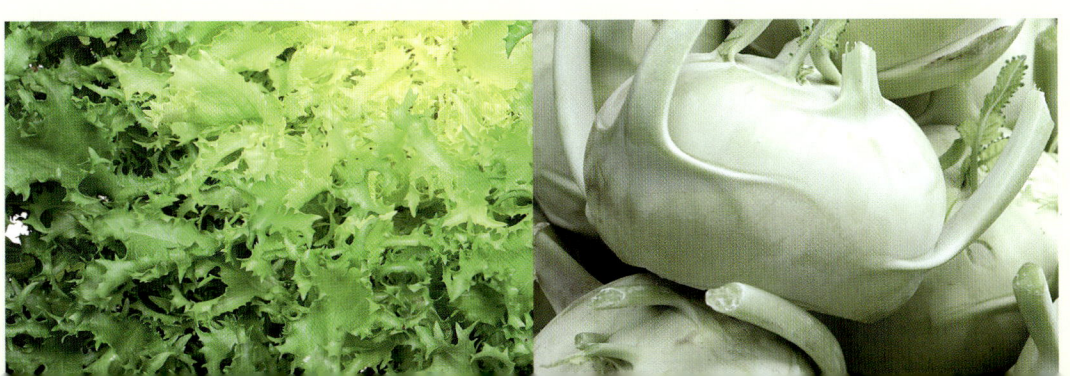

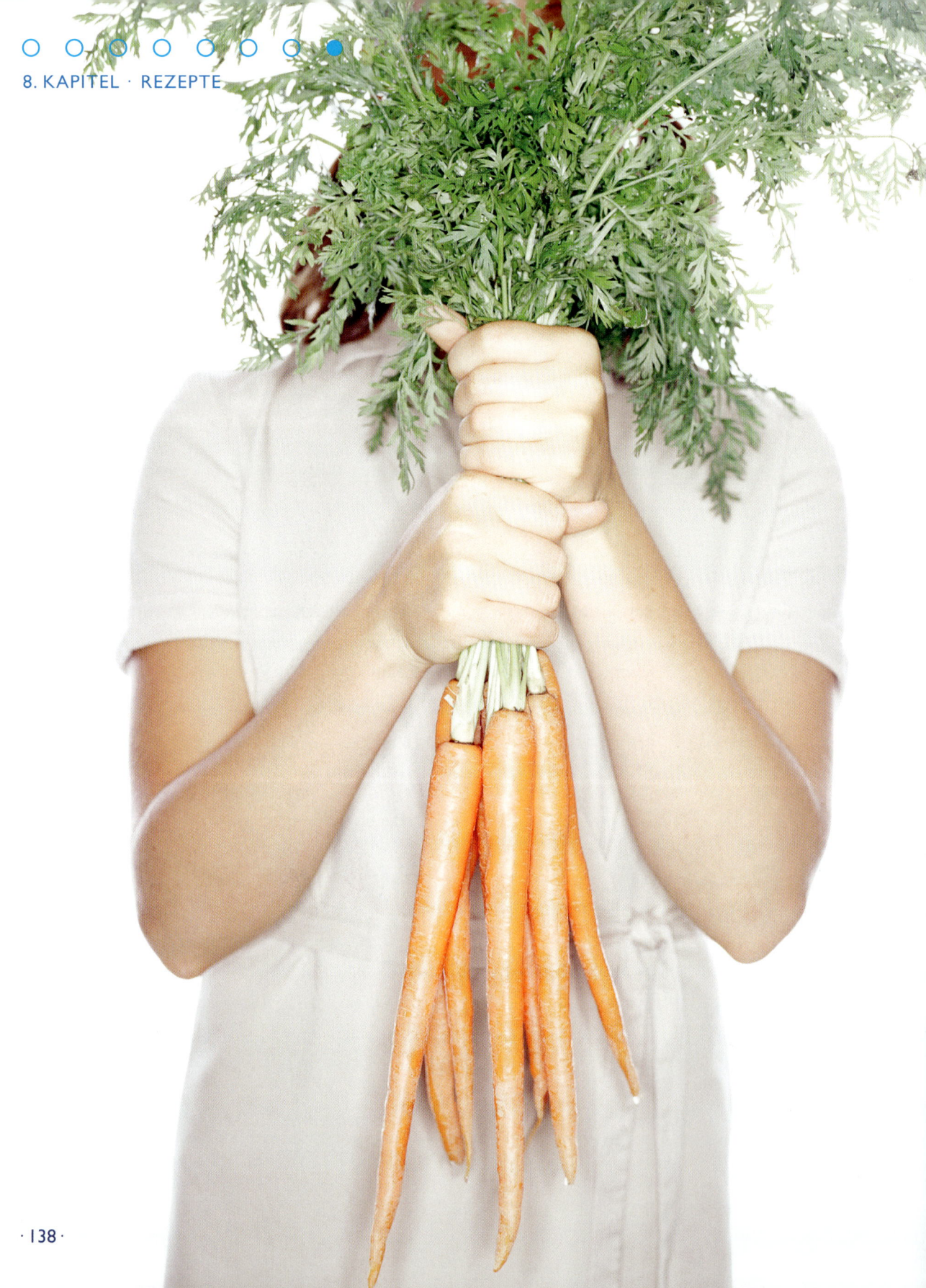

Feine Suppen

APFEL-LAUCH-SUPPE

1	Stange Lauch/Porree
750 ml	Gemüsebrühe
1	Apfel
1	Zwiebel
2–3 EL	Sonnenblumenöl
$\frac{1}{8}$ l	süße Sahne/Rahm
2–3 EL	Reismehl
	natürliches Meersalz, Thymian und Curry

1. Den Lauch putzen, waschen und in dünne Ringe schneiden.
2. Wenig Gemüsebrühe zum Kochen bringen und den Lauch darin bei mittlerer Hitze weich kochen. Anschließend durch ein Sieb abgießen und die Brühe auffangen.
3. Apfel schälen, entkernen und klein würfeln. Zwiebel schälen und ebenfalls würfeln.
4. Öl in einem Topf erhitzen, Zwiebel- und Apfelwürfel anrösten.
5. Lauch, seine Brühe und den Rest der Gemüsebrühe zusammen mit dem Reismehl einrühren. Die Suppe einmal aufkochen, Sahne zugeben und mit den Gewürzen abschmecken.

SONNIGE CREMESUPPE

400 g	Möhren
2	Zwiebeln
2 EL	Sonnenblumenöl
700 ml	Gemüsebrühe
je 1 Prise	Koriander, Muskatnuss, Curry und Zimt
1	unbehandelte Orange, Schalenabrieb und Saft
100 ml	süße Sahne/Rahm oder Crème fraîche
	natürliches Meersalz, Pfeffer

1. Möhren putzen und raspeln.
2. Zwiebeln in kleine Würfel schneiden und in heißem Fett glasig dünsten.
3. Gemüsebrühe, geraspelte Möhren und Orangenschalenabrieb zu den Zwiebeln geben und 20 Minuten köcheln lassen.
4. Die Suppe leicht abkühlen lassen und pürieren. Sahne bzw. Crème fraîche und Orangensaft zugeben, mit den Gewürzen abschmecken.

BOHNENSUPPE

600 g	Brechbohnen
1	mittelgroße Zwiebel
1 l	Gemüsebrühe
2	Möhren
3	Kartoffeln, mehlig kochend
1 Stange	Lauch/Porree
$\frac{1}{8}$	Sellerieknolle
	Bohnenkraut, getrocknet oder frisch
	natürliches Meersalz, Pfeffer, Curry und frischer Ingwer, fein gehackt
	naturtrüber Apfelessig

1   Die Bohnen waschen, gipfeln und in ca. 2 cm lange Stücke schneiden.

2   Zwiebel schälen und in Achtel schneiden.

3   Gemüsebrühe aufkochen, Bohnen und Zwiebeln zugeben und ca. 15 Minuten köcheln lassen.

4   Möhren gut abbürsten und in Scheiben schneiden. Kartoffeln und Sellerie dünn schälen und klein würfeln. Lauch putzen, waschen und in Ringe schneiden.

5   Das Gemüse mit dem Bohnenkraut zur Brühe geben und alles nochmals ca. 10 Minuten köcheln lassen.

5   Mit den Gewürzen und dem Apfelessig abschmecken.

Tipp: Bei Verwendung von frischem Bohnenkrauts dieses fein hacken und erst kurz vor Ende der Garzeit zugeben.

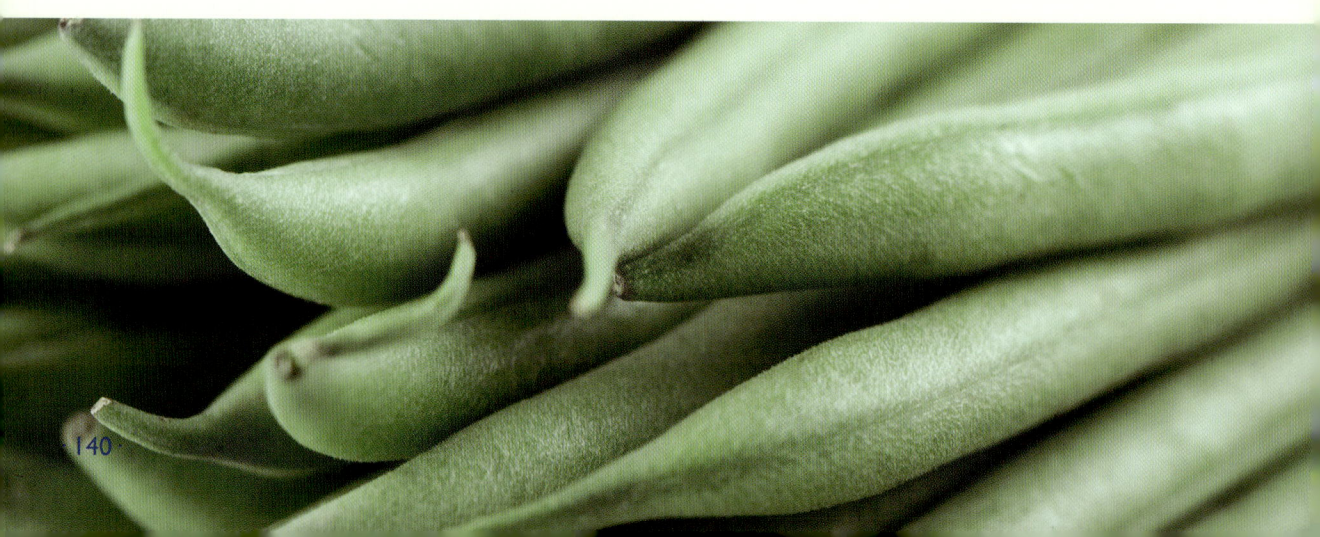

SPINATSUPPE

400 g	Spinat
150 g	Rucola
1	Pellkartoffel
1 l	Gemüsebrühe
150 ml	süße Sahne/Rahm
	Muskatnuss, Pfeffer und natürliches Meersalz
	Zitronensaft

1 Spinat und Rucola waschen, die dicken Stängel entfernen. Spinat und Rucola in kochendem Salzwasser 1–2 Minuten blanchieren, bis die Blätter weich sind. Wasser abgießen, jedoch nicht wegschütten (aus der zurückbehaltenen Flüssigkeit später eine Gemüsebrühe zubereiten).

2 Spinat und Rucola kurz unter fließendem kaltem Wasser abspülen und abtropfen lassen.

3 Von der gekochten Kartoffel die Haut abziehen und mit wenig Gemüsebrühe im Mixer pürieren. Spinat und Rucola zugeben und ebenfalls pürieren und die restliche Gemüsebrühe einrühren.

4 Sahne zugeben, mit Zitronensaft und den Gewürzen abschmecken.

Tipp: Von der Sahne etwas zurückbehalten und damit die Suppe garnieren.

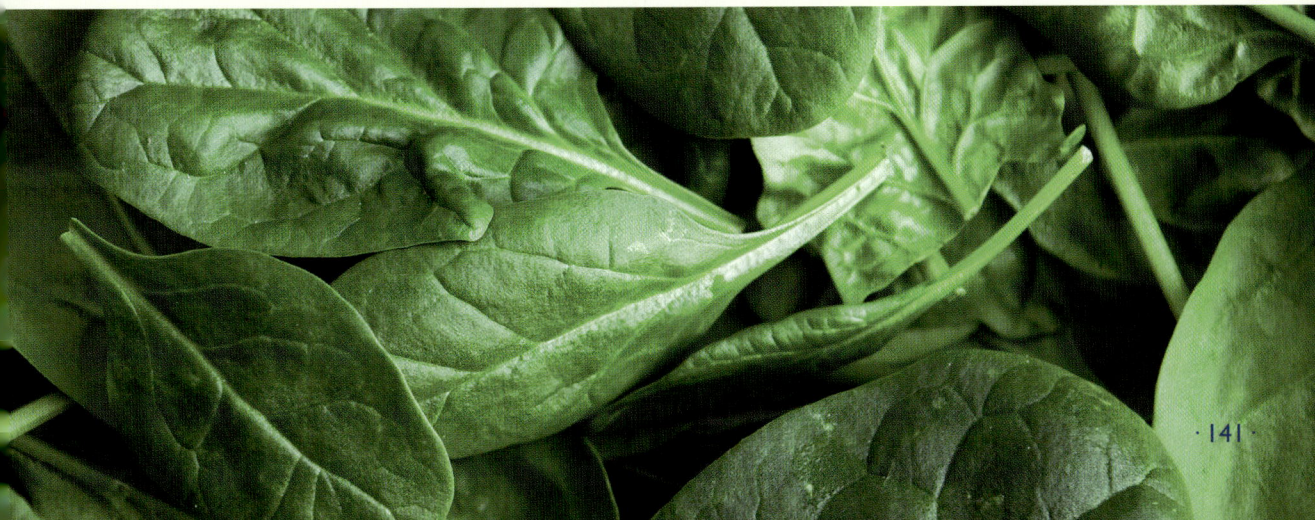

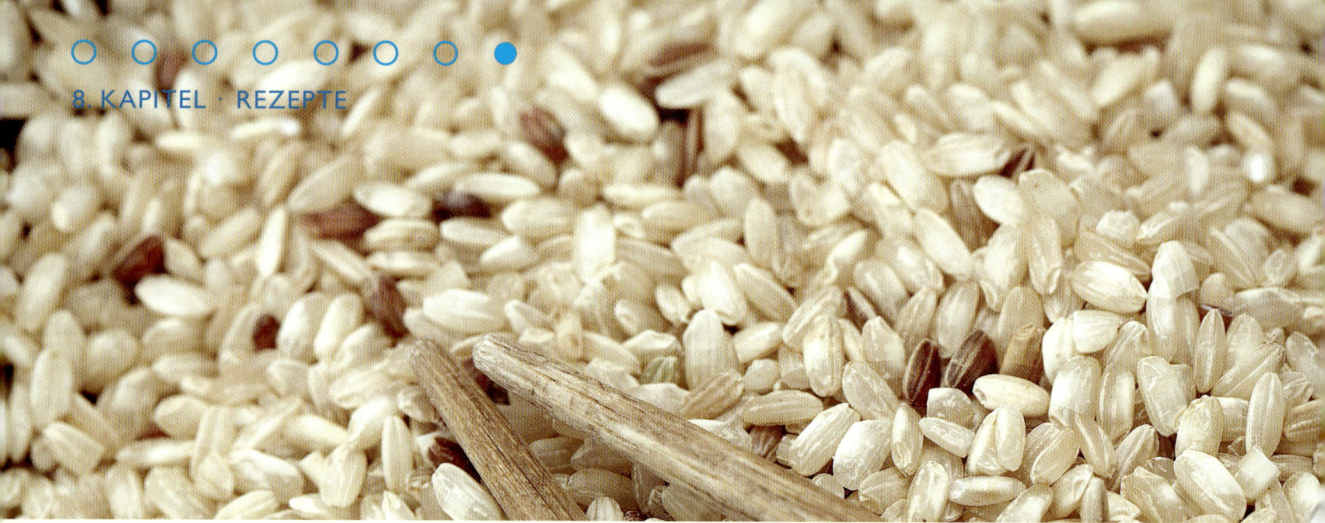

Leckere Hauptgerichte

GEMÜSE-REIS-PFANNE

200 g	Vollkornreis
½ l	Wasser
1	Lorbeerblatt
300 g	Blumenkohlröschen
300 g	Broccoliröschen
1 EL	Obstessig
½	Zwiebel
2 EL	Butter
500 g	Champignons
1–2 EL	Zitronensaft
	natürliches Meersalz, Pfeffer, Curry

1   Wasser mit dem Lorbeerblatt zum Kochen bringen, Reis zugeben, einmal aufkochen und anschließend bei geringer Wärmezufuhr abgedeckt ca. 45 Minuten ausquellen lassen. Erst wenn der Reis gar ist, mit natürlichem Meersalz, Pfeffer und Curry würzen.

2   Salzwasser mit Obstessig zum Kochen bringen, Blumenkohl- und Broccoliröschen hineingeben und in ca. 10 Minuten bissfest kochen. Wasser abgießen und die Blumenkohl- und Broccoliröschen kurz unter kaltem Wasser abschrecken.

3   Zwiebel schälen und klein würfeln. Butter in einer Bratpfanne erhitzen und die Zwiebelwürfel darin glasig dünsten. Champignons in Scheiben schneiden, zu den Zwiebeln geben und kurz mitdünsten.

4   Zitronensaft über die Champignons träufeln, Blumenkohl-, Broccoliröschen und Reis zugeben. Alles miteinander vorsichtig mischen und mit den Gewürzen abschmecken.

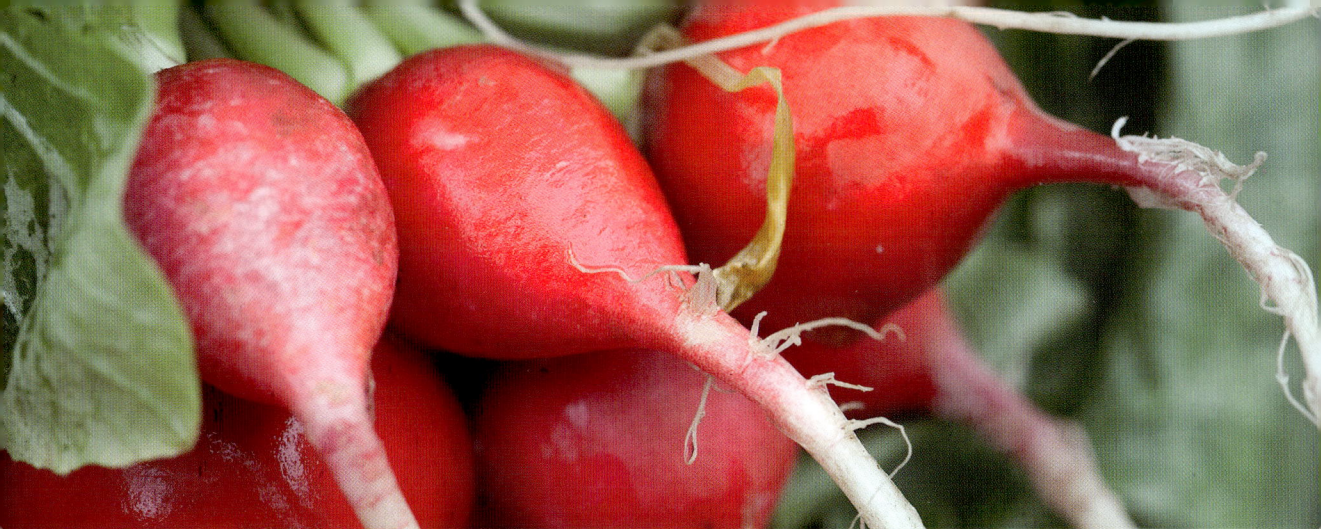

GEBACKENE KARTOFFELN MIT DIPS

pro Person:

3–4	mittelgroße Kartoffeln, vorwiegend festkochend
	Kümmel, Salz

1   Backofen auf 200 °C vorheizen.

2   Die Kartoffeln mit einer Gemüsebürste gründlich abbürsten, waschen und halbieren.

3   Schnittfläche mit Kümmel und Salz bestreuen und mit der Schnittfläche nach unten auf ein leicht eingeöltes Backblech setzen.

4   Im vorgeheizten Backofen – je nach Kartoffelsorte – ca. 20–40 Minuten garen.

Dazu verschiedene Dips reichen:

RADIESCHENDIP

½ Bund	Radieschen
1 Bund	Schnittlauch
500 g	Dickmilch
	Zitronensaft
	Pfeffer und natürliches Meersalz

1   Radieschen fein reiben, Schnittlauch in dünne Röllchen schneiden, mit der Dickmilch verrühren, mit Zitronensaft und den Gewürzen abschmecken.

Tipp: Fällt beim Reiben der Radieschen sehr viel Wasser an, dieses nicht zum Dip geben, da er sonst zu flüssig wird. Dieses Wasser kann separat getrunken werden.

GRIECHISCHER DIP

150 g	Schafskäse, eingelegt
150 g	Joghurt oder Dickmilch
1	Knoblauchzehe, fein gehackt
	Selleriesalz, Pfeffer und Paprikapulver

1 Schafskäse mit einer Gabel fein zerdrücken, mit Joghurt bzw. Dickmilch verrühren und mit den Gewürzen abschmecken.

KRÄUTERDIP

500 g	Dickmilch
	Kräuter nach Geschmack, z. B. Petersilie, Schnittlauch, Dill etc.
	Salz und Pfeffer
½–1	Knoblauchzehe, fein gehackt
	naturtrüber Apfelessig

1 Die klein geschnittenen Kräuter in die Dickmilch einrühren und mit den Gewürzen abschmecken.

CHINAKOHL MIT KÜRBISKERNSAUCE

1	mittelgroßer Chinakohl
½ l	Gemüsebrühe
	Salz, Pfeffer und Muskatnuss

Kürbiskernsauce:

10 EL	Kürbiskerne
2 EL	Butter
2 EL	Reismehl (alternativ: Weizenvollkornmehl)
80 ml	süße Sahne/Rahm
½–1	Knoblauchzehe, fein gehackt
	Zitronensaft

1	Die äußeren Blätter des Chinakohls eventuell entfernen, den Chinakohl der Länge nach vierteln (Strunk nicht entfernen) und kurz waschen.
2	Gemüsebrühe in einem weiten Topf oder einer hohen Bratpfanne erwärmen, die China- kohlviertel und die Gewürze zugeben, einmal aufkochen lassen und den Chinakohl bei aufgelegtem Deckel etwa 5 Minuten bissfest garen.
3	Kochwasser abgießen, auffangen und den Chinakohl warm stellen.
4	Für die Kürbissauce ein paar Kürbiskerne als Verzierung beiseitelegen. Die restlichen Kürbiskerne fein hacken.
5	Butter in einer Bratpfanne erhitzen und die gehackten Kürbiskerne darin anrösten. Die Kerne mit Mehl überstäuben und kurz anschwitzen.
6	Kürbiskern-Mehl-Mischung mit dem etwas abgekühlten Kochwasser ablöschen, Sauce einmal aufkochen und ca. 2 Minuten köcheln lassen. Sahne zugeben und mit Knoblauch und Zitronensaft abschmecken.
7	Etwas Sauce über die Chinakohlviertel gießen und die zurückgelegten Kürbiskerne darüberstreuen. Die restliche Kürbiskernsauce separat servieren.

Tipp: Dazu passen Pellkartoffeln oder gebackene Kartoffeln (siehe Seite 143).

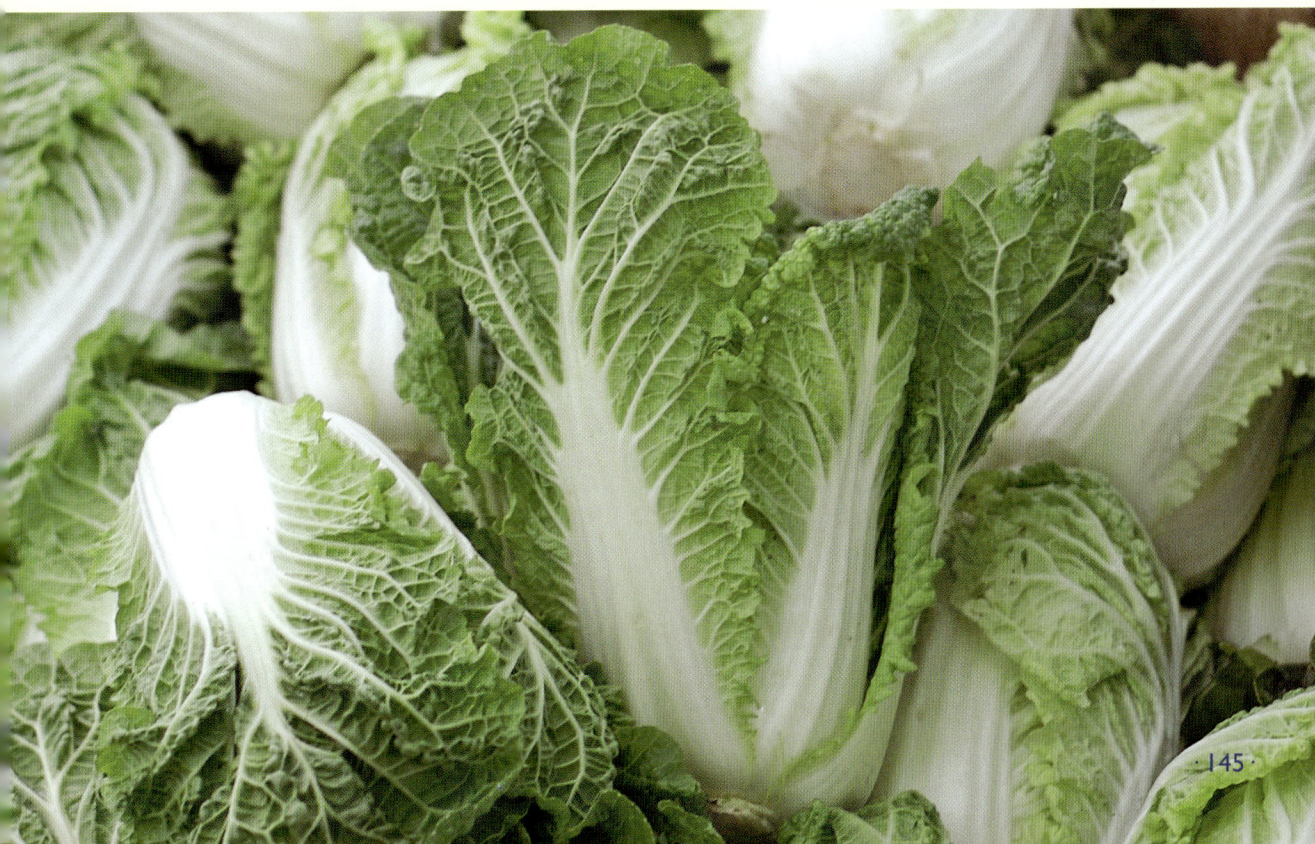

BUNTER GEMÜSETOPF

200 g	Kartoffeln, vorwiegend festkochend
1	Zwiebel
1–2	Möhren
1–2	Zucchini
2–3	Knoblauchzehen
250 g	Steinchampignons
	Sonnenblumenöl
¼ l	Gemüsebrühe
2	reife Bananen, geschält
200 g	Tomatenmark
	Curry, Pfeffer und Salz
1 EL	Obstessig
	Honig

1 Kartoffeln gründlich abbürsten und mit der Schale in kochendem Wasser garen.

2 Zwiebel schälen, Möhren und Zucchini säubern und alles würfeln.

3 Knoblauchzehen und Champignons in Scheiben schneiden.

4 Öl in einem Topf erhitzen, Gemüsewürfel zugeben und anbraten.

5 Currypulver darüberstreuen und kurz (!) mitbraten. Mit Gemüsebrühe ablöschen, köcheln lassen, bis das Gemüse bissfest ist.

6 Kartoffeln abgießen und würfeln.

7 Die in Scheiben geschnittenen Bananen, die Kartoffelwürfel und das Tomatenmark zum Gemüse geben und alles einmal aufkochen lassen.

8 Mit Curry, Pfeffer, Salz, Obstessig und Honig abschmecken.

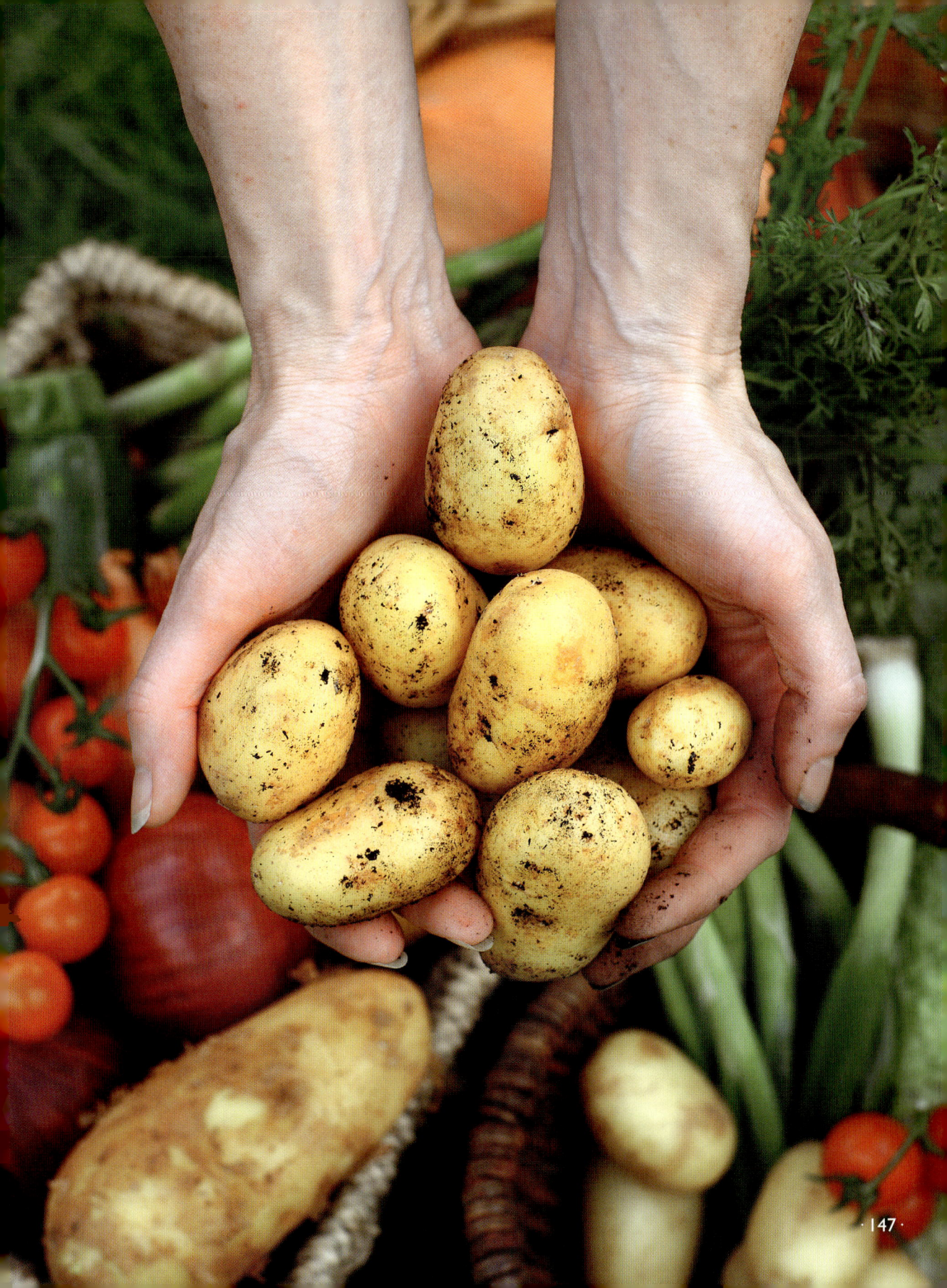

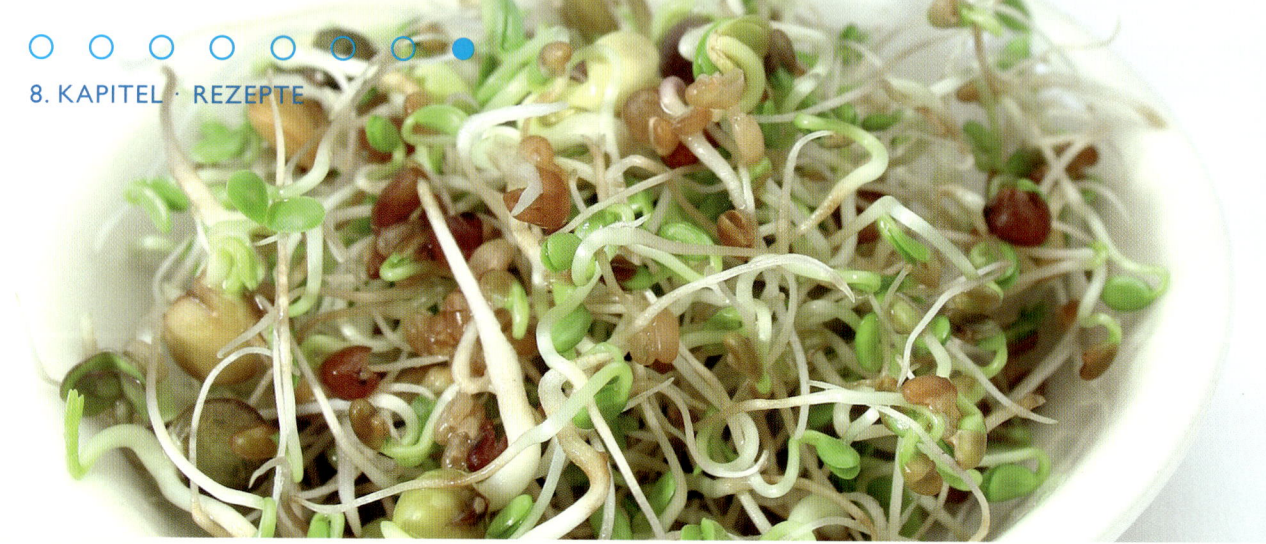

Selbst gemachte Aufstriche

APRIKOSENAUFSTRICH

ergibt ca. 1 Tasse

100 g	getrocknete, ungeschwefelte Aprikosen
4 EL	Wasser
½ TL	abgeriebene Schale von 1 unbehandelten Zitrone
	Zimt und Vanille

1 Aprikosen klein schneiden und mehrere Stunden in so viel Wasser einweichen, dass die Fruchtstückchen gerade bedeckt sind. Anschließend die Früchte im Mixer pürieren, Zitronenschale zugeben, mit Zimt und Vanille abschmecken.

2 Der Aufstrich hält sich verschlossen und kühl gelagert etwa 10 Tage.

Tipp: Anstelle von Aprikosen können auch andere Trockenfrüchte verwendet werden wie z. B. Datteln, Feigen oder Pflaumen. Lassen Sie Ihre Fantasie spielen!

SPROSSEN-KNOBLAUCH-BUTTER

125 g	Butter
1 Tasse	Sprossen, vorzugsweise pikante Sorten wie Radieschen, Senf oder Rettich
1–2	Knoblauchzehen
	natürliches Meersalz, Pfeffer und Paprikapulver

1 Sprossen und Knoblauchzehen fein hacken und zusammen mit der Butter verrühren.

2 Mit den Gewürzen abschmecken und anschließend kühl stellen.

APFEL-ZWIEBEL-PASTE

1	Zwiebel
1	Apfel
100 g	Butter
	Kräutersalz und Pfeffer
	Majoran

1 Zwiebel schälen und wie den Apfel fein würfeln. Beides in wenig Butter weich dünsten, anschließend abkühlen lassen.

2 Mit dem Pürierstab zerkleinern und die restliche Butter zufügen. Mit den Gewürzen und Majoran abschmecken.

GEMÜSEBUTTER

100 g	gemischtes Gemüse (Möhren, Lauch/Porree, Knollensellerie – ganz nach Saison und Geschmack)
100 g	Butter
	Petersilie
	naturtrüber Apfelessig
	Kräutersalz, Pfeffer und Curry

1 Gemüse waschen, klein würfeln und in wenig Butter weich dünsten. Nach dem Abkühlen mit dem Pürierstab zerkleinern.

2 Die fein gehackte Petersilie zugeben, mit Apfelessig und den Gewürzen abschmecken und mit der restlichen Butter gut vermischen. Kühl stellen.

Desserts für Naschkatzen

HOLUNDERSCHALE

½ l	Holundersaft
2	Äpfel
	Zimt
	Honig
1 TL	Agar-Agar (pflanzliches Dickungsmittel)

1 Äpfel in dünne Spalten oder kleine Würfel schneiden und in Glasschälchen legen.

2 Holundersaft in einem kleinen Topf erhitzen, mit Zimt und Honig abschmecken, Agar-Agar einrühren und unter ständigem Rühren ca. 2 Minuten köcheln lassen.

3 Den noch warmen Holundersaft über die Äpfel gießen und kalt stellen.

Tipp: Anstelle von Holundersaft Apfel- oder Orangensaft verwenden.

OBSTSALAT

2	reife Bananen
1	Orange
2	getrocknete Datteln
2	Kiwi
3 EL	Kokosraspel
2–3 TL	Zitronensaft
2 Msp.	frischer Ingwer, gerieben
	einige Zitronenmelisseblättchen

1 Bananen schälen und mit einer Gabel fein zerdrücken. Orange schälen und klein würfeln.

2 Datteln entkernen und klein schneiden, Kiwi schälen und in kleine Würfel schneiden.

3 Orangen-, Dattel- und Kiwistücke mit den Kokosraspeln und der Banane verrühren.

4 Mit fein geriebenem Ingwer und Zitronensaft abschmecken, mit den Blättchen der Zitronenmelisse garnieren.

SANDDORNCREME MIT TOFU

200 g	Seidentofu
100–150 ml	Apfelsaft
6 EL	Sanddorndicksaft
2	Bananen
1–2 TL	Zitronensaft
	Agavendicksaft

1   Seidentofu mit einem Teil des Apfelsafts, dem Sanddorndicksaft, den geschälten Bananen und dem Zitronensaft im Mixer pürieren.

2   Je nach Konsistenz den restlichen Apfelsaft zugeben, bei Bedarf mit Agavendicksaft süßen. Sofort servieren.

Tipp: Sanddornsaft weglassen und kurz vor dem Servieren klein geschnittenes Obst unter die Tofucreme geben.
Anstelle von Seidentofu normalen Tofu verwenden, diesen vor dem Pürieren zerkleinern und etwas mehr Apfelsaft zugeben, damit er cremig wird.

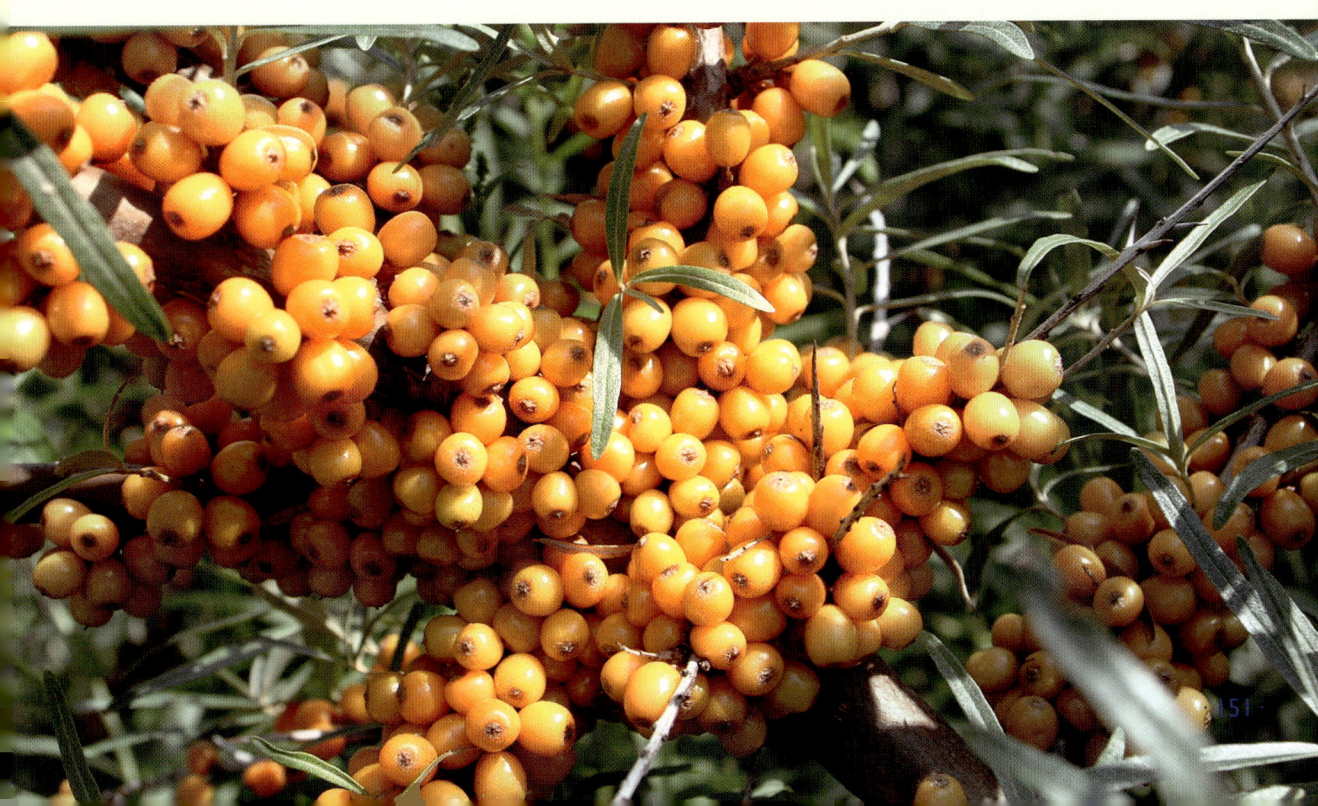

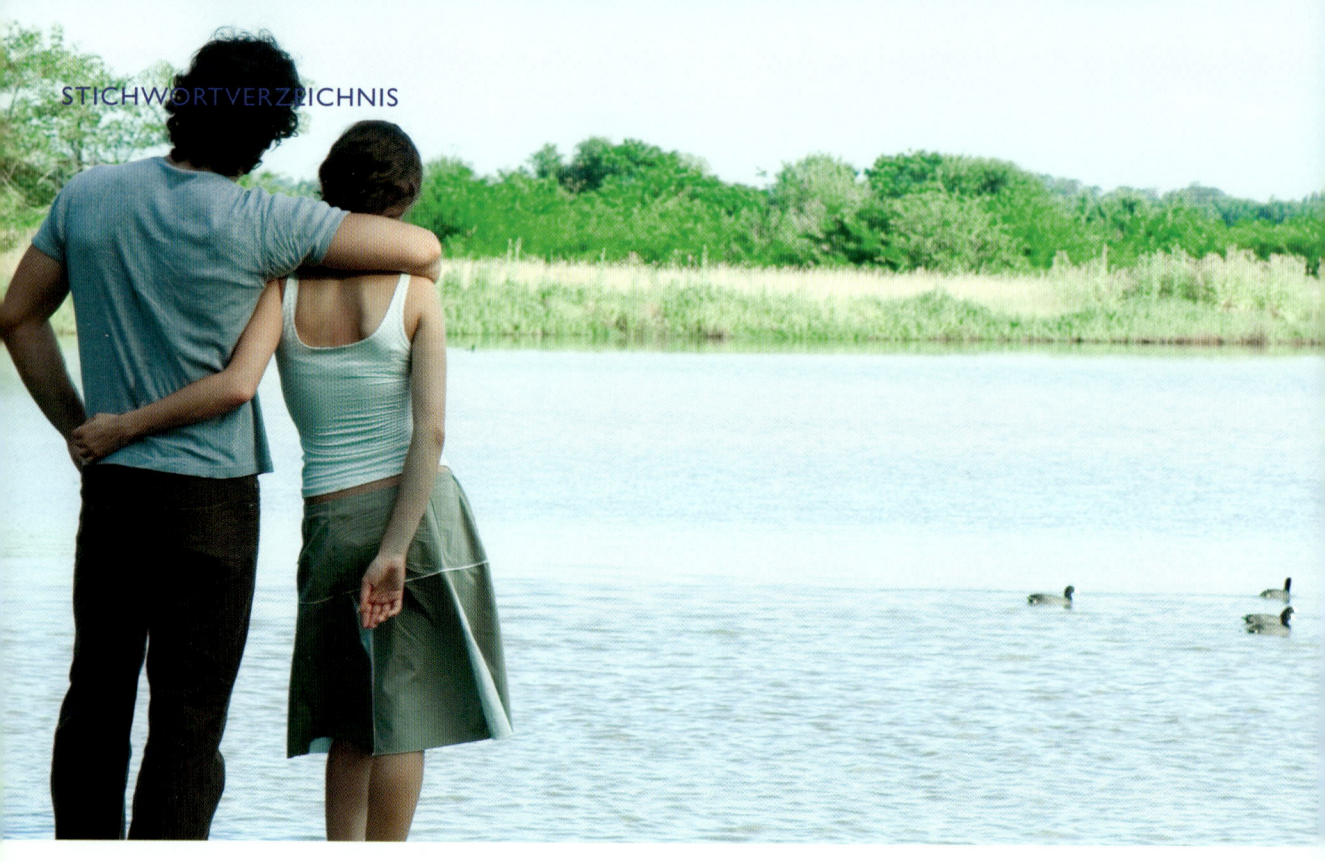

Stichwortverzeichnis

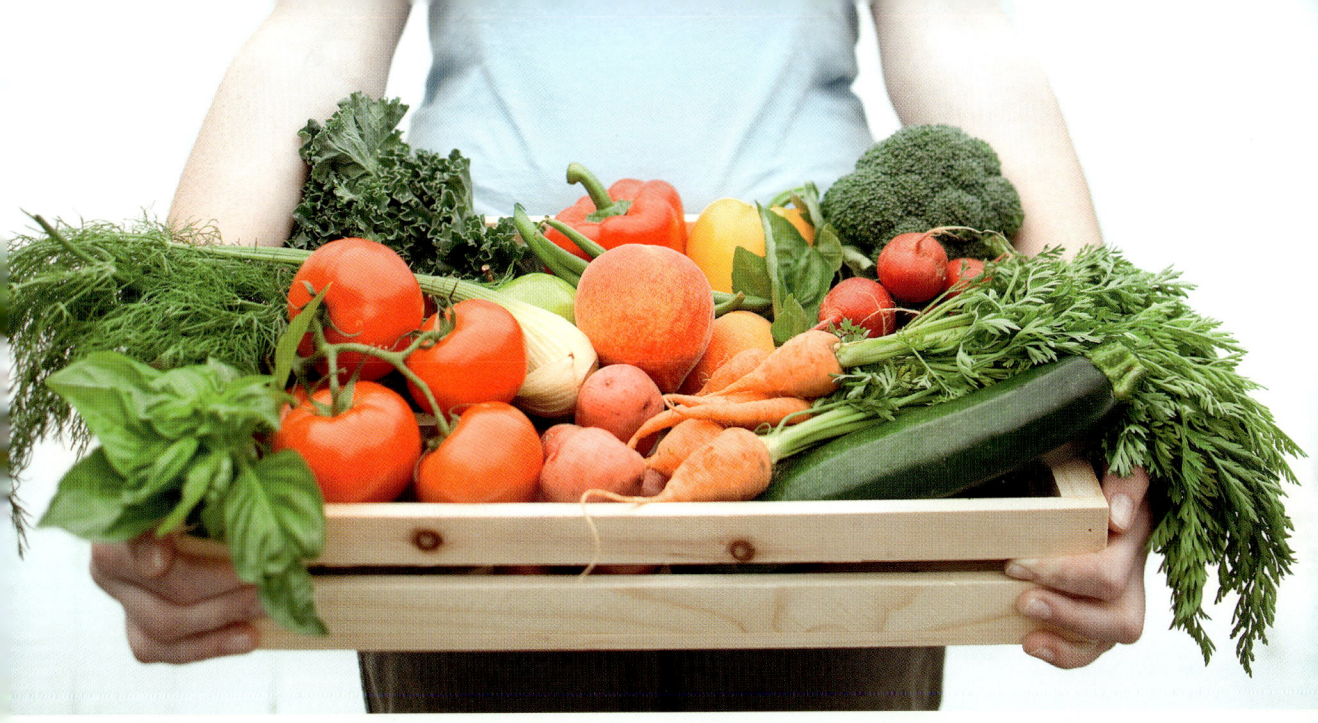

Rezeptverzeichnis

Quellennachweis

1 **Albrecht, M.:** *Gesund im Säure-Basen-Gleichgewicht,* Falken-Verlag, Niedernhausen

2 **Aschoff, D.:** *Ernährungsumstellung – Voraussetzung und Grundlage jeglicher Therapie,* Vortrag auf der Hauptversammlung des Vereins Homöopatischer Ärzte, NRW 1988

3 **Batmanghelidj, F.:** *Wasser – die gesunde Lösung,* VAK Verlag

4 **Beck, E., Oetinger-Papendorf, I.:** *Durch Entsäuerung zu seelischer und körperlicher Gesundheit. Säure-Basen-Gleichgewicht verhütet Zivilisationskrankheiten.* Verlag und Buchdienst, Öhringen-Ohrnberg

5 **Beckmann, H.:** *Die Anti-Krebs Strategie,* Books on Demand 2009

6 **Bircher-Rey, H.:** *Wie ernähre ich mich richtig im Säure-Basen-Gleichgewicht?* Humata Verlag, 9.Auflage

7 **Bragg, P.C., Bragg, P.:** *Wunder des Fastens,* Fit fürs Leben Verlag in der NaturaViva Verlags GmbH, Weil der Stadt

8 **Bruker, M.O.:** *Die Bedeutung des Säure-Basen-Gleichgewichtes,* Sanum-Post 7/1989

9 **Bundesinstitut für gesundheitlichen Verbraucherschutz und Veterinärmedizin:** *Kupferrohre nicht für alle Trinkwasserinstallationen geeignet;* Presseveröffentlichung 04/1998 vom 02.03.1998

10 **Bundesinstitut für Risikobewertung BfR (Hrsg.):** *Pflanzenschutzmittel-Wirkstoffe: ADI-Werte und gesundheitliche Trinkwasserleitwerte,* aktualisierte Information Nr. 019, 2008

11 **Bundesinstitut für Risikobewertung:** *Ausgewählte Fragen und Antworten zu PET-Flaschen,* 10.09.2007

12 **Bundesinstitut für Risikobewertung:** *Stellungnahmen zu Uran in Trink- und Mineralwasser:* Nr. 22/ 2005 vom 30.06.2005; 014/ 2006 vom 16.01.2006 und 020/ 2007 vom 05.04.2007

13 **Bundesinstitut für Risikobewertung:** *Thallium in natürlichem Mineralwasser;* aktualisierte Stellungnahme 003/ 2006 vom 04.01.2006

14 **Bundesministerium der Justiz** (2004), *Verordnung über natürliches Mineralwasser, Quellwasser und Tafelwasser,* Seite 14; Mineral- und Tafelwasserverordnung: Anlage 4, Bundesgesundheitsblatt I, 2004: 1033

15 **Bundesministerium für Gesundheit und Frauen:** *Blei im Trinkwasser. Nützliche Informationen für Betroffene im Altbau;* Wien, 2004

16 **Bundesministerium für Jugend, Familie und Gesundheit:** *Verordnung über natürliches Mineralwasser, Quellwasser und Tafelwasser (Mineral-, und Tafelwasserverordnung,* In: Bundesgesundheitsblatt 1984, I, S. 1036 ff, zuletzt geändert durch Artikel 1 der Verordnung vom 01.12.2006 (BGBL I S. 2762)

17 **Burggrabe, H.:** *Balance-Fasten®* (in Vorbereitung, nähere Informationen beim Leserservice des Verlags)

18 **Claude, J., Frentzel-Beyme, R., Eilber, U.:** *Prospektive epidemiologische Studie bei Vegetariern,* Technical Report 9/1986 des Deutschen Krebsforschungszentrums, Heidelberg

19 **Collier, R.:** *Der Säure-Basen-Haushalt – ein Basischgeschehen im Organismus,* Sanum-Post 7/1989

20 **David, E.:** *Gutachten zur Trinkwasseraufbereitung mittels Umkehrosmose* vom 30.03.2006 (Universität Witten-Herdecke)

21 **Eandi, M.:** *Klinische Studie über die gesundheitsfördernde Wirkung und Verträglichkeit des leicht mineralisierten Lauretana-Wassers;* 2000 (Universität Turin)

22 **Eggeling, K.:** *Abwässer: Auswirkungen von undichten Kanälen;* In: Bund für Umwelt und Naturschutz BUND (Hrsg.): *Grundwasser – guter Zustand bis 2015!* Hintergrundinformation, 2007

23 **Eidgenössisches Departement für Umwelt, Verkehr, Energie und Kommunikation UVEK (Hrg.):** *Hormone im Trinkwasser: Was bewirken sie bei Mensch und Tier?;* Veröffentlichung vom 07.04.1999

24 **Elmau, H.:** *Bioelektronik nach Prof. Vincent; Säuren–Basen-, Wasser- und Elektrolyt-Haushalt in Theorie und Praxis;* Promedicina Verlag Wiesbaden, 2001

25 **Elmau, H.:** *Bioelektronik nach Vincent und Säure-Basen Haushalt in Theorie und Praxis,* Haug Verlag, Heidelberg 1985

26 **Elmau, H.:** *Der Säure-Basen-,Wasser- und Elektrolyt-Haushalt, Parameter – Wesen – Bedeutung – Irrtümer,* Sanum-Post 21/1992

27 **Emoto, M.:** *Die Antwort des Wassers,* Koha Verlag, 2002

28 **Empfehlung des Umweltbundesamtes** nach Anhörung der Trinkwasserkommission des Bundesministeriums für Gesundheit; In: Bundesgesundheitsblatt 2005, 49: 693–696

29 **Exner, M., Kistemann, T.:** *Bedeutung der Verordnung über die Qualität von Wasser für den menschlichen Gebrauch (Trinkwasserverordnung 2001) für die Krankenhaushygiene;* In: Bundesgesundheitsblatt 2004, 47: 384–391

30 **Forum** Natürliches Mineralwasser, Wien

31 **Fuhrer, H.:** *Gesundheitsschäden durch säurebildende Nahrung,* Der Naturarzt 10/1989

32 **Gastmeier, G., Geffers, C.:** *Nosokomiale Infektionen in Deutschland: Wie viele gibt es wirklich?* Eine Schätzung für das Jahr 2006; In: DMW Deutsche Medizinische Wochenschrift 2008; 133 (21): 1111–1115

33 **Goedecke, T., Vormann, J.:** *Chronisch übersäuert?,* FONAmed, 2006

34 **Grommelt, H.-J.:** *Chemie – Arzneimittel im Grundwasser;* In: Bund für Umwelt und Naturschutz BUND (Hrg.): *Grundwasser – guter Zustand bis 2015!* Hintergrundinformation, 2007

35 **Heine, H.:** *Die Bedeutung der Grundsubstanz für die Homöostase,* Vortrag (UBG-Fachtagung 1991)

36 **Heine, H.:** *Neue Erkenntnisse zum System der Grundregulation,* Vortrag (Österreichisches Neuraltherapie-Symposion 1986)

37 **Heintze, T.:** *Übersäuerung – Grundübel aber nicht Schicksal,* Der Naturarzt 3/1993

38 **Hendel, B.:** *Wasser vom Reinsten,* Ina Verlag, 2002

39 **Heseker, H.:** *Untersuchungen zur ernährungsphysiologischen Bedeutung von Trinkwasser in Deutschland;* Studie der Universität Paderborn im Auftrag des Forum Trinkwasser e.V., 2001

40 **Jekel, M., Grünheid, S.:** *Ist die Uferfiltration eine effektive Barriere gegen organische Substanzen und Arzneimittelrückstände?;* Präsentation beim Kompetenzzentrum Wasser Berlin, TU Berlin, 2006

41 **Jörgensen, H.H.:** *Die großen Irrtümer über den Säure-Basen Haushalt,* Der Naturarzt 10/1989

42 **Jörgensen, H.H.:** *Zur Klärung einer medizinischen Grundfrage, Antworten zur Problematik des Säure-Basenhaushalten,* Sanum-Post 7/1989

43 **Josten, E.A.:** *Bedeutung der pH-Messung im Urin,* Diagnostik 17/1974

44 **Kapff v., S.H.:** *Acidose und Alkalose,* Hippokrates 42/1941

45 **Kapff v., S.H.:** *Der Säure-Basenhaushalt und sein Gleichgewicht im Organismus, Eine verbindende Gesamtbetrachtung zum Problemkreis,* Sanum-Post 11/1990, 14/1991

46 **Kapff v., S.H.:** *Die dreidimensionale Messung von Blut, Speichel und Urin,* Biol. Med. 2/1984

47 **Kern, B.:** *Von der Wichtigkeit des Säure-Basen-Gleichgewichts, Eine Frage von größter medizinischer Bedeutung,* Sanum-Post 2/1988

48 **Koziol, M., Veit, A., Walther, J.:** *Stehen wir vor einem Systemwechsel in der Wasserver- und Abwasserentsorgung? Sektorale Randbedingungen und Optionen im stadttechnischen Transformationsprozess;* netWorks-Papers, Heft 22, Deutsches Institut für Urbanistik, 2006

49 **Kraske, E.-M.:** *Wie neu geboren durch Säure-Basen-Gleichgewicht,* Graefe und Unzer Verlag, München, 2000

50 **Kröplin, B.-H.:** *Die Welt im Tropfen,* Gutesbuchverlag ISD, Universität Stuttgart, 2001

51 **Kuhn, C.:** *Säure-Basen-Haushalt und Fasten,* Vortrag a. d. UBG-Fachtagung 1991

52 **Leitzmann, C.:** *Bedeutung des Säure-Basen-Haushalts in der Vollwert-Ernährung,* Vortrag (UBG-Fachtagung 1991)

53 **López-Pila, J.M., Szewzyk, R.:** *Viren im Trinkwasser, ein Problem?,* Präsentation im Umweltbundesamt (23.03 2006)

54 **Lützner, H.:** *Wie neugeboren durch Fasten,* Graefe und Unzer Verlag, München 2008

55 **Metz, H.:** *Das Säure-Basen-Gleichgewicht,* Gesundheits-Forum der Dr. Metz KG, Kelkheim, 1992

56 **Metz, H.:** *Volkskrankheit Osteoporose,* Gesundheits-Forum der Dr. Metz KG, Kelkheim

57 **Meyer, R.:** *Die Logik und Zwangsläufigkeit von Krebs und seinen Vorläufererkrankungen – eine neue Dimension der Medizin,* HP-Meyer Verlag

58 **Ministerium für Umwelt und Naturschutz, Landwirtschaft und Verbraucherschutz des Landes Nordrhein-Westfalen (Hrsg.):** *Untersuchungen zum Eintrag und zur Elimination von gefährlichen Stoffen in kommunalen Kläranlagen,* 2004

59 Mitteilung des **Umweltbundesamtes** nach Anhörung der Trinkwasserkommission des Bundesministeriums für Gesundheit und Soziale Sicherheit (BMGS) beim Umweltbundesamt: *zur Problematik der Bleileitungen in der Trinkwasserversorgung;* In: Bundesgesundheitsblatt 2003, 46: 825–826

60 **Mohr, K.:** *Säuren- und Basen im Stoffwechsel – ihre Wirkung auf die elementare Gesundheit,* Reformrundschau 19/1990

61 **N.N. :** *Kommentar zur Bewertung der Anwesenheit nicht oder nur teilbewertbarer Stoffe im Trinkwasser aus gesundheitlicher Sicht.* Bundesgesundheitsbl – Gesundheitsforsch – Gesundheitsschutz 2003, 46: 249–251 (DOI 10.1007/s00103-002-0576-7)

62 Österreichischer Trinkwasserbereicht des Bundesministeriums für Gesundheit, Familie, Jugend (2002–2004)

63 **Pischinger, A.:** *Das System der Grundregulation,* Haug Verlag, Heidelberg 1990 (8. Auflage)

64 **Sander, F.F.:** *Der Säure-Basen-Haushalt des menschlichen Organismus,* Hippokrates Verlag, Stuttgart 1953

65 **Schmid, F.:** *Azidose – Alkalose, Tabellen für die Praxis,* Fortschr. D. Medizin 21/23/1962

66 **Schulz, A.:** *Wasser Kristall Welten,* AT Verlag, 2003

67 **Seeger, P.G.:** *Darf die Übersäuerung als Grundursache aller Krankheiten angesehen werden?,* Bionomioa 2/1954

68 **Servan-Schreiber, D.:** *Das Anti-Krebs Buch,* Verlag Antje Kunstmann, 2007

69 **SMS Verband Schweizerischer Mineralquellen und Soft-Drink-Produzenten,** Zürich, 2008

70 **Südkurier:** *Billig-Mineralwasser aus Einwegflaschen mit Acetaldehyd belastet;* Südkurier, Konstanz vom 25.07.2008, S.14

71 **SVGW Schweizerischer Verein des Gas- und Wasserfaches,** *Studie von Dr. Niels Jungbluth,* Zürich 2005 (www.trinkwasser.ch)

72 **Treutwein, N.:** *Übersäuerung. Krank ohne Grund?,* Südwest-Verlag, München 2001

73 **Umweltbundesamt:** Empfehlung des Umweltbundesamtes nach Anhörung der Trinkwasserkommission des Bundesministeriums für Gesundheit: *Periodische Untersuchung auf Legionellen in zentralen Erwärmungsanlagen der Hausinstallation nach § 3 Nr. 2 Buchstabe C,* TrinkwV 2001, aus denen Wasser für die Öffentlichkeit bereitgestellt wird; In: Bundesgesundheitsblatt 2005, 49: 697–700

74 **Umweltbundesamt:** *Ökobilanz für Getränkeverpackungen II/ Phase 2;* Texte 51, 02; Berlin 2002

75 **Valentin, I.:** *Altlasten: Wie Müll dem Grundwasser schadet.* In: Bund für Umwelt und Naturschutz BUND (Hrsg.): Grundwasser – guter Zustand bis 2015! Hintergrundinformation, 2007

76 **Vasey, C.:** *Das Säure-Basen-Gleichgewicht,* Midena-Verlag, Augsburg

77 **VDM Verband deutscher Mineralbrunnen,** Bonn

78 **Verband Deutscher Mineralbrunnen e. V.:** *Der Schnelle Überblick;* Daten zum Markt der Mineralbrunnengetränke, Ausgabe 2008

79 *Verordnung über die Qualität von Wasser für den menschlichen Gebrauch* (Trinkwasserverordnung – TrinkwV 2001); In: Bundesgesundheitsblatt 2001, 959 ff

80 **Vetter, J.:** *Gutachten zur Trinkwasseraufbereitung mittels Umkehrosmose* vom 08.11.2005 (Fachapotheker für Offizinpharmazie und Ernährungsberatung, Tübingen)

81 **Vincent, L.-C.:** *Eau et Maladies de la Civilisation;* Revue de pathologie generale et de physiologie clinique 1964 Dec; 64: 575–577 (Universität Paris)

82 **Wagner, M./Oehlmann, J.:** *Endocrine disruptors in bottled mineral water: total estrogenic burden and migration from plastic bottles,* Environ Sci Pollut Res (2009) 16:278–286

83 **Weber, M., Küllenberg, B.:** *Typgerechte Ernährung,* Südwest-Verlag, München 1996

84 **Weber, M.:** *Im Rohkostparadies,* Bircher-Benner-Verlag, Bad Homburg-Erlenbach

85 **Wendt, L.; Petri, S.:** *Eiweißfasten,* Mit einer wissenschaftlichen Begründung der Eiweißspeicher-Krankheiten und Rezepten für die Eiweißabbau-Diät, Haug Verlag, Heidelberg

86 **Windstosser, K.:** *Die Säure-Basen-Bilanz und ihre Bedeutung beim Krebsgeschehen,* Vortrag (Fortbildungstreffen der Union Deutscher Heilpraktiker 1991)

87 **Windstosser, K.:** *Sind Gewebeazidose und Blutalkalose Kausalfaktoren des Krebsgeschehens?,* Naturheilpraxis 5/1994

88 **World Health Organisation (WHO):** *Guidelines for Drinking Water Quality,* Genf 1997/2004

89 **Worlitschek, M.:** *Die Bedeutung der Mineralstoffe im Säure-Basen-Gleichgewicht,* VHK aktuell 1991

90 **Worlitschek, M.:** *Der Säure-Basen-Haushalt, Gesund durch Entsäuerung,* Haug Verlag, Heidelberg 1994

91 **Worlitschek, M.:** *Die Bedeutung des Säure-Basen-Haushalts in der Ganzheitsmedizin,* Die Heilkunst 6/1991

92 **Worlitschek, M.:** *Milchsäurehaltige Lebensmittel als Heilmittel im Sinne von Hippokrates,* Erfahrungsheilkunde 3/1990

93 **www.forum-mineralwasser.at:** *Der österreichische Mineralwasser-Markt*

94 **www.nachhaltigkeit.org,** Interview vom 10.12.08 *»Den Wasserverbauch messen«*

95 **www.wwf.de**/themen/politik/wasserpolitik/weltwasserwoche-2008/virtuelles-wasser-und-der-wasser-fussabdruck

96 **Zanger, Heinz:** *Heilwasser – das natürlichste aller Naturheilmittel,* 2006 (Eigenverlag)

97 **Zumkley, H.:** *Klinik des Wassers-, Elektrolyt- und Säure-Basen-Haushalts,* Thieme Verlag, Stutttgart 1986

Über die Autoren

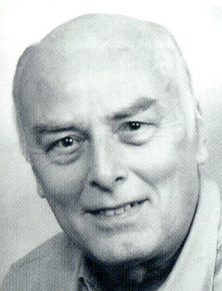

Dr.-Ing. Hilmar Burggrabe studierte Ingenieurwissenschaften und war danach in Forschung und Lehre an den Universitäten Stuttgart und als Gastprofessor in Rangun (heute: Yangon) in Birma (heute: Myanmar) tätig. Seit 1978 engagiert er sich hauptsächlich im Bereich der gesundheitlichen Aufklärung als Partner für Gesundheitsbildung. Er ist tätig als freiberuflicher Ernährungs- und Diätberater, arbeitet zudem journalistisch und als Lehrbeauftragter, Dozent und Trainer im Bereich der klassischen Naturheilverfahren und in den Bereichen Typgerechte Vollwert-Ernährung, Fasten (Fastenleiter und Fastenleiterausbilder), Säure-Basen-Balance, Wasser und Kneippsche häusliche Gesundheitspflege. Er berät außerdem Hotels, Restaurants und Naturheilkliniken sowohl im Bereich der Konzeptentwicklung und Mitarbeiterschulung als auch bei den dazu notwendigen baulichen Einrichtungen. Bekannt wurde er durch zahlreiche Buch- und Fachveröffentlichungen sowie Rundfunk- und Fernsehsendungen. Näheres über seine Arbeit und seine Publikationen sind im Internet unter www.dr-burggrabe.de nachzulesen.

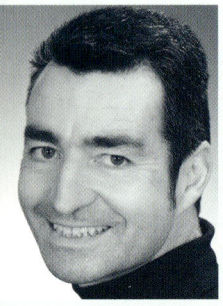

Dr. rer. nat. Markus Strauß studierte Geografie, Geologie und Biologie an der Universität Heidelberg und promovierte über ein agrarökologisches Thema an der Universität Mainz. Mitarbeit und Leitung verschiedener Forschungsprojekte in den Bereichen Geoökologie, Wasserhaushalt und Agrarökologie in Deutschland, den Anden Südamerikas sowie im Himalaya (Nepal) und in Indonesien. Er ist am Wasserlabor und der umweltmedizinischen Beratungsstelle der Universitätsmedizin Göttingen akkreditiert, er lebt und arbeitet freiberuflich als Autor, Berater und Seminarleiter im Südharz. Neben dem Thema gesundes Trinkwasser stehen essbare Wildpflanzen im Mittelpunkt seiner Arbeit (ein Buch darüber ist derzeit in Vorbereitung – Anfragen dazu beantwortet gerne der Leserservice des Verlags).
Weitere Informationen über seine Arbeit und Publikationen finden Sie im Internet unter www.dr-m-strauss.de.

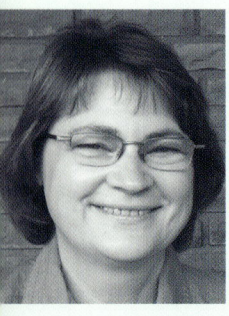

Hermine Gronau ist seit Abschluss des Studiums der Haushalts- und Ernährungstechnik (Dipl. Ing.) in der Erwachsenenbildung tätig. Von ihr stammen die Rezepte in diesem Buch zur praktischen Umsetzung der Säure-Basen-Balance in der Küche. Sie arbeitet als Ernährungs- und Diätberaterin, hält Seminare (Theorie und Praxis) zu den Themen Ernährung im Säure-Basen-Gleichgewicht, Ernährung von Kindern u. a. und bildet Altenpfleger/innen (Ernährungslehre und Diätetik) sowie Fastenleiter/innen (Ernährungslehre und Warenkunde) aus. Sie hat bereits verschiedene Bücher und Informationsbroschüren verfasst.

Bücher für Ihre Gesundheit

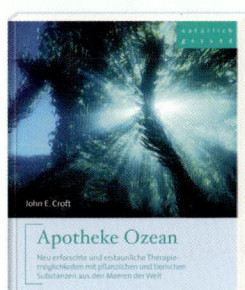

Arthritis, Atherosklerose, Osteoporose, Krebs, Virusinfektionen, Hauterkrankungen und Leberschutz sind nur eine Auswahl an Symptomen, für welche die natürlichen Substanzen von Tieren und Pflanzen aus den Weltmeeren wirksam sein können.

Apotheke Ozean

von John E. Croft, 184 Seiten mit Zeichnungen und aktuellen Studienergebnissen, Klappenbroschur, ISBN 978–3–935407–14–4.

Die 48 wichtigsten ätherischen Öle von Angelika bis Zirbelkiefer in einem Grundlagenwerk zur Aromatherapie für Wohlbefinden, Ausgeglichenheit und Gesundheit. Mit Tipps für Einsteiger und ausführlichen Pflanzenportraits für die tägliche Praxis.

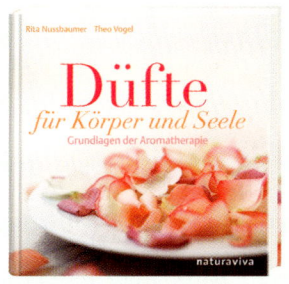

Düfte für Körper und Seele – Grundlagen der Aromatherapie

von Rita Nussbaumer und Theo Vogel, mit Aquarellen von Antonius Conte, 157 Seiten mit 40 Aquarellen und 52 Fotos, Hardcover, ISBN 978–3–935407–03–8.

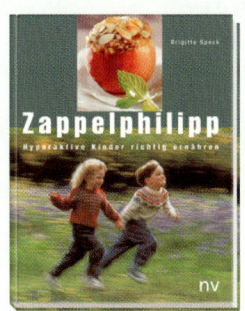

Hilfe aus der Praxis für hyperaktive Kinder. Das Buch zeigt, wie die richtige Zusammenstellung der Nahrungsmittel effektiv helfen kann. Mit praktischem 2–Wochen–Menüplan und vielen leckeren Rezepten für die ganze Familie.

Zappelphilipp – Hyperaktive Kinder richtig ernähren

von Brigitte Speck, 96 Seiten mit 84 Farbfotos, Hardcover, ISBN 978–3–935407–13–7.

Informationen über weitere Gesundheitsratgeber sowie die im Buch angegebenen Adressen über unseren Leserservice erhalten Sie kostenlos bei: NaturaViva Verlags GmbH, Postfach 1203, 71256 Weil der Stadt, Deutschland, Telefon +49(0)7033/1380816, Fax +49(0)7033/1380817.

Haben Sie nach der Lektüre des Buches noch Fragen an die Autoren oder Anregungen an den Verlag? Wir freuen uns darauf! Nutzen Sie einfach dieses Formular, damit wir in Kontakt bleiben oder in einen interessanten Dialog treten können.

Meine Frage/mein Kommentar _____

_____

_____

_____

_____

_____

_____

_____

Name _____

Straße _____

PLZ / Ort _____

Bitte halten Sie mich über die neuesten Bücher zum Thema »natürliche Gesundheit« auf dem Laufenden. Ich interessiere mich für:

☐ Geräte zur Wasserreinigung.   ☐ Geräte zur Vitalisierung von Wasser.
☐ Testsets zur Beurteilung der Wasserqualität.
Bitte senden Sie mir aktuelle Adressen von entsprechenden Anbietern.

☐ basisch wirkende Produkte zur Nahrungsergänzung und für die Haut.
☐ Seminarangebote der Autoren.   ☐ Fastenkurse.
Bitte senden Sie mir Unterlagen darüber zu.

Bitte senden Sie das ausgefüllte Formular an den Leserservice der NaturaViva Verlags GmbH, Postfach 1230, D-71256 Weil der Stadt oder per Fax an +49 (0) 70 33 – 13 80 817